Verspohl

Interaktionen

Verspohl

INTERAKTIONEN

Einführung mit Rezeptbeispielen aus der Praxis

Eugen J. Verspohl, Münster

5., völlig neu bearbeitete und erweiterte Auflage

Mit 16 Abbildungen, 6 Tabellen und 63 Rezepten

Deutscher Apotheker Verlag

Anschrift des Autors
Prof. Dr. Eugen J. Verspohl
Institut für Pharmazeutische Chemie
Abteilung Pharmakologie
Hittorfstr. 58–62
48149 Münster

Bibliografische Information der Deutschen Nationalbibliothek
Die Deutsche Nationalbibliothek verzeichnet diese Publikation in der Deutschen Nationalbibliografie; detaillierte bibliografische Daten sind im Internet unter http://dnb.d-nb.de abrufbar.

5., völlig neu bearbeitete und erweiterte Auflage

ISBN 978-3-7692-5545-4

Birkenwaldstraße 44, 70191 Stuttgart
www.deutscher-apotheker-verlag.de
Printed in Germany
Satz: primustype Hurler, Notzingen
Druck und Bindung: AZ Druck- und Datentechnik GmbH, Berlin
Umschlagabbildung: auris/fotolia.com
Umschlaggestaltung: deblik, Berlin

Vorwort

Interaktionen zwischen zwei gleichzeitig angewendeten Arzneistoffen sind genauso wie Interaktionen zwischen Arzneistoffen und Nahrungsbestandteilen weiterhin aktuell. Sie werden von der Bevölkerung als Beratungsleistung nachgefragt und die Qualität des/der Apothekers/in genauso wie der PTA stehen durch interne Kontrollen und durch Testkäufe von außen auf dem Prüfstand. Wir haben es mit teilweise aufgeklärten Kunden zu tun; aber machen wir uns nichts vor, das Internet vermittelt zwar Informationen, aber kein Wissen. Das vorliegende Buch in der 5. Auflage soll eine Hilfe sein, dem Thema Interaktionen näher zu kommen. Kriterien für die Neuaufnahme und für Streichungen von Interaktionsbeispielen waren die Schwere einer Interaktion, ein neu im Markt eingeführter Arzneistoff, sowie Praxisanregungen aus der Klinik.

Mein Dank geht in erster Linie an den Verlag (Dr. Eberhard Scholz) für die Ermutigung zur Neuauflage eines Buchs im Zeitalter der Computer-Datenbanken, sowie an das Lektorat für die unermüdliche und extrem kompetente Hilfe von Frau Luise Keller. Danken möchte ich allen, die mir zugearbeitet haben und Textinhalte kontrolliert oder umgeschrieben haben (alphabetische Nennung): Frau Christina Buß, Frau Mira König, Frau Johanna Peters, Herr Johan van Oppen und Frau Katrin von Schroetter.

Betont werden soll, dass weder von Seiten des Verlags noch des Autors Verbindungen zu Firmen bestehen, die von Bedeutung für das Erstellen des Buchs sind. Eine solche Verbindung kann auch nicht hypothetisch aus der Auswahl der Präparate (meist von wenigen Generika-Firmen) geschlossen werden. Die Namen der Apothekenkunden sind frei erfunden und es kann kein Bezug zu existierenden Personen hergestellt werden.

Münster im Sommer 2011 — Eugen Verspohl

Inhaltsverzeichnis

Vorwort V

1 Grundlagen der Arzneimittelwechselwirkungen 1

1.1 Definition 1

1.2 Geschichtlicher Rückblick 1

1.3 Wechselwirkungen und Beratungstätigkeit des Apothekers 3

1.4 Wann können Wechselwirkungen auftreten? 3

1.5 Bei welchen Substanzen können Wechselwirkungen auftreten? 5

1.6 Relevanz der Interaktionen 7

1.7 Pharmakokinetische Interaktionen 9

1.7.1 Resorption 9

1.7.2 P-Glykoprotein-Mechanismus 12

1.7.3 Verteilung (z. B. Plasmaproteinbindung) 13

1.7.4 Metabolisierung 14

1.7.5 Ausscheidung 18

1.8 Pharmakodynamische Interaktionen 19

1.8.1 Kompetitiver Antagonismus/Synergismus 19

1.8.2 Funktioneller Antagonismus/Synergismus 20

2 Praxisbeispiele 21

2.1 Alkohol, Analgetika, Antidiabetika, Laxanzien, Nootropika 21

2.1.1 Laxans – Nateglinid 22

2.1.2 Acetylsalicylsäure – Nateglinid 22

2.1.3 Alkohol – Metformin, Nateglinid 23

2.1.4 Acetylsalicylsäure – Ginkgoblättertrockenextrakt 23

2.2 ACE-Hemmer, Antirheumatika, AT1-Rezeptor-Antagonisten, Calciumsalze, Diuretika, herzwirksame Glykoside 24

2.2.1 Calciumsalz – Metildigoxin 25

2.2.2 Metildigoxin – Spironolacton 26

2.2.3 Candesartan – Spironolacton 27

2.2.4 Benazepril – Spironolacton 28

2.2.5 Benazepril – Candesartan 28

2.2.6 Candesartan – Diclofenac 29

2.3 Antazida, Chemotherapeutika, Diuretika, Nitrofuran-Derivate, Spurenelemente, Vitamine 29

2.3.1 Co-trimoxazol – Nitrofurantoin 30

2.3.2 Calcium-/Magnesiumcarbonat – Natriumfluorid 30

2.3.3 Calcium-/Magnesiumcarbonat – Nitrofurantoin 31

2.3.4 Hydrochlorothiazid – Colecalciferol 31

2.4 Analgetika, Antiepileptika, Beta-Rezeptoren-Blocker, Neuroleptika 32
2.4.1 Carbamazepin, Phenytoin – Phenazon 32
2.4.2 Phenazon – Propranolol 33
2.4.3 Clozapin – Phenazon 33
2.4.4 Hyposensibilisierung – Propranolol 33
2.5 Alkohol, Antihistaminika, Antirheumatika, Kontrazeptiva, Laxanzien 34
2.5.1 Ethinylestradiol/Desogestrel – Phenylbutazon 34
2.5.2 Ethinylestradiol/Desogestrel – Diphenhydramin 35
2.5.3 Ethinylestradiol/Desogestrel – Laxans 36
2.5.4 Alkohol – Diphenhydramin 36
2.6 Eisensalze, Impfstoffe, Schilddrüsenhormone, Tetracycline, Vitamine 37
2.6.1 Doxycyclin – Eisensalz 37
2.6.2 Eisensalz – Levothyroxin 38
2.6.3 Ascorbinsäure – Eisensalz 39
2.6.4 Doxycyclin – Typhus-Lebend-Impfstoff 39
2.7 Alkohol, Antihypertensiva, Folsäure-Antagonisten, Sympathomimetika, Vitamine 40
2.7.1 Ephedrin – Clopamid/Reserpin 40
2.7.2 Alkohol – Reserpin 41
2.7.3 Alkohol – Retinol 41
2.7.4 Alkohol – Methotrexat 42
2.8 Alkohol, Antazida, Antiepileptika, Tetracycline 42
2.8.1 Doxycyclin – Phenytoin 43
2.8.2 Alkohol – Phenytoin 43
2.8.3 Doxycyclin, Phenytoin – Hydrotalcit 44
2.9 Analgetika, Bronchospasmolytika, Schilddrüsenhormone, Tranquilizer 45
2.9.1 Fenoterol – Levothyroxin 45
2.9.2 Acetylsalicylsäure – Levothyroxin 46
2.9.3 Diazepam – Levothyroxin 46
2.10 Diuretika, herzwirksame Glykoside, Laxanzien, Süßholzwurzel 47
2.10.1 Bisacodyl – Hydrochlorothiazid 48
2.10.2 Bisacodyl – Lakritze 48
2.10.3 Beta-Acetyldigoxin – Hydrochlorothiazid/Spironolacton 48
2.11 Alkohol, Analgetika, Antituberkulotika, Tranquilizer 49
2.11.1 Isoniazid – Propyphenazon 49
2.11.2 Alkohol – Isoniazid 50
2.11.3 Alkohol – Oxazepam 51
2.12 Analgetika, Antidiabetika, Antikoagulanzien, H_2-Rezeptoren-Blocker, Immunsuppressiva 52
2.12.1 Cimetidin – Warfarin 52
2.12.2 Cimetidin – Tacrolimus 53
2.12.3 Cimetidin – Metformin 54

2.12.4 Acetylsalicylsäure – Warfarin 54
2.12.5 Acetylsalicylsäure – Ibuprofen 55
2.12.6 Ibuprofen – Lithium 56

2.13 Antiepileptika, Chemotherapeutika, Laxanzien, Nahrungsmittel 56
2.13.1 Co-trimoxazol – Phenytoin 57
2.13.2 Sulfamethoxazol – Trimethoprim 57
2.13.3 Bisacodyl – Co-trimoxazol, Phenytoin 58
2.13.4 Bisacodyl – Nahrungsbestandteile 59

2.14 Antiepileptika, Antidepressiva, Antihypertensiva, Glucocorticoide 59
2.14.1 Amitriptylin – Clonidin 60
2.14.2 Amitriptylin – Phenytoin 60
2.14.3 Phenytoin – Prednison 61

2.15 Adsorbenzien, Antazida, Antiepileptika, Diuretika, herzwirksame Glykoside 62
2.15.1 Algeldrat/Magnesiumhydroxid – Digitoxin 62
2.15.2 Digitoxin – Medizinische Kohle 63
2.15.3 Digitoxin – Phenobarbital 63
2.15.4 Digitoxin – Furosemid 64

2.16 Alkohol, Analgetika, Antidiabetika, Beta-Rezeptoren-Blocker, Beta-2-Sympathomimetika, Laxanzien 65
2.16.1 Insulin – Metoprolol 65
2.16.2 Acetylsalicylsäure – Insulin 66
2.16.3 Acetylsalicylsäure, Insulin – Anthranoide 67
2.16.4 Formoterol – Metoprolol 67
2.16.5 Alkohol – Insulin 68

2.17 Antiarrhythmika, Ionenaustauscher, Kontrazeptiva, Rauchen, Tetracycyline, Vitamine 69
2.17.1 Colestyramin – Retinol 69
2.17.2 Ethinylestradiol/Desogestrel – Retinol 70
2.17.3 Ethinylestradiol/Desogestrel – Rauchen 71
2.17.4 Colestyramin – Sotalol 71
2.17.5 Ethinylestradiol/Desogestrel – Tetracyclin 71

2.18 Calcium-Kanal-Blocker, Diuretika, Gichttherapeutika, Lithium 72
2.18.1 Chlortalidon – Lithium 72
2.18.2 Benzbromaron – Chlortalidon 74
2.18.3 Colchicin – Verapamil 74

2.19 Alkohol, Beta-Rezeptoren-Blocker, Calcium-Kanal-Blocker, Parkinsontherapeutika 75
2.19.1 Nifedipin – Propranolol 75
2.19.2 Levodopa – Propranolol 76
2.19.3 Alkohol – Nifedipin 77

2.20 Alkohol, Antiepileptika, Antikoagulanzien, Bisphosphonate, Eisenpräparate ... 77
2.20.1 Phenobarbital – Warfarin ... 78
2.20.2 Alkohol – Warfarin ... 78
2.20.3 Alkohol – Phenobarbital ... 79
2.20.4 Alendronsäure – Eisen ... 79

2.21 Antazida, Alkohol-Aversivum, Antibiotika, Antiepileptika, Antikoagulanzien ... 81
2.21.1 Phenytoin – Warfarin ... 82
2.21.2 Algeldrat/Magnesiumhydroxid – Warfarin ... 83
2.21.3 Metronidazol – Warfarin ... 83
2.21.4 Disulfiram – Metronidazol ... 84

2.22 Analgetika, Gastrokinetika, herzwirksame Glykoside, Parkinsontherapeutika ... 85
2.22.1 Levodopa – Metoclopramid ... 85
2.22.2 Digoxin – Metoclopramid ... 86
2.22.3 Metoclopramid – Paracetamol ... 86

2.23 Antiepileptika, Beta-Rezeptoren-Blocker, Nahrungsmittel, Neuroleptika, Tetracycline, Trigeminus-Neuralgie-Therapeutika ... 87
2.23.1 Carbamazepin – Doxycyclin ... 88
2.23.2 Doxycyclin – Nahrungsbestandteile ... 88
2.23.3 Metoprolol – Nahrungsbestandteile ... 89
2.23.4 Carbamazepin – Quetiapin ... 89

2.24 Analgetika, Antidiabetika, Diuretika, Nahrungsmittel ... 90
2.24.1 Hydrochlorothiazid – Nahrungsbestandteile ... 90
2.24.2 Nahrungsbestandteile – Nateglinid ... 91
2.24.3 Acetylsalicylsäure – Nahrungsbestandteile ... 91
2.24.4 Hydrochlorothiazid – Nateglinid ... 92

2.25 Antikoagulanzien, Antimykotika, Calcium-Kanal-Blocker, Koronartherapeutika, Protonenpumpen-Hemmer, Thrombozyten-aggregations-Hemmer, Zytostatika ... 93
2.25.1 Clopidogrel – Omeprazol ... 93
2.25.2 Omeprazol – Posaconazol ... 95
2.25.3 Clopidogrel – Phenprocoumon ... 95
2.25.4 Acetylsalicylsäure – Clopidogrel ... 95
2.25.5 Posaconazol – Ranolazin ... 96
2.25.6 Posaconazol – Vincristin ... 96
2.25.7 Amlodipin – Clopidogrel ... 97

2.26 Antihistaminika, CSE-Hemmer, Makrolid-Antibiotika, Penicilline, Urikosurika ... 97
2.26.1 Ampicillin – Erythromycin ... 98
2.26.2 Erythromycin – Terfenadin ... 99

2.26.3 Erythromycin – Simvastatin ... 99
2.26.4 Ampicillin – Probenecid ... 100

2.27 Analgetika, basische Arzneistoffe, Penicilline ... 101
2.27.1 Acetylsalicylsäure – Phenoxymethylpenicillin ... 101
2.27.2 Basische Arzneistoffe – Phenoxymethylpenicillin ... 102
2.27.3 Acetylsalicylsäure – basische Arzneistoffe ... 102

2.28 Folsäure-Antagonisten, Impfstoffe, Penicilline, Urikosurika ... 103
2.28.1 Amoxicillin – Typhus-Lebend-Impfstoff ... 104
2.28.2 Methotrexat – Typhus-Lebend-Impfstoff ... 104
2.28.3 Amoxicillin – Methotrexat ... 104
2.28.4 Amoxicillin – Probenecid ... 105
2.28.5 Methotrexat – Probenecid ... 105

2.29 ACE-Hemmer, Antidiabetika, Antikoagulanzien, Kontrazeptiva ... 106
2.29.1 Glibenclamid – Warfarin ... 106
2.29.2 Ethinylestradiol/Norgestimat – Glibenclamid ... 107
2.29.3 Ethinylestradiol/Norgestimat – Warfarin ... 107
2.29.4 Captopril – Glibenclamid ... 108

2.30 Diuretika, herzwirksame Glykoside, Tetracycline ... 109
2.30.1 Digoxin – Tetracyclin ... 109
2.30.2 Digoxin – Furosemid ... 110

2.31 ACE-Hemmer, Alkohol, Antirheumatika, Diuretika ... 111
2.31.1 Captopril – Hydrochlorothiazid ... 111
2.31.2 Captopril, Hydrochlorothiazid – Phenylbutazon ... 112
2.31.3 Alkohol – Hydrochlorothiazid ... 112

2.32 Anabolika, Antikoagulanzien, Antirheumatika, Zytostatika ... 113
2.32.1 Phenprocoumon – Testosteron ... 113
2.32.2 Phenprocoumon – Phenylbutazon ... 114
2.32.3 Mifamurtid – Phenylbutazon ... 114

2.33 Antazida, Antimykotika, Eisensalze, H_2-Rezeptoren-Blocker ... 115
2.33.1 Ketoconazol – Ranitidin ... 116
2.33.2 Eisensalz – Calcium-/Magnesiumsalz ... 116
2.33.3 Calcium-/Magnesiumsalz – Ranitidin ... 116

2.34 Anticholinergika, Lithium, Neuroleptika, Parkinsontherapeutika ... 117
2.34.1 Haloperidol – Levodopa ... 117
2.34.2 Haloperidol – Lithium ... 118
2.34.3 Haloperidol – Scopolamin ... 119

2.35 Antazida, Antituberkulotika, Cholelitholytika, Gyrase-Hemmer ... 119
2.35.1 Algeldrat – Ursodeoxycholsäure ... 120
2.35.2 Algeldrat – Ofloxacin ... 120
2.35.3 Algeldrat – Ethambutol ... 120

2.36 Antiandrogene, Antidiabetika, Antidiarrhoika, Tetracycline ... 121
2.36.1 Colestyramin – Tetracyclin ... 122
2.36.2 Ethinylestradiol/Cyproteronacetat – Tetracyclin ... 122
2.36.3 Ethinylestradiol/Cyproteronacetat – Nateglinid ... 123

2.37 Antidepressiva, Antidiabetika, Bronchospasmolytika, Glucocorticoide, Grillgut, Rauchen ... 123
2.37.1 Insulin – Methylprednisolon ... 124
2.37.2 Insulin – Rauchen ... 124
2.37.3 Rauchen – Theophyllin ... 125
2.37.4 Gegrilltes Rindfleisch – Theophyllin ... 125
2.37.5 Agomelatin – Raucherentwöhnung ... 126

2.38 Antiarrhythmika, Antikoagulanzien, Beta-Rezeptoren-Blocker, herzwirksame Glykoside ... 127
2.38.1 Amiodaron – Diltiazem ... 127
2.38.2 Beta-Acetyldigoxin – Diltiazem ... 128
2.38.3 Amiodaron – Beta-Acetyldigoxin ... 128
2.38.4 Amiodaron – Phenprocoumon ... 128
2.38.5 Amiodaron – Metoprolol ... 129

2.39 Analgetika, Antikoagulanzien, Eisensalze, schwarzer Tee, Thrombozytenaggregations-Hemmer ... 130
2.39.1 Tramadol – Warfarin ... 130
2.39.2 Dipyridamol – schwarzer Tee ... 131
2.39.3 Eisensalz – schwarzer Tee ... 131

2.40 Antimykotika, Antirheumatika, Beta-Rezeptoren-Blocker, H_2-Rezeptoren-Blocker, Tranquilizer ... 132
2.40.1 Cimetidin – Metoprolol ... 132
2.40.2 Cimetidin – Diazepam ... 133
2.40.3 Cimetidin – Ketoconazol ... 133
2.40.4 Celecoxib – Metoprolol ... 134

2.41 ACE-Hemmer, Antihistaminika, Folsäure-Antagonisten, Kontrazeptiva, Protonenpumpen-Hemmer ... 134
2.41.1 Dimenhydrinat – Methotrexat ... 135
2.41.2 Methotrexat – Quinapril ... 135
2.41.3 Ethinylestadiol/Gestoden – Methotrexat, Quinapril ... 136
2.41.4 Methotrexat – Omeprazol ... 136

2.42 Antidepressiva, Calcium-Kanal-Blocker, herzwirksame Glykoside, Laxanzien, Nahrungsmittel ... 137
2.42.1 Felodipin – Lactitol ... 137
2.42.2 Digoxin – Lactitol ... 138
2.42.3 Doxepin – Felodipin ... 139
2.42.4 Digoxin – Felodipin ... 139
2.42.5 Felodipin – Grapefruitsaft ... 139

2.43 Antidepressiva, Calcium-Kanal-Blocker, H_2-Rezeptoren-Blocker, Nahrungsmittel ... 141
2.43.1 Cimetidin – Nisoldipin ... 141
2.43.2 Cimetidin, Tyramin (Nahrungsbestandteil) – Moclobemid ... 142
2.43.3 Fluoxetin – Moclobemid ... 143

2.44 Bronchospasmolytika, Expektoranzien, Gyrase-Hemmer, Genussmittel (Kaffee) ... 144
2.44.1 Enoxacin – Theophyllin ... 144
2.44.2 Coffein – Enoxacin ... 145
2.44.3 Enoxacin, Theophyllin – Thymian-/Primelextrakt ... 146

2.45 Antidiabetika, Kontrazeptiva, Penicilline ... 146
2.45.1 Ethinylestradiol/Gestoden – Guar ... 147
2.45.2 Guar – Phenoxymethylpenicillin ... 147
2.45.3 Ethinylestradiol/Gestoden – Phenoxymethylpenicillin ... 147
2.45.4 Ethinylestradiol/Gestoden – Glibenclamid ... 148

2.46 ACE-Hemmer, Antiallergika, Bronchospasmolytika ... 148
2.46.1 Bambuterol – Theophyllin ... 149
2.46.2 Cilazapril – Cromoglicinsäure ... 149

2.47 Antimykotika, CSE-Hemmer, Immunsuppressiva, Kontrazeptiva ... 150
2.47.1 Ciclosporin – Itraconazol ... 151
2.47.2 Ciclosporin – Ethinylestradiol/Desogestrel ... 151
2.47.3 Ciclosporin – Fluvastatin ... 152

2.48 Adsorbenzien, Makrolid-Antibiotika, Migränetherapeutika ... 153
2.48.1 Clarithromycin – Medizinische Kohle ... 153
2.48.2 Clarithromycin – Ergotamin ... 154

2.49 Antazida, herzwirksame Glykoside, Malariatherapeutika, Neuroleptika ... 155
2.49.1 Chloroquin – Natriumhydrogencarbonat ... 155
2.49.2 Chloroquin – Thioridazin ... 156
2.49.3 Chloroquin – Digoxin ... 156

2.50 ACE-Hemmer, Alkohol, Antidiabetika, Antirheumatika, Immunsuppressiva, Nahrungsmittel, Röntgenkontrastmittel, Tetracycline ... 157
2.50.1 Alkohol – Metformin ... 158
2.50.2 Diclofenac – Metformin ... 159
2.50.3 Iohexol – Metformin ... 159
2.50.4 Metformin – Tetracyclin ... 159
2.50.5 Ciclosporin – Diclofenac ... 160
2.50.6 Metformin – Nahrungsmittel ... 160
2.50.7 Metformin – Ramipril ... 161

2.51 Aminoglykosid-Antibiotika, Diuretika, herzwirksame Glykoside, Renin-Inhibitoren ... 161
2.51.1 Furosemid – Neomycin ... 162
2.51.2 Aliskiren – Furosemid ... 162
2.51.3 Digoxin – Neomycin ... 163

2.52 Antiepileptika, Antimykotika, CSE-Hemmer, Immunsuppressiva, Impfstoffe, Nahrungsmittel, Nitroimidazole ... 164
2.52.1 Ciclosporin – Phenytoin ... 164
2.52.2 Ciclosporin – Simvastatin ... 165
2.52.3 Ciclosporin – Influenza-Impfstoff ... 166
2.52.4 Ciclosporin – Grapefruitsaft ... 166
2.52.5 Metronidazol – Phenytoin ... 166

2.53 Antazida, Antimykotika, herzwirksame Glykoside, Laxanzien, Lipase-Hemmer, Schilddrüsenhormone ... 167
2.53.1 Amphotericin – Beta-Acetyldigoxin ... 168
2.53.2 Beta-Acetyldigoxin – Bisacodyl ... 168
2.53.3 Algeldrat – Beta-Acetyldigoxin ... 168
2.53.4 Beta-Acetyldigoxin – Levothyroxin ... 169
2.53.5 Antazida – Levothyroxin ... 169
2.53.6 Levothyroxin – Orlistat ... 170

2.54 Alkohol, Analgetika, Antidiabetika, Beta-Rezeptoren-Blocker, Diuretika, Glucocorticoide ... 170
2.54.1 Insulin – Propranolol ... 171
2.54.2 Acetylsalicylsäure – Alkohol ... 171
2.54.3 Acetylsalicylsäure – Triamcinolon ... 171
2.54.4 Hydrochlorothiazid – Triamcinolon ... 172

2.55 Alkohol, Analgetika, Antikoagulanzien, Tuberkulostatika ... 172
2.55.1 Alkohol – Paracetamol ... 173
2.55.2 Paracetamol – Rifampicin ... 173
2.55.3 Isoniazid – Paracetamol ... 174
2.55.4 Paracetamol – Warfarin ... 174

2.56 Antazida, Coffein, Gyrase-Hemmer, Malariatherapeutika, Nahrungsbestandteile ... 175
2.56.1 Carbaldrat – Citrate, Zitronensaft ... 175
2.56.2 Carbaldrat – Mefloquin ... 176
2.56.3 Carbaldrat – Ciprofloxacin ... 176
2.56.4 Ciprofloxacin – Coffein ... 177

2.57 Antikoagulanzien, Chemotherapeutika, Malariatherapeutika ... 178
2.57.1 Co-trimoxazol – Phenprocoumon ... 179
2.57.2 Chloroquin – Co-trimoxazol ... 179

2.58 Alkohol, Antiepileptika, Antirheumatika, Folsäure-Antagonisten, Impfstoffe ... 180
2.58.1 Diclofenac – Methotrexat ... 180
2.58.2 Gelbfieber-Lebend-Impfstoff – Methotrexat ... 181
2.58.3 Methotrexat – Phenytoin ... 182
2.58.4 Alkohol – Diclofenac, Methotrexat ... 182

2.59 ACE-Hemmer, Antidepressiva, Antikoagulanzien, Urikostatika, Thyreostatika, Zytostatika 183
2.59.1 Phenprocoumon – Thiamazol 183
2.59.2 Phenprocoumon – Tamoxifen 184
2.59.3 Allopurinol – Mercaptopurin 184
2.59.4 Allopurinol – Captopril 185
2.59.5 Allopurinol – Phenprocoumon 185
2.59.6 Paroxetin – Tamoxifen 186

2.60 Antidepressiva, Beta-Rezeptoren-Blocker, Lokalanästhetika mit Adrenalinzusatz 186
2.60.1 Articain mit Adrenalin – Propranolol 187
2.60.2 Articain mit Adrenalin – Imipramin 188
2.60.3 Imipramin – Propranolol 189

2.61 Cholinesterase-Hemmer, Heparine, Lokalanästhetika 189
2.61.1 Donepezil – Procain 190
2.61.2 Heparin – Procain 190

2.62 Analgetika, Glykopeptid-Antibiotika, Gyrase-Hemmer, Immunsuppressiva, Neuroleptika 191
2.62.1 Clozapin – Metamizol 192
2.62.2 Ciclosporin – Metamizol 192
2.62.3 Ciprofloxacin – Clozapin 193
2.62.4 Ciclosporin – Vancomycin 193

2.63 Antikoagulanzien, Cephalosporine, Diuretika, Glykopeptid-Antibiotika, Impfstoffe 195
2.63.1 Cefaclor – Dalteparin, Phenprocoumon 195
2.63.2 Cefaclor – Typhus-Lebend-Impfstoff 196
2.63.3 Furosemid – Vancomycin 197

Literatur 198
Sachregister 202
Der Autor 209

1 Grundlagen der Arzneimittelwechselwirkungen

1.1 Definition

Unter Wechselwirkung wird die gegenseitige Veränderung der Wirkung von gleichzeitig gegebenen Arzneistoffen verstanden. Sie kann von einer Wirkungsabschwächung bis zur Wirkungslosigkeit der Therapie oder einer Wirkungsverstärkung bis zur Intoxikation führen. Dies steht dem Therapieziel entgegen. Als Synonym für Arzneimittelwechselwirkung wird der Ausdruck Arzneimittelinteraktion verwendet, dagegen sollten die verschwommenen Ausdrücke „Arzneimittelunverträglichkeit“ oder „Therapeutische Unverträglichkeit“ nicht verwendet werden.

Der Begriff Interaktion ist zu Unrecht bei vielen Praktikern allein negativ besetzt. Man kann Interaktionen auch positiv nutzen, um Dosierungen und Nebenwirkungen der Arzneistoffe zu reduzieren. Beispiele sind Eisen kombiniert mit Vitamin C (▸ Kap. 2.6.3), Sulfamethoxazol kombiniert mit Trimethoprim (▸ Kap. 2.13.2) oder Beta-Sympathomimetika kombiniert mit Theophyllin in der Asthmatherapie (additive Effekte).

1.2 Geschichtlicher Rückblick

Wechselwirkungen sind im Prinzip schon lange bekannt. Der holländische Kliniker Storm van Leeuwen schrieb z. B. in „Fundamentals of Pharmacology“ bereits 1923: „Bei der Verwendung einer Kombination von zwei oder mehr Arzneistoffen passiert es häufig, dass ein Bestandteil die Wirkung des anderen in quantitativer oder qualitativer Richtung ändert.“ Eine systematische Forschung besteht nicht. Interaktionen sind häufig Zufallsentdeckungen. Bei neu zuzulassenden Arzneistoffen kann aber aus der Pflicht, die Metabolismuswege z. B. über CYP zu beschreiben, eine gewisse Vorhersage getroffen werden.

Das Problem der Wechselwirkungen ist jedoch seit einigen Jahren verstärkt zu Tage getreten, weil zunehmend eine Polypragmasie (Polypharmakotherapie) betrieben wird, also mehrere Arzneistoffe gleichzeitig eingenommen werden. Eine Flut von Interaktionen ist beschrieben worden, die schnell zur Resignation selbst bei Unterstützung durch Datenbanken führen kann. Warnmeldungen werden sogar ignoriert („override“). Man muss nach der Beschäftigung mit den Grundprinzipien der Interaktion ein Gefühl für die Selektion entwickeln. Zur Unsicherheit trägt auch bei, dass bei Abgleich von Datenbanken erstaunliche Abweichungen bestehen, sogar teils innerhalb ein und derselben Datenbank.

Die Polypragmasie mag man bedauern, aber man muss auch zur Kenntnis nehmen, dass die Bevölkerung heute älter und damit auch multimorbider wird, und der Arzt daher häufig bei der Behandlung mit einem Arzneistoff allein nicht auskommt. Zwar schrieb Bacon schon vor vielen Jahrhunderten: „Multitudo remediorum est filia ignorantiae", was für eine Reihe pharmakologisch unsinniger Kombinationen sicher auch heute zutrifft, dennoch muss man auch in Zukunft mit der kombinierten Anwendung verschiedener Medikamente bei gleichzeitig auftretenden Erkrankungen leben. Amerikanische Studien belegen, dass jedem stationären Patienten in den untersuchten Krankenhäusern durchschnittlich 8,4 bis 14 Einzelarzneistoffe gegeben wurden, maximal in einem Einzelfall sogar 36 Arzneistoffe gleichzeitig. ○ Abb. 1.1 zeigt, dass die Zahl der Patienten, bei denen Nebenwirkungen auftreten, in Abhängigkeit von der Anzahl der eingenommen Medikamente überproportional zunimmt. Man kann berechtigterweise spekulieren, dass die Nichtlinearität dieser Beziehung an einer zunehmenden Wechselwirkungsrate der Arzneimittel liegt.

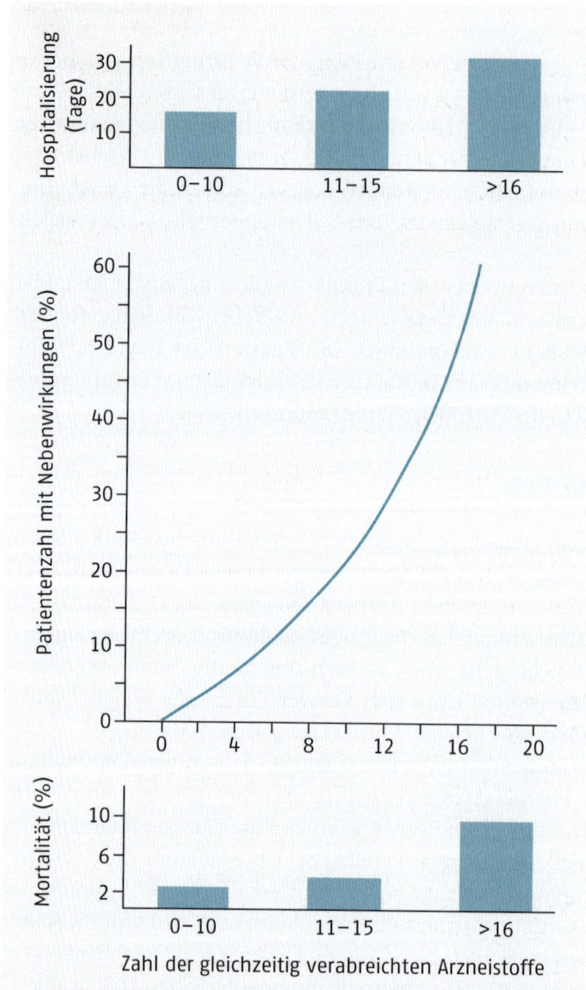

○ **Abb. 1.1** Beziehung zwischen der Zahl der verabreichten Medikamente und der Hospitalisierungsdauer, der Nebenwirkungsquote und der Mortalität

1.3 Wechselwirkungen und Beratungstätigkeit des Apothekers

Der Apotheker hat die Pflicht zur Fortbildung (§ 30 des Heilberufsgesetzes) und damit zur Beratung. Ferner muss berücksichtigt werden, dass Interaktionen bei Substanzen auftreten können, die von verschiedenen Ärzten verordnet wurden. Hier hat der Apotheker die letztmögliche Kontrollfunktion. Ein großes Feld, das in diesem Buch nicht angesprochen wird, ist die Beeinflussung von Laborwerten. Entweder kann ein endogener Wert selbst beeinflusst sein (Estrogen oder Cholesterolspiegel) oder die Messmethode kann beeinflusst sein, was zu Fehlbestimmungen führt (Hagemann und Reimann 1992).

1.4 Wann können Wechselwirkungen auftreten?

Immer wieder mussten Arzneistoffe (hauptsächlich) wegen Interaktionen vom Markt genommen werden. Beispiele sind Terfenadin, Mibefradil oder Cisaprid. Wechselwirkungen zwischen zwei Arzneistoffen können jederzeit auf dem Weg des Arzneistoffs vom Beginn seiner Herstellung bis zum Zeitpunkt der Wirkung im Organismus auftreten. ○ Abb. 1.2 zeigt die Phasen eines Arzneistoffs bis zur Wirkung.

In der **galenischen Phase** können durch falsche Kombination von Ampulleninhalten z. B. physikochemische Interaktionen, die korrekt **Inkompatibilität** genannt werden, auftreten. Ärzten wird empfohlen, wegen des nur lückenhaft geklärten Problems der Inkompatibilität nach Möglichkeit keine „Mischspritzen" zu verwenden.

Auf dem weiteren Weg des Arzneistoffs nach der Verabreichung an den Patienten unterscheidet man eine **pharmazeutische Phase**, die z. B. die Lösung des Arzneistoffs im

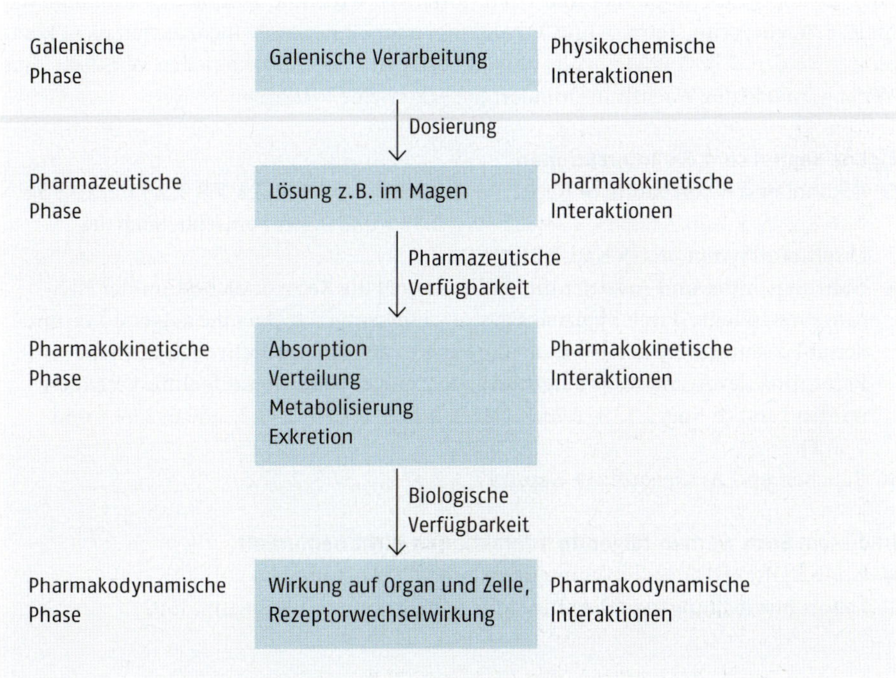

○ **Abb. 1.2** Die Phasen einer Arzneistoffgabe und die Möglichkeiten der Arzneistoffinteraktion

Magen-Darm-Trakt beinhaltet und eine **pharmakokinetische Phase**, die Resorption, Verteilung, Metabolisierung und Exkretion des Arzneistoffs umfasst (○ Abb. 1.2). In beiden Phasen können sich sogenannte pharmakokinetische Wechselwirkungen abspielen.

Irgendwann gelangt der Arzneistoff an den Ort der Wirkung. Das Zielorgan ist die Zelle oder eventuell ein für die Wirksubstanz bereits lokalisierter und identifizierter Rezeptor. Der gemessene Effekt eines Arzneistoffs ist letztlich das Ergebnis der Bindung und Wechselwirkung mit speziellen Arealen in oder auf der Zelle. In dieser **pharmakodynamischen Phase** können sogenannte pharmakodynamische Interaktionen auftreten. Hier wird also die Wirkung einer Substanz durch eine zweite Substanz geändert, ohne dass die Pharmakokinetik der Substanzen in größerem Maß betroffen ist.

Diese Unterscheidung zwischen pharmakokinetischen und pharmakodynamischen Interaktionen ist nicht allein von akademischem Interesse. Gemeinsam ist beiden, dass die Wirkung eines Arzneistoffs bis zum Verlust des therapeutischen Erfolgs abgeschwächt oder bis hin zur schweren Intoxikation mit eventueller Todesfolge verstärkt werden kann. Für die Praxis ergibt sich jedoch der Unterschied, dass bei guten pharmakologischen Kenntnissen pharmakodynamische Interaktionen einigermaßen **sicher vorhergesagt** werden können, weil es sich um die Summe von bekannten, pharmakodynamischen Einzelwirkungen bzw. Nebenwirkungen handelt (▸ Kap. 2.7.2, Hemmstoffe des ZNS wie eine Kombination von Alkohol und Reserpin). Pharmakokinetische Interaktionen sind dagegen **schwer vorhersehbar**, da pharmakokinetische Prozesse nicht arzneistoffspezifisch ablaufen. Die Wirkung von Phenytoin kann z. B. durch enzyminduzierende Substanzen wie Barbiturate abgeschwächt, durch enzyminhibierende wie Warfarin (▸ Kap. 2.21.1) verstärkt werden. Manche Interaktionen sind auch allgemein geläufig: bakterizid wirkende Antibiotika z. B. Gyrase-Hemmer, Betalactam-Antibiotika, Aminoglykosid-Antibiotika, oder Glykopeptid-Antibiotika und bakteriostatisch wirkende Antibiotika z. B. Sulfonamide, Trimethoprim, Tetracycline, Ethambutol oder Chloramphenicol dürfen nicht kombiniert werden. Ein Antagonismus besteht bezüglich der antibakteriellen Wirkung. Eine Verlangsamung des Wachstums mindert die bakterizide Wirkung.

Eigene Kapitel sind die Interaktionen

- **Alkohol und Arzneistoffe** (▸ Kap. 2.1.3, 2.5.4, 2.7.2, 2.7.3, 2.7.4, 2.8.2, 2.11.2, 2.11.3, 2.16.5, 2.19.3, 2.20.2, 2.20.3, 2.31.3, 2.50.1, 2.55.1 und 2.58.4) einschließlich des Disulfiram-Symptoms (▸ Kap. 2.21.4),
- **Nahrungsmittel und Arzneistoffe**, wobei sowohl die Resorption bestimmter Nahrungsbestandteile durch Pharmaka gestört sein kann (z. B. Anämie aufgrund verminderter Folsäureresorption bei Einnahme von oralen Kontrazeptiva) als auch die Resorption des Arzneistoffs aufgrund gleichzeitiger Nahrungsaufnahme verändert werden kann (▸ Kap. 2.13.4, 2.23.1, 2.23.2, 2.23.3, 2.42.5, 2.43.2, 2.50.6, 2.52.4 und 2.56.1),
- **Rauchen und Arzneistoffe** (▸ Kap. 2.17.3, 2.37.2, 2,37.3, 2.37.5).

In diesem Buch werden folgende Interaktionen nicht behandelt

- Umweltgifte (DDT als Enzyminduktor) und Arzneistoffe,
- Laboruntersuchungen und Arzneistoffe (Hagemann und Reimann, 1992).

1.5 Bei welchen Substanzen können Wechselwirkungen auftreten?

Es fällt auf, dass eine Reihe von Substanzen sehr häufig Wechselwirkungen verursachen, andere treten in dieser Beziehung fast überhaupt nicht in Erscheinung. Wichtige Faktoren hierbei sind

- die Konzentrations-Wirkungs-Kurve bzw.,
- die therapeutische Breite einer Substanz,
- die hohe Wirksamkeit (niedrige Dosierung).

Bei einer Substanz mit einer steilen Konzentrations-Wirkungs-Kurve (Substanz A in ○ Abb. 1.3) muss man bei der geringsten Konzentrationserhöhung im Plasma mit einer starken Zunahme der Wirkung rechnen. Die Wirkung nimmt dagegen bei einer Substanz mit einer flachen Konzentrations-Wirkungs-Kurve (Substanz B in ○ Abb. 1.3) bei Konzentrationserhöhung nur gering zu. Deshalb wird sich eine Wechselwirkung, die die Konzentration der Substanz im Plasma gering erhöht, nur gefährlich bei Substanz A, also einer Substanz mit steiler Konzentrations-Wirkungs-Kurve, auswirken.

Auch Substanzen mit geringer therapeutischer Breite sind problematisch bezüglich des Auftretens von Wechselwirkungen. Als therapeutische Breite (○ Abb. 1.4) wird, vereinfacht ausgedrückt, der Abstand zwischen der Konzentrations-Wirkungs-Kurve und der Konzentrations-Nebenwirkungs-Kurve aufgefasst. Substanz A (Kurve A) birgt aufgrund der geringen therapeutischen Breite die Gefahr in sich, dass eine minimale Konzentrationserhöhung bereits zu einem deutlichen Anstieg der Nebenwirkungshäufigkeit führt, im Gegensatz zu Substanz B.

Die Gefahr einer Interaktion **wächst exponentiell** mit:

- der Zahl gleichzeitig eingenommener Medikamente,
- dem Alter der Patienten,
- der Anzahl verschreibender Ärzte,
- der Anzahl der Apotheken.

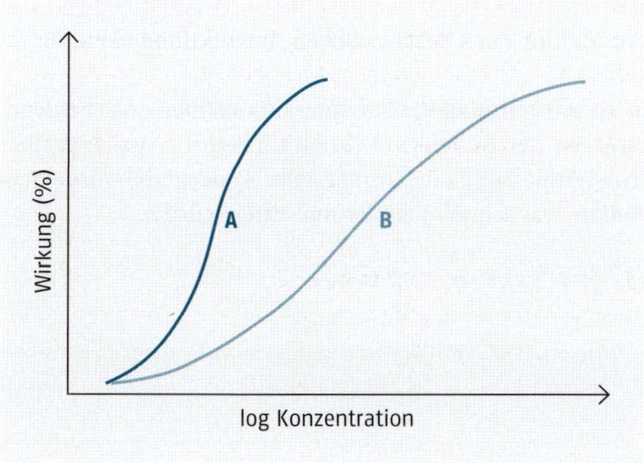

○ **Abb. 1.3** Konzentrations-Wirkungs-Kurven von Substanz A (steiler Verlauf) und von Substanz B (flacher Verlauf)

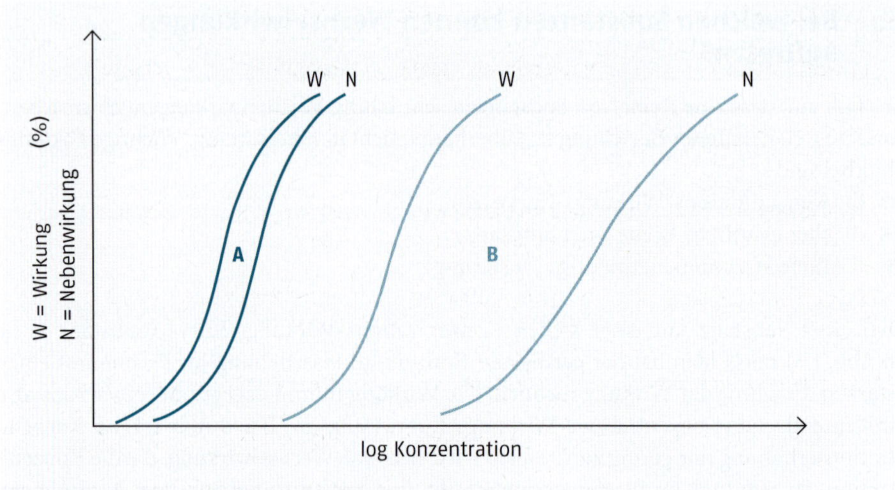

○ Abb. 1.4 Konzentrations-Wirkungs-Kurven und Konzentrations-Nebenwirkungs-Kurven von Substanz A (geringe therapeutische Breite) und Substanz B (große therapeutische Breite)

Als **problematische Arzneistoffgruppen** gelten daher:

- Antiepileptika (▸ Kap. 2.4, 2.8, 2.13, 2.14, 2.15, 2.20, 2.21, 2.23, 2.52, 2.58),
- orale Antikoagulanzien (▸ Kap. 2.12, 2.20, 2.21, 2.25, 2.29, 2.32, 2.38, 2.39, 2.55, 2.57, 2.59, 2.63),
- Antidiabetika (▸ Kap. 2.1, 2.12, 2.16, 2.24, 2.29, 2.36, 2.37, 2.45, 2.50, 2.54),
- herzwirksame Glykoside (▸ Kap. 2.2, 2.10, 2.15, 2.22, 2.30, 2.38, 2.42, 2.49, 2.51, 2.53).

Außerdem ist an **Wechselwirkungen** zu denken bei der Abgabe von:

- Antazida (▸ Kap. 2.3, 2.8, 2.15, 2.21, 2.33, 2.35, 2.49, 2.53, 2.56),
- Adsorbenzien (▸ Kap. 2.15),
- Laxanzien (▸ Kap. 2.1, 2.5, 2.10, 2.13, 2.16, 2.42, 2.53).

Ein besonders enger Dosierungsspielraum besteht bei Theophyllin, Antiepileptika, Lithium und Antidiabetika.

Die zwölf schwerwiegendsten, und im Buch beschriebenen, Interaktionen sind in Tabelle 1.1 zusammengefasst.

Für Datenbankenrecherchen ist ein gut eingestellter Interaktionsfilter entscheidend. Am häufigsten werden Interaktionen der Stufen 1–3 (kontraindiziert, vorsichtshalber kontraindiziert, Überwachung bzw. Anpassung nötig) eingestellt. Andernfalls würde man auch zu viele Informationen erhalten, was schnell Verwirrung stiften würde.

Tab. 1.1 Zusammenstellung der zwölf schwerwiegendsten Interaktionen

Interaktionspartner A	Interaktionspartner B	Bewertung	Kapitel
Antihypertonika (außer Calcium-Kanal-Blocker)	NSAR	Mittelschwer	2.2.6
Kaliumsalze	Kaliumretinierende Diuretika	Schwerwiegend	2.2.2
CSE-Hemmer (Statine)	Makrolid-Antibiotika	Schwerwiegend	2.26.3
Kaliuretische Diuretika	Glucocorticoide	Mittelschwer	2.54.4
Schilddrüsenhormone	Polyvalente Kationen	Mittelschwer	2.6.2, 2.53.5
Tetracycline	Polyvalente Kationen	Schwerwiegend	2.6.1
ACE-Hemmer	Allopurinol	Mittelschwer	2.59.4
ACE-Hemmer	Kaliumretinierende Diuretika	Mittelschwer	2.2.4
NSAR	Glucocorticoide	Mittelschwer	2.54.3
Bisphosphonate	Kationen, polyvalente	Mittelschwer	2.20.4
Orale Antikoagulanzien	Analgetika, NSAR	Mittelschwer	2.12.4, 2.55.4
Gyrase-Hemmer	Polyvalente Kationen	Mittelschwer	2.35.2, 2.56.3

1.6 Relevanz der Interaktionen

Wissenschaftliche Belege

Die wissenschaftlichen Belege für Interaktionen sind unterschiedlich:

- Interaktion beschrieben, es existiert Primärliteratur,
- Interaktion wird erwartet (ist extrapoliert), da fundierte Analogieschlüsse dies erlauben, z. B. bei gleichem Wirkmechanismus (pharmakodynamische Interaktion) oder bei bekanntem Metabolismusweg über CYP-Systeme (pharmakokinetische Interaktion),
- Interaktion nicht zu bewerten, da keine Untersuchung existiert und kein Analogieschluss möglich ist,
- Interaktion auszuschließen, was durch eine Untersuchung belegt ist

Klinische Relevanz

Die frühere Einteilung der Interaktionen erfolgte anhand der klinischen Relevanz:

- Schwerwiegend (lebensbedrohlich) → kontraindiziert,
- mittelschwer (therapeutische Schwierigkeiten, die Anpassungen notwendig macht) → vorsichtshalber kontraindiziert,
- geringfügig (mittelbare Gefährdung bzw. eingeschränkter Personenkreis z. B. Niereninsuffizienz) → Überwachung nötig,
- unbedeutend (keine klinische Relevanz trotz Beschreibung) → Reaktion nicht nötig.

Maßnahmen

Seit 2009 orientiert man sich an den Maßnahmen (%-Angaben auf Gesamt-Interaktionen von 100 % bezogen):

- Schwerwiegende Folgen wahrscheinlich – kontraindiziert (ca. 6 %),
- vorsichtshalber kontraindiziert (ca. 11 %),
- Überwachung bzw. Anpassung nötig (Dosisanpassung oder zeitliche Trennung der Einnahme) (ca. 46 %),
- in bestimmten Fällen Überwachung bzw. Anpassung nötig (definierte Risikofaktoren und Prädispositionen bei Patienten; ca. 4 %),
- vorsichtshalber überwachen (theoretischer Hintergrund, aber kein Beleg, ca. 31 %),
- keine Maßnahme nötig (ca. 2 %).

Überwachung oder Anpassung

Was bedeutet „Überwachung bzw. Anpassung nötig?"

- Gleichzeitige Behandlung möglich,
- auf bestimmte Nebenwirkungen achten,
- eventuell zeitliche Einnahme trennen,
- bestimmte Laborparameter müssen überwacht werden.

Überwachung oder Anpassung in bestimmten Fällen

Was bedeutet „in bestimmten Fällen Überwachung bzw. Anpassung nötig?"

- Kombination ist mit bestimmten Risiken behaftet,
- genetische Polymorphismen sind zu beachten,
- Auftreten nur bei bestimmten Dosen.

Überwachung vorsichtshalber

Was bedeutet „vorsichtshalber überwachen?"

- Wechselwirkung ist nicht nachgewiesen (nicht dokumentiert),
- schwere Auswirkungen sind nicht zu erwarten,
- selten auftretend.

Evidenz

Die Evidenz-Qualitäten können folgendermaßen unterteilt werden (sortiert nach steigender Bedeutung):

- Minimaler prädiktiver Wert (Basis ist eine In-vitro-Untersuchung oder ein Tierversuch),
- unvollständige case reports,
- gut dokumentierte case reports (wiederholt geprüft mit klarem klinisch relevantem Endpunkt),

- kontrollierte, publizierte Interaktion unter Verwendung eines Surrogat-Parameters als Endpunkt,
- kontrollierte, publizierte Interaktion mit klinisch klarem und relevantem Endpunkt.

Effekt

Die Schwere des Effekts der Interaktion kann folgendermaßen unterteilt werden (sortiert nach steigender Gefährlichkeit):

- Klinischer Effekt ist irrelevant,
- Auswirkung besteht in kurz anhaltenden (weniger als 48 Stunden) Unannehmlichkeiten,
- länger andauernder (48 bis 168 Stunden) Unannehmlichkeiten oder Fehlen einer Therapie für eine nicht schwerwiegende Krankheit,
- lang anhaltender (über 168 Stunden) Effekt oder Ausbleiben einer Therapie für eine schwere, nicht letale Krankheit,
- Therapie-Misserfolg bei einer lebensbedrohlichen Erkrankung,
- Todesfolge.

1.7 Pharmakokinetische Interaktionen

Pharmakokinetische Interaktionen können erfasst werden, indem man Konzentrationsänderungen eines Arzneistoffs im Blut oder Plasma misst. Besser wäre zwar die Messung der Substanzmenge an der Erfolgszelle, da meist nicht das Blut der Wirkort einer Arzneisubstanz ist, sondern die periphere Zelle. In der Regel sind solche Messungen jedoch nicht durchführbar. Meist besteht ein konstantes Verhältnis zwischen Plasma und Gewebskonzentration des Arzneistoffs im Steady state, sodass Analogieschlüsse möglich sind. Wenn das nicht der Fall sein sollte, muss dies als Hinweis auf eine Änderung des Verteilungsvolumens gewertet werden.

1.7.1 Resorption

In der Resorptionsphase unterscheidet man Interaktionen, die die **Geschwindigkeit** der Resorption beeinflussen und solche, die das **Ausmaß** der Resorption beeinflussen. In ○ Abb. 1.5 drückt sich die Änderung der Resorptionsgeschwindigkeit in einer Änderung des steilen Abschnitts des initialen Kurvenverlaufs aus. Die gezeichneten Kurven sind so gewählt, dass das Ausmaß der Resorption unverändert ist, was an der identischen Fläche unter dem Blutspiegel-Zeitverlauf zu erkennen ist.

Folgen einer solchen Wechselwirkung können sein:

- Der therapeutisch wirksame Spiegel wird nie erreicht (▸ Kap. 2.24 Nahrung – Acetylsalicylsäure).
- Der therapeutisch wirksame Blutspiegel wird zwar erreicht, aber zu spät. Dies ist besonders nachteilig bei der Anwendung eines schnell wirkenden Arzneimittels zur Akuttherapie.
- Der therapeutisch wirksame Blutspiegel bleibt zu lange bestehen, was zu einer unerwünschten Wirkungsverlängerung, einem Hangover, führen kann.

Die **verlangsamte Resorption** ist bei einer Dauertherapie unbedeutend (z. B. Antibiotika, Sedativa, Tranquilizer), da hier der erreichte, therapeutische Blutspiegel nur vom **Ausmaß** der Resorption abhängt. Bei der Dauertherapie ist es egal, wann die Substanz resorbiert

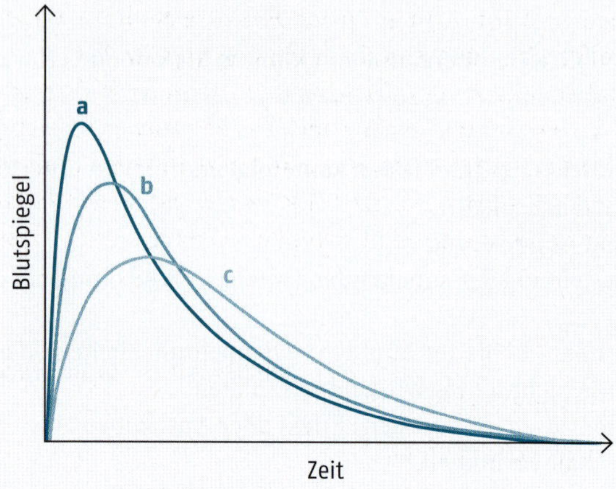

o Abb. 1.5 Blutspiegel-Zeit-Kurven von Substanzen mit rascher (a), mittelschneller (b) und langsamer (c) Resorptionsgeschwindigkeit. Das Ausmaß der Resorption ist unverändert.

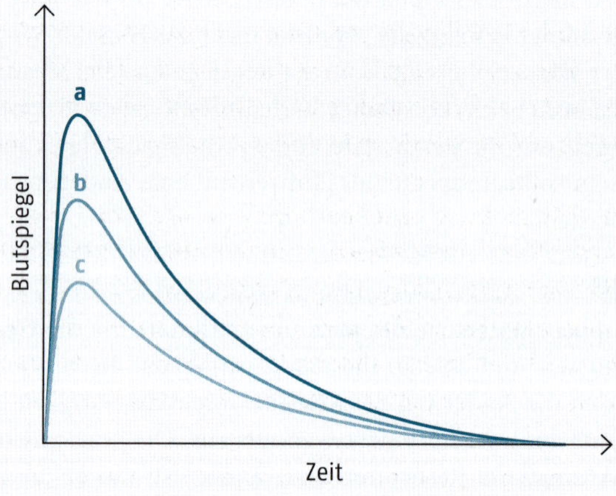

o Abb. 1.6 Blutspiegel-Zeit-Kurven von Substanzen mit vollständiger (a), schwach verminderter (b) und stark verminderter (c) Resorption. Die Resorptionsgeschwindigkeit ist unverändert.

wird. Hauptsache ist, sie wird in unverändertem Ausmaß resorbiert. Daher ist es ein Unterschied, ob die Wechselwirkung Nahrung – Acetylsalicylsäure) das Salicylat betrifft, das gegen Kopfschmerz (Akutanwendung) oder gegen rheumatische Erkrankungen (Langzeittherapie) verwendet wird (nochmals erwähnt in ▸ Kap. 2.24).

Ein anderer Fall liegt vor, wenn das **Ausmaß der Resorption** (o Abb. 1.5 und o Abb. 1.6), also die Fläche unter dem Blutspiegel-Zeitverlauf verändert wird. Beispiele sind die gleichzeitige Gabe von mehrwertigen Ionen und Doxycyclin (▸ Kap. 2.6.1), von Antazida und

Phenytoin (▸ Kap. 2.8.3), von Antazida und Digitoxin (▸ Kap. 2.15.1). Um diese Wechselwirkung zu vermeiden, kann man auf jeden Fall eine zeitliche Trennung der Einnahme empfehlen, bei Doxycyclin nützt dies aber nichts (▸ Kap. 2.6.1).

Die Resorption hängt auch vom **pH-Milieu**, aus dem resorbiert wird, ab. Der pH-Wert bestimmt den Dissoziationsgrad einer Substanz, der wiederum den passiven Transport der Substanz beeinflusst. Substanzen, die schwach dissoziiert sind, werden besser resorbiert als Substanzen, die stark dissoziiert (ionisiert) sind. Der Zusammenhang zwischen pH-Wert und Dissoziationsgrad ergibt sich über die **Henderson-Hasselbalch-Gleichung** (○ Abb. 1.7).

$$pK_a = pH - \log \frac{[\text{dissoziierte Säure}]}{[\text{undissoziierte Säure}]}$$

○ **Abb. 1.7** Henderson-Hasselbalch-Gleichung

Beispiel: Hat eine Substanz den pK_a-Wert von 5 (schwache Säure), liegen bei pH 5 insgesamt 50 % der Substanz undissoziiert vor. Wird der pH-Wert, z. B. durch ein Antazidum auf 6 erhöht, liegen nur noch etwa 10 % der Substanz undissoziiert vor, bei einem pH-Wert von 7 nur noch etwa 1 %. Die Resorption wird also durch diese relativ geringe pH-Verschiebung stark beeinträchtigt. Ein Beispiel für eine Resorptionsverminderung durch pH-Veränderung ist in ▸ Kap. 2.27.2 aufgeführt. Eine Übersicht über die pK_a-Werte von Arzneistoffen kann im Buch von Martindale nachgeschlagen werden. Der pH-Wert des Magensaftes verändert sich leicht, vor einer Mahlzeit beträgt er etwa 1,6, danach liegt er zwischen 3 und 5.

Für die Resorption der Substanz wird auch ihr **Lösungsverhalten** als geschwindigkeitsbestimmend angesehen. Eine saure Substanz, um bei obigem Beispiel zu bleiben, löst sich in einem Milieu mit höherem pH-Wert besser, und somit wird die Resorption günstig beeinflusst. Man hat den „paradoxen" Zustand z. B. bei Acetylsalicylsäure:

- hohe Ionisation = gute Löslichkeit, aber schlechte Membranpassage,
- geringe Ionisation = schlechte Löslichkeit, aber gute Membranpassage.

Im Einzelfall ist die Vorhersage der Resorptionsbeeinflussung durch pH-Änderungen schwer möglich.

Die Resorption kann auch durch die **Veränderung der Passagezeit** im Magen oder Darm verändert sein, wobei der Magen als Resorptionsorgan eine untergeordnete Rolle spielt:

- Verbesserung der Resorption durch Erhöhung des Tonus oder der Peristaltik des oberen Gastrointestinaltrakts (Levodopa – Metoclopramid, ▸ Kap. 2.22.1), weil weniger Wirkstoff im Magen zerstört wird.
- Verschlechterung der Resorption aufgrund einer verkürzten Verweildauer im Darm (Verkürzung der Passagezeit im Darm, (▸ Kap. 2.5.3, 2.22.2).

Durch Interaktionen können verschiedene **Mechanismen der Resorption** beeinflusst werden:

- Passive Diffusion,
- Aufnahmetransporter für organische Anionen (OATPs = organic anion transporting proteins),
- Aufnahmetransporter für organische Kationen (OCTNs = organic cation transporting proteins),
- Effluxtransporter (Sezernierung in die Blutbahn): MRPs = multidrug resistance proteins,
- Effluxtransporter (Sezernierung ins Darmlumen): P-gp = Permeability-glykoprotein und BCRP = breast cancer resistance protein,
- Adsorption und Komplexbildung im Darmlumen.

1.7.2 P-Glykoprotein-Mechanismus

Spezielle Transporter sind für den Austausch von Nährstoffen, zur Abgabe von Stoffwechselendprodukten (darunter auch toxische Substanzen), und auch als Signalmoleküle für die interzelluläre Kommunikation notwendig. Sieben Unterfamilien (ABC-A bis ABC-G Einteilung) mit 49 Mitgliedern sind bekannt.

Aufmerksamkeit haben der ABCC 7 (CFTR-Kanal im Zusammenhang mit der zystischen Fibrose) und ferner das P-Glykoprotein (gehört zu den MDR-Transportern) erlangt. Letzteres spielt eine große Rolle bei der Modulierung der Wirksamkeit von Zytostatika (Ausschleusung aus Krebszellen).

Arzneistoffe werden nicht nur durch eine einfache Diffusion durch Membranen geschleust, sondern können auch über Pumpensysteme, z. B. die P-Glykoproteinpumpe ein- und vor allem ausgeschleust werden. Orte und Richtungen sind:

- Darm → Darmlumen,
- Leber → Galle,
- Gehirn → Blut,
- Niere → Harn,
- Plazenta → mütterliches Blut.

Eine Auswahl von P-Glykoprotein-Inhibitoren und -Induktoren siehe in ◘ Tab. 1.2.

Für die Exkretion von Arzneistoffen (und deren Metaboliten) spielen organische Anionen- und Kationentransporter eine wichtige Rolle, und ferner die ABC-Transporter (ATP-

◘ **Tab. 1.2** Beispiele für Inhibitoren und Induktoren von P-Glykoprotein

Inhibitoren	Induktoren
▪ Indinavir, Nelfinavir, Saquinavir, ▪ Itraconazol, Ketoconazol, ▪ Erythromycin, ▪ Ciclosporin, ▪ Tacrolimus, ▪ Hydrocortison, Progesteron, Testosteron, ▪ Atorvastatin, ▪ Verapamil	▪ Rifampicin, ▪ Johanniskraut, ▪ Dexamethason, ▪ Carbamazepin

binding cassette). Die ATP-bindenden Domänen sind für die Spaltung des ATP zur Energiegewinnung wichtig. Für die Sekretion von Arzneistoffen sind MDR1 und MRP wichtig. MDR steht für multi drug resistance, auch P-Glykoprotein genannt, MRP steht für multi drug resistance-associated protein. Sie sind nicht nur für die Zytostatika-Resistenz von Bedeutung (Ausschleusung von Pharmaka aus der Krebszelle), sondern auch allgemein für den Transport von Arzneistoffen (Effluxtransport über die Bürstensaummembran der Tubuluszellen in das Lumen), die durch Inhibitoren gehemmt sein kann (◘ Tab. 1.2).

1.7.3 Verteilung (z. B. Plasmaproteinbindung)

Arzneistoffe sind nur wirksam, wenn sie in freier, also nicht gebundener Form vorliegen. Sie können z. B. an verschiedene Fraktionen des Blutes (○ Abb. 1.8) gebunden werden. Wechselwirkungen können sich daraus ergeben, dass eine Substanz eine zweite Substanz aus der Bindung an Blutbestandteile verdrängt, also das Verhältnis zwischen gebundenem (unwirksamem) und nicht gebundenem (freiem, wirksamem) Anteil stört. Wenn z. B. 95 % einer Substanz an Plasmaproteine gebunden, also 5 % frei vorliegen, und ein scheinbar geringer Teil von 5 % des gebundenen Arzneistoffs durch einen zweiten Arzneistoff aus dieser Bindung verdrängt wird, so ergibt dies eine Erhöhung der Wirkstoffkonzentration von 5 auf 10 %, also eine Verdopplung, aus der je nach Konzentrations-Wirkungs-Kurve eine enorme Verstärkung der Wirkung resultieren kann. Eine solche Wechselwir-

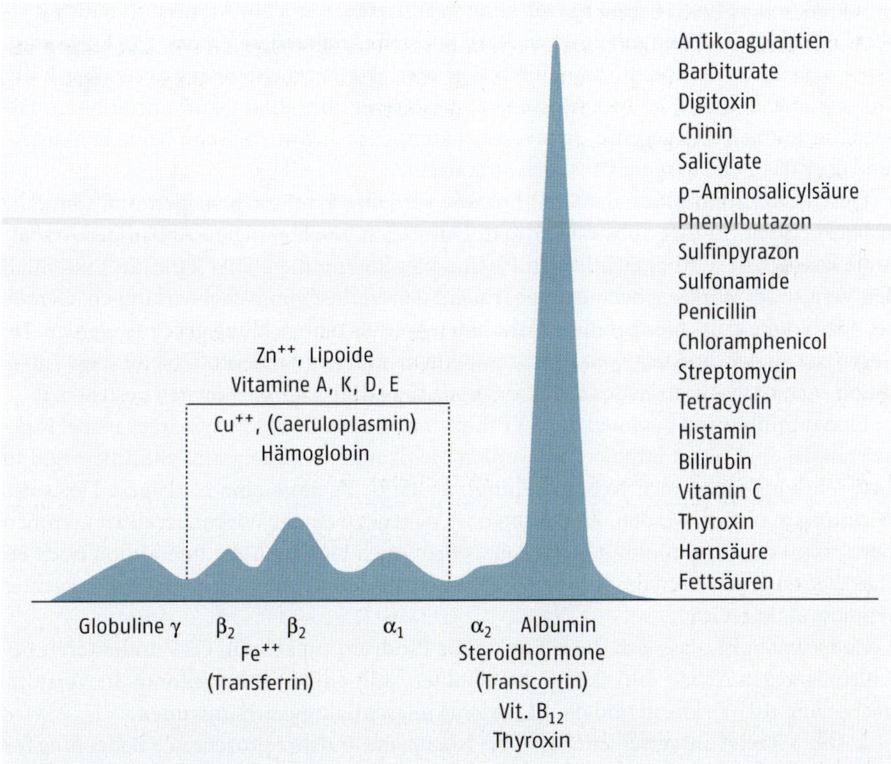

○ **Abb. 1.8** Bindung von verschiedenen Arzneistoffen an Blutbestandteile

kung ist jedoch nur bei Stoffen von Bedeutung, die eine sehr hohe (über 90 %) Plasmaproteinbindung eingehen. Sie ist dann besonders gravierend, wenn eine hochwirksame Substanz (niedrig dosiert) mit einer schwach wirksamen (hochdosierten) gleichzeitig gegeben wird, z. B. ein orales Antidiabetikum, das wie Glibenclamid im niedrigen mg-Bereich dosiert wird und Acetylsalicylsäure (hoher mg-Bereich). Diese Wechselwirkung ist auch nur von Bedeutung, wenn es sich um Arzneistoffe handelt, die dieselbe Proteinbindungsstelle beanspruchen: Man unterscheidet Bindungsstellen für saure, neutrale, alkalische Arzneistoffe und die Bindung an Albumin, Globulin usw. (o Abb. 1.8).

Die Wirkungsverstärkung durch Freisetzung aus einer Proteinbindung kann jedoch dadurch abgeschwächt werden, dass der freigewordene Arzneistoffanteil Leberzellmembranen jetzt erst überwinden kann und somit beschleunigt verstoffwechselt wird.

1.7.4 Metabolisierung

Bei vielen Arzneistoffen liegt gerade im Metabolismus eine Quelle für Interaktionen. Die größte Bedeutung hierbei besitzen die mikrosomalen Monooxygenasen. Als charakteristisches und namensgebendes Merkmal enthalten sie Hämproteine vom Typ des Cytochrom P450. Entsprechend ihrer Sequenzhomologie werden sie in Familien, die durch eine Ziffer charakterisiert werden und Unterfamilien, charakterisiert durch einen Buchstaben, eingeteilt. Die Bezeichnung CYP2C9 steht daher für das neunte Enzym aus der Unterfamilie C aus der Familie 2. Für die Verstoffwechselung von Fremdstoffen, daher auch Arzneistoffen, sind insbesondere Isoformen aus den Genfamilien 1, 2 und 3 relevant.

Interaktionen durch diese Enzyme können auftreten, wenn ein Arzneistoff Substrat eines CYP-Enzyms ist und mit einer anderen Substanz konkurrieren muss. Die Folge kann eine Enzyminduktion oder Enzyminhibition sein. Werden mehrere Substrate über CYP-Enzyme metabolisiert, so beeinflussen sie gegenseitig ihre Plasmakonzentrationen. Die Substrate können sich gegenseitig reversibel kompetitiv hemmen, wenn beide konkurrierend über das gleiche Isoenzym abgebaut werden.

Durch **Enzyminduktion** der CYP-Enzyme wird ihre Synthese gesteigert und somit die Abbaukapazität für ihre Substrate erhöht. Durch den beschleunigten Abbau der Arzneistoffe kann es zu subtherapeutischen Plasmaspiegeln kommen. Dies kann im Extremfall den Verlust der Wirkung bedeuten, aber nicht den Verlust von Nebenwirkungen. Gerade bei Antibiotika muss hier auf die Gefahr einer Resistenzentwicklung geachtet werden. Im Gegensatz zu der direkten Konkurrenz mit einem anderen Arzneistoff, bleibt diese Interaktion auch nach Absetzen des Induktors noch für einige Tage bis Wochen bestehen.

Enzyminhibitoren hemmen die CYP-Enzyme, in dem sie das Enzym irreversibel inaktivieren. Ist ein Enzym inhibiert, so werden Medikamente verlangsamt eliminiert und in ihrer Wirkung (aber auch Nebenwirkung) verstärkt. Es muss eine niedrigere Dosis des Wirkstoffs appliziert werden. Zu beachten ist, dass es zu einem Wirkungsverlust kommen kann, wenn der Enzyminhibitor abgesetzt wird. Auch hier kann die Interaktion noch einige Tage nach Absetzen des Inhibitors bestehen, da der Metabolismus erst nach erneuter Synthese aktiviert ist.

Zu beachten ist, dass sich diese Effekte für Prodrugs umkehren. CYP-Induktoren beschleunigen den Abbau zum aktiven Metaboliten, während CYP-Inhibitoren die Verstoffwechselung zur Wirkform und damit die Wirkungsentfaltung verlangsamen.

o Abb. 1.9 zeigt die verschiedenen CYP-Isoenzyme und ihre prozentuale Bedeutung für den Arzneistoffmetabolismus. Unter den verschiedenen Isoenzymen sind besonders CYP3A4 und CYP2D6 hervorzuheben. Mit ca. 30 % ist **CYP3A4** das quantitativ häufigste

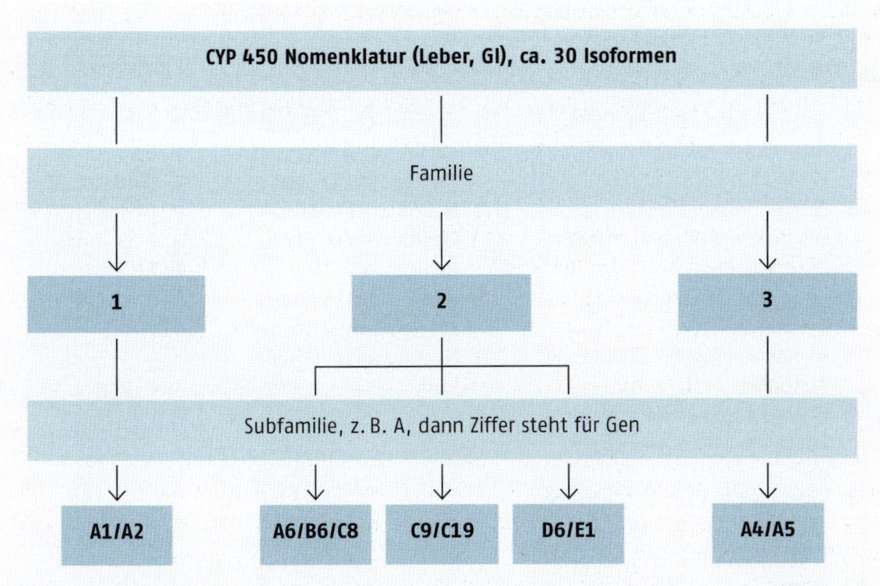

Abb. 1.9 Nomenklatur der CYP-Isoenzyme

Enzym der Cytochrom-P-450-Familie und 50 % aller Arzneistoffe sind CYP3A4-Substrate, wodurch bei Therapie mit mehreren Medikamenten die Wahrscheinlichkeit einer Interaktion recht hoch ist (◘ Tab. 1.3). **CYP2D6** hingegen macht nur etwa 2 % der Isoenzyme aus, ist aber an ca. 25 % aller Biotransformationsreaktionen von Arzneistoffen beteiligt, sodass hier eine stärkere Konkurrenz um die geringe Enzymmenge entsteht. Zusätzlich weisen 7,7 % der Europäer einen CYP2D6-Polymorphismus auf. Dieser kann einerseits zu einem Funktionsverlust oder einer Funktionseinschränkung des Enzyms führen, andererseits kann jedoch auch eine Multiplikation des CYP2D6-Gens mit einer starken Zunahme der Enzymmenge vorliegen.

Die Relevanz dieses Polymorphismus liegt nicht nur in der Häufigkeit des Auftretens bei Europäern, sondern auch daran, dass zahlreiche Arzneistoffe mit geringer therapeutischer Breite über dieses Enzym metabolisiert werden.

Interaktionen bei der Metabolisierung von Arzneistoffen sind durch Enzyminduktion und Enzyminhibition möglich. Bei der **Enzyminduktion** wird durch verstärkte Synthese der abbauenden Enzyme die Abbaukapazität in der Leber für manche Arzneistoffe und körpereigene Substanzen erhöht. Nimmt dadurch die Konzentration an wirksamer Substanz ab, kommt es zu einem Wirkungsverlust. Beispiele sind:

- Spironolacton – Metildigoxin (▸ Kap. 2.2.2),
- Phenylbutazon – Kontrazeptiva (▸ Kap. 2.5.1),
- Phenytoin – Doxycyclin (▸ Kap. 2.8.1),
- Phenytoin – Alkohol (▸ Kap. 2.8.2),
- Isoniazid – Alkohol (▸ Kap. 2.11.2),
- Carbamazepin – Doxycyclin (▸ Kap. 2.23.1).

Tab. 1.3 Substrate, Inhibitoren und Induktoren von CYP3A4 (Auswahl)

Substrate	Inhibitoren	Induktoren
▪ Calcium-Kanal-Blocker: Dihydropyridin-Derivate, Diltiazem, Verapamil ▪ Azol-Antimykotika: Fluconazol, Ketoconazol, Itraconazol, Posaconazol ▪ Antiarrhythmika: Chinidin, Amiodaron ▪ Immunsuppressiva: Ciclosporin, Tacrolimus ▪ Benzodiazepine: Alprazolam, Triazolam, Midazolam, Diazepam ▪ Sonstige Arzneistoffe: Carbamazepin, Cisaprid, Erythromycin, Lovastatin, Saquinavir, Clopidogrel, Repaglinid, Sibutramin	▪ Calcium-Kanal-Blocker ▪ Azol-Antimykotika: Itraconazol, Ketoconazol ▪ Makrolid-Antibiotika: Clarithromycin, Erythromycin ▪ HIV-Virustatika: Indinavir, Nefazodon, Ritonavir ▪ Nahrungsmittel: Grapefruit	▪ Verapamil, ▪ Barbiturate, ▪ Carbamazepin, ▪ Griseofulvin, ▪ Phenytoin, ▪ Rifampicin

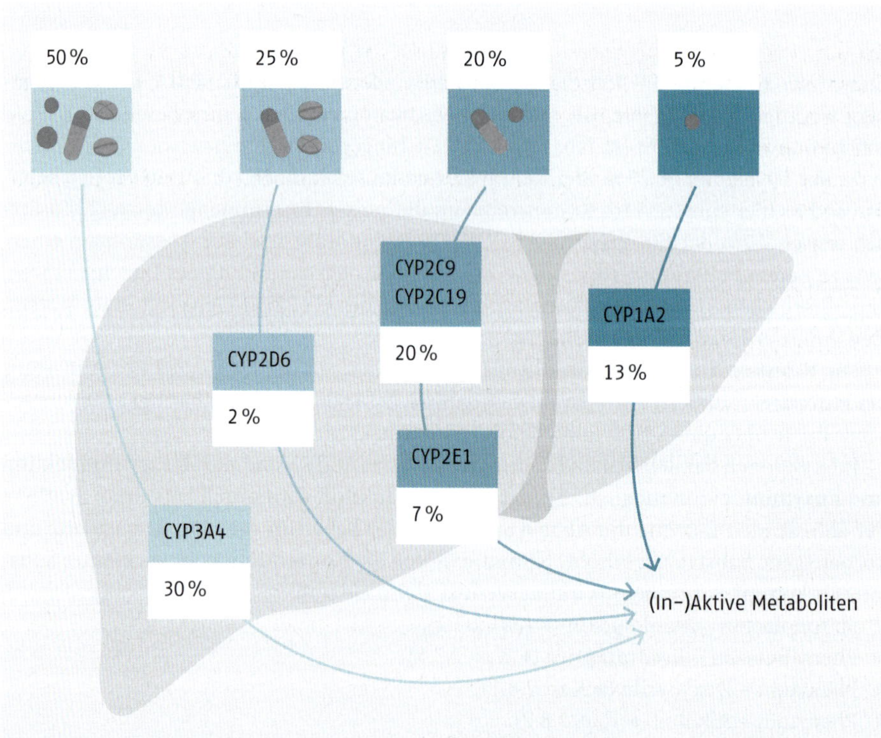

Abb. 1.10 Beteiligung von CYP-Isoenzymen an der Arzneistoffmetabolisierung. Gegenüber gestellt sind die prozentuale Mengenverteilung und Arzneistoffmenge

Eine gute Übersicht über die für Antidepressiva relevanten CYP-Systeme wurde von Ritter & Kroemer 2009 und von Herdeggen 2010 erstellt.

Handelt es sich um ein sogenanntes **Prodrug**, das erst durch Metabolisierung wirksam wird, so muss eine Enzyminduktion nicht mit einem Wirkungsverlust verbunden sein (z. B. Cyclophosphamid).

CYP1A2 ist ein Cytochrom-P-450-Isoenzym, das vornehmlich planare Substrate metabolisiert (Teerprodukte aus dem Tabakrauch, polyzyklische Aromate). Raucher müssen deshalb einige Arzneistoffe höher dosieren.

Die Enzym-, also auch Proteinsynthese ist für den Organismus energetisch aufwendig. Daher ist es sinnvoll, wenn ein Organismus die Quantität anpasst, z. B. durch Enzyminduktion oder -inhibition. Umgekehrt stellt sich die Lage dar, wenn ein Raucher diese Angewohnheit aufgibt. Die Vorhersehbarkeit der Auswirkung auf das Enzym ist schwierig, da die Genotypen von CYP1A2 variantenreich sind, woraus eine sehr unterschiedliche Induzierbarkeit des Enzyms resultiert.

Bei der **Enzyminhibition** (Enzymblockade) liegt eine begrenzte Kapazität (Sättigung) eines abbauenden Enzyms vor. Werden zwei Arzneimittel gleichzeitig gegeben, die um den gleichen Abbauweg konkurrieren, kann die Metabolisierungsgeschwindigkeit verringert sein, sodass erhöhte Wirkstoffkonzentration und Intoxikationen auftreten können. Beispiele sind:

- Cimetidin – Warfarin (▶ Kap. 2.12.1),
- Co-trimoxazol – Phenytoin (▶ Kap. 2.13.1).

Bei der Levodopatherapie nutzt man heute meist die Wechselwirkung mit einem Dopa-Decarboxylase-Hemmer (Benserazid, Carbidopa), wodurch vier Fünftel Levodopa weniger für die Parkinson-Therapie benötigt werden, weil weniger Levodopa in der Peripherie zu Dopamin abgebaut wird.

In der Tabelle 1.4 sind wichtige Arzneistoffe und das betreffende CYP-System zusammengefasst.

Tab. 1.4 Arzneistoffe und ihr Einfluss auf die jeweiligen CYP-Enzyme

Arzneistoff	Einfluss auf
Amiodaron	CYP3A4-Substrat, 1A2, 2C8/9, 2D6-Inhibitor
Atorvastatin, Simvastatin	CYP3A4/5-Substrat
Azol-Antimykotika	CYP3A4/5, 2C8/9-Inhibitoren
Carbamazepin	CYP3A4/5-, 2C8/9-, 1A2-Induktor
Clarithromycin, Erythromycin	CYP3A4/5-, 1A2-Inhibitoren
Digoxin	CYP3A4/5-Substrat
Fluvastatin	CYP2-C 8/9-Substrat
Haloperidol	CYP1A2-Substrat, 2D6-Inhibitor

Tab. 1.4 Arzneistoffe und ihr Einfluss auf die jeweiligen CYP-Enzyme (Fortsetzung)

Arzneistoff	Einfluss auf
Johanniskraut	CYP3A4/5-, 2C8/9-, 1A2-Induktor
Phenprocoumon	CYP3A4/5-Substrat
Phenytoin	CYP3A4/5-Induktor, 2C8/9-, 2C19-Inhibitor
Pravastatin	CYP3A4/5-Substrat (geringfügig)
Protonenpumpen-Hemmer	CYP3A4/5 und 2C19-Substrat
Rifampicin	CYP3A4/5-, 2C8/9-, 2C19-, 1A2-Induktor
Risperidon	CYP2D6-Substrat
Roxithromycin	CYP3A4/5-, 1A2-Inhibitoren (jeweils geringfügig)
Venlafaxin	CYP3A4/5-Substrat, 2D6-Inhibitor
Verapamil	CYP3A4/5-Inhibitor

Der Mechanismus der Enzyminhibition und Wirkungssteigerung kann auch indirekt ablaufen, indem Bakterien, die an der Arzneistoffmetabolisierung teilnehmen, durch einen gleichzeitig gegebenen Arzneistoff in ihrer Aktivität gehemmt werden (▸ Kap. 2.30.2). Das Ergebnis ist eine Wirkungsverstärkung.

Extrapolationen von Interaktionen auf der Darmebene sind auch schon deshalb unmöglich, da die Metabolisierung je nach Darmabschnitt (CYP3A4 Expression z. B.) unterschiedlich stark ausgeprägt ist. Dies gilt auch für die Verteilung von Transportproteinen.

1.7.5 Ausscheidung

In der Niere werden Arzneistoffe durch glomeruläre Filtration und aktive Sekretion ausgeschieden. Außerdem können sie aktiv rückresorbiert werden (○ Abb. 1.11). Bei der **glomerulären Filtration** (passive Filtration) gibt es kaum Wechselwirkungen außer bei Verdrängung eines Arzneistoffs aus der Proteinbindung und der dadurch bedingten erhöhten Filtration.

Bei der aktiven (energieabhängigen) **tubulären Sekretion** gibt es ein System für Säuren und eines für Basen. Verschiedene, den gleichen aktiven Sekretionsprozess in Anspruch nehmende Arzneistoffe können jeweils um das System konkurrieren: Acetazolamid (Diamox®), Indometacin (Indomet-ratiopharm®), Penicilline, Phenylbutazon (Ambene®), Probenecid (Probenecid Weimer®), Salicylsäure, Sulfonamide und Thiazide. So kann die Säure Probenecid die Säure Penicillin an diesem Eliminationsweg hindern. Diese Wechselwirkung wurde früher therapeutisch genutzt, weil mit dieser Kombination höhere und länger anhaltende Penicillinspiegel erreicht werden (▸ Kap. 2.26.4). Dieser Mechanismus wird auch genutzt, um den biliären Ausscheidungsweg bei Antibiotika wie Penicillinen und Cephalosporinen zu begünstigen (Behandlung einer Cholezystitis). Störungen der Digoxin-Clearance traten bei einer Kombination mit Chinidin auf.

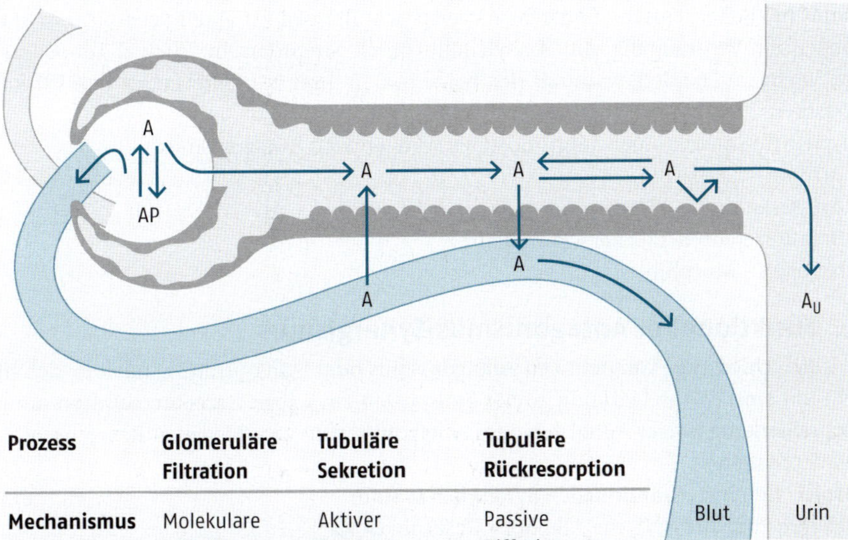

Prozess	Glomeruläre Filtration	Tubuläre Sekretion	Tubuläre Rückresorption
Mechanismus	Molekulare Filtration	Aktiver Prozess	Passive Diffusion
Interaktionen	Verdrängung aus der Eiweißbindung	Konkurrenz um den aktiven Transport	pH-Änderungen des Urins

A = Arzneistoff ungebunden
AP = Arzneistoff an Protein gebunden
A_U = Arzneistoffe im Urin

o Abb. 1.11 Möglichkeiten der Arzneimittelinteraktion bei der Ausscheidung durch die Niere

1

Bei der **tubulären Rückresorption** spielt der pK_a-Wert der Substanz (▶ Kap. 1.7.1) und der pH-Wert des Harns eine Rolle. Schwache Säuren werden in nichtionisierter Form (bei niedrigem pH-Wert) gut rückresorbiert und verbleiben somit länger im Organismus. Bei hohem pH-Wert (z. B. nach Gabe von Antazida) wird die Rückresorption vermindert und die Wirkdauer vermindert (▶ Kap. 2.27). Veränderungen der **Rückresorption von Ionen** können ebenfalls Ursache von Wechselwirkungen sein (▶ Kap. 2.18).

1.8 Pharmakodynamische Interaktionen

1.8.1 Kompetitiver Antagonismus/Synergismus

Zwei Substanzen können am gleichen Rezeptor angreifen: Ist das Maximum der Einzelwirkung noch nicht erreicht, kann bei synergistisch wirkenden Substanzen eine Wirkungsverstärkung resultieren. Hat die zweite Substanz antagonistische Effekte, wird die Wirkung der ersten Substanz vermindert, weil sie diese an der Bindung an den Rezeptor und der Auslösung des biologischen Effekts hindert. Das Ausmaß der Gesamtwirkung hängt von der **relativen Konzentration** des Agonisten und Antagonisten am Rezeptor ab. Solche Antagonismen nützt man zum Teil aus, z. B. in Valoron® N. Dieses Präparat enthält einen Opioid-Agonisten und gleichzeitig einen Opioid-Antagonisten, von dem man sich eine Verminderung des atemhemmenden Effekts beim Neugeborenen bzw. einen Antagonismus bei hohen Dosen (Abhängige!) versprach. Beispiel für einen Synergismus ist die kompetitive Verdrängung von Acetylcholin durch Streptomycin (auch d-Tubocurarin, nicht mehr im Handel), wodurch sich beide u. a. in ihrer muskelrelaxierenden Wirkung verstärken.

Beispiele für Interaktionen aufgrund eines kompetitiven Antagonismus

- Atropin – Carbachol,
- Antihistaminika – Histamin,
- Beta-Rezeptoren-Blocker – Adrenalin,
- Naloxon – Morphin.

1.8.2 Funktioneller Antagonismus/Synergismus

Im Unterschied zum kompetitiven Antagonismus oder Synergismus handelt es sich hier nicht um eine Wechselwirkung zweier Substanzen am selben Rezeptor, sondern um die Wechselwirkung zweier Agonisten oder Antagonisten an verschiedenen Rezeptoren, Zellen oder Systemen.

Beispiele für einen **funktionellen Synergismus** sind:

- Hemmstoffe des ZNS wie Alkohol – Reserpin (▸ Kap. 2.7.2),
- Beta-Rezeptoren-Blocker – Diabetestherapie (▸ Kap. 2.16.1),
- Nifedipin – Propranolol (▸ Kap. 2.19.1),
- Propranolol – Levodopa (▸ Kap. 2.19.2),
- Sympathomimetika – Schilddrüsenhormone (▸ Kap. 2.9.1),
- Diuretika und bestimmte Elektrolyte – herzwirksame Glykoside (▸ Kap. 2.10.3),
- Acetylsalicylsäure – Warfarin (▸ Kap. 2.12.4)
- Acetylsalicylsäure – Nateglinid (▸ Kap. 2.1.2).

Es gibt aber auch therapeutisch nützliche Kombinationen (Synergismen), z. B. Co-trimoxazol (▸ Kap. 2.13).

Beispiele für einen **funktionellen Antagonismus** sind:

- Ephedrin – blutdrucksenkende Substanzen (▸ Kap. 2.7.1),
- Amitriptylin – Phenytoin (▸ Kap. 2.14.2),
- bestimmte Elektrolyte und Diuretika – herzwirksame Glykoside (▸ Kap. 2.10.3),
- orale Antikoagulanzien – Kontrazeptiva (▸ Kap. 2.29.3),
- bakteriostatisches und bakterizides Antibiotikum (▸ Kap. 2.26.1).

2 Praxisbeispiele

2.1 Alkohol, Analgetika, Antidiabetika, Laxanzien, Nootropika

Gebühr frei | X Geb.-pfl. | noctu | Sonstige | Unfall | Arbeitsunfall

Krankenkasse bzw. Kostenträger
AOK Musterstadt

Name, Vorname des Versicherten
Falkenberg Martin
Gartenstraße 15
99999 Musterstadt

geb. am
14.12.1952

Kassen-Nr.	Versicherten-Nr.	Status
9876543	1234567890	1000 1

Betriebsstätten-Nr.	Arzt-Nr.	Datum
4567123	1234567	04.10.2010

BVG	Hilfsmittel	Impfstoff	Spr.-St. Bedarf	Begr.-Pflicht	Apotheken-Nummer / IK
6	7	8	9		

Zuzahlung | Gesamt-Brutto

Arzneimittel-/Hilfsmittel-Nr.	Faktor	Taxe
1. Verordnung		
2. Verordnung		
3. Verordnung		

Rp. (Bitte Leerräume durchstreichen)

X aut idem — HerzASS ratiopharm 100 mg 100 Tabl.

X aut idem — Starlix 120 mg 120 Filmtabl.

X aut idem — Metformin-ratiopharm 500 mg 180 Filmtabl.

Vertragsarztstempel

1234567
Dr. med. Michael Interactio
Facharzt für Allgemeinmedizin
Lindenallee 88
99999 Musterstadt
Tel: 0100/10020

6661

Abgabedatum in der Apotheke

Unterschrift des Arztes *Interactio*

Muster 16 (7.2008)

Bei Arbeitsunfall auszufüllen!

Unfalltag	Unfallbetrieb oder Arbeitgebernummer

MEDIKATION

- Martin Falkenberg besucht die Apotheke mit einem Kassenrezept.
- Er nimmt HerzASS ratiopharm® 100 mg zur Rezidivprophylaxe des Herzinfarkts ein.
- Herr Falkenberg leidet seit vier Jahren an einem Typ-2-Diabetes (Altersdiabetes) und ist von seinem Arzt auf Starlix® 120 mg eingestellt worden. Er nimmt das Glinid zusammen mit Metformin-ratiopharm® 500 mg
- Gegen alle Empfehlungen trinkt er immer wieder Alkohol und nimmt hin und wieder ein pflanzliches Laxans ein.
- Herr Falkenberg fragt den Apotheker nach einem Ginkgo-Präparat, weil er eine Hirnleistungsstörung vermutet.

2.1.1 Laxans – Nateglinid

Theoretisch kann die Resorption von Arzneistoffen wie Nateglinid (Starlix®), wenn sie zusammen mit Laxanzien (z. B. Flohsamen in Agiolax®) eingenommen werden, eingeschränkt sein. Dies ist jedoch nicht in jedem Fall durch Untersuchungen belegt. Die Blutglucosewerte sollten vorsichtshalber engmaschiger überwacht werden.

Klassifikation: Vorsichtshalber überwachen.

Empfehlung

An den Kunden ist keine Empfehlung erforderlich, weil eine solche theoretische Wechselwirkung keiner Dosiskorrektur des Nateglinids bedarf. Herr Falkenberg würde bei einmal täglicher Kontrolle einen höheren Blutglucosewert und damit eine „relative" Unterdosierung von Nateglinid bemerken.

2.1.2 Acetylsalicylsäure – Nateglinid

Bei der Kombination von Acetylsalicylsäure (HerzASS ratiopharm® 100 mg) und Nateglinid (Starlix®) besteht die Gefahr einer Hypoglykämie. Die Wechselwirkung tritt selten auf. Klinisch wurden lebensbedrohende Hypoglykämien beobachtet. Acetylsalicylsäure besitzt aber nur in hohen Dosen (über 3 g pro Tag) einen blutzuckersenkenden Eigeneffekt. Zwei Mechanismen spielen eine Rolle: die durch Salicylsäure erhöhte Insulinsekretion und die Konkurrenz um Proteinbindungsstellen im Blut. In-vitro-Untersuchungen haben gezeigt, dass Salicylate zahlreiche Sulfonylharnstoffe und auch das chemisch wenig verwandte Nateglinid aus ihrer Plasmaproteinbindung verdrängen. Nateglinid wird stark an Plasmaproteine gebunden (ca. 98 %), überwiegend an Serumalbumin und wenig an alpha-1-saures Glykoprotein. Durch die Verdrängung aus der Plasmaproteinbindung erhöht sich der freie Wirkstoffanteil. Da nur der freie, ungebundene Arzneistoffanteil pharmakologisch wirksam ist, ergibt sich aus seiner Konzentrationserhöhung im Plasma eine Wirkungsverstärkung des Nateglinids, mit der Gefahr einer Hypoglykämie. Für die Wechselwirkung hat dieser Effekt nur eine untergeordnete Bedeutung.

Klassifikation: In bestimmten Fällen Überwachung bzw. Anpassung nötig.

Empfehlung

In der Regel genügt ein kurzer Hinweis des Apothekers an den Kunden. Diabetiker kennen meist aufgrund des chronischen Zustands, der lange bestehenden Krankheit und deren Behandlung, die ersten Anzeichen einer Hypoglykämie. Auch ohne Interaktion kann eine Hypoglykämie jederzeit aufgrund nicht konsequenter Lebensführung, z. B. durch eine nicht exakt eingehaltene Diät oder körperliche Überanstrengung, auftreten. Herr Falkenberg sollte aber auf die Möglichkeit der selten beschriebenen Wechselwirkung hingewiesen werden. Bei Anzeichen sollte zur Vermeidung des erneuten Auftretens der Wechselwirkung die Dosis mindestens eines der beiden Arzneistoffe herabgesetzt werden. Bei geringer Acetylsalicylsäure-Dosis (1 × 0,5 g pro Tag als Analgetikum oder 0,1 g pro Tag als Thrombozytenaggregations-Hemmer) ist ohnehin nicht mit einer Wechselwirkung zu rechnen.

2.1.3 Alkohol – Metformin, Nateglinid

Auch Nichtarzneistoffe, z. B. Genussmittel wie Alkohol, sollten in die Überlegungen zu Wechselwirkungen einbezogen werden. Durch längere, hochdosierte Alkoholeinnahme kann die Wirkung von Nateglinid (Starlix®) möglicherweise verstärkt sein. Nach kurzer Zeit können Hypoglykämien auftreten. Symptome einer Hypoglykämie sind Unruhe, Tremor, Kopfschmerzen und Hungergefühl, auf deren Erkennung der Diabetiker trainiert ist. Alkohol besitzt eine blutzuckersenkende Wirkung, da bei seinem Abbau durch Dehydrogenasen Pyridinnukleotide reduziert werden. Dabei entsteht z. B. $NADH_2$, welches das Pyruvat-Lactat-Gleichgewicht in Richtung Lactat verschiebt. Der Gluconeogenese ist das Pyruvat entzogen. Die Situation ist bei Metformin besonders ernst, da es die (seltene) Nebenwirkung Lactazidose besitzt, also der Alkoholkonsum wegen der zusätzlichen Lactaterhöhung eine absolute Kontraindikation ist.

Klassifikation: Nateglinid: Überwachung bzw. Anpassung nötig. Metformin: Schwerwiegende Folgen wahrscheinlich – kontraindiziert.

Empfehlung

Der Apotheker erklärt Herrn Falkenberg, dass er keinen Alkohol trinken sollte, damit es nicht zu Interaktionen mit den oralen Antidiabetika kommt.

2.1.4 Acetylsalicylsäure – Ginkgoblättertrockenextrakt

Bei gleichzeitiger Anwendung von Acetylsalicylsäure (HerzASS ratiopharm® 100 mg) und Ginkgoblättertrockenextrakt kann die Blutungsneigung verstärkt sein. Ginkgoblättertrockenextrakt wirkt als PAF-Antagonist und hat eine fibrinolytische Wirkung (PAF = Plättchen aktivierender Faktor).

Klassifikation: Vorsichtshalber überwachen.

Empfehlung

Herr Falkenberg muss nicht informiert werden. Wenn er etwas zu diesem Thema in der Laienpresse gelesen hat, kann der Apotheker erklären, dass die klinische Relevanz dieser Wechselwirkung gering ist, weil nur wenige Daten vorhanden sind.

Aspirin-Resistenz

Bei Herrn Falkenberg wird diagnostisch eine Wirkungslosigkeit von Acetylsalicylsäure erkannt (Aspirin-Resistenz, im englischen Sprachraum aspirin nonresponsiveness). In der Arztpraxis wurde die Thrombozytenaggregation unter der Therapie mit Hilfe des Ultegra®-RPF-ASA-Tests bestimmt, nachdem eine Non-Compliance durch genaue Rücksprache mit Herrn Falkenberg ausgeschlossen werden konnte. Eine schwache Wirkung der Acetylsalicylsäure könnte auf eine Interaktion geschoben werden. Sicher ist nur, dass eine zu hohe Dosis (Indikation Kardioprotektion), wie sie mit 325 mg z. B. in den USA oft eingenommen wird, auch die COX-2 hemmt und dadurch auch die Bildung von Prostacyclin. Die Inzidenz von kardial-vaskulären und thromboembolischen Ereignissen ist dadurch erhöht, obwohl keine Progression der Grunderkennung vorliegt. Etwa sechs weitere Mechanismen werden diskutiert, die eine enzymatische und genetische Grundlage aufweisen.

Es handelt sich nicht um eine Interaktion. Nach der Diagnose wird der Arzt entweder die Acetylsalicylsäure-Dosis erhöhen oder eine Kombination von Acetylsalicylsäure mit einem anderen Thrombozytenaggregations-Hemmer vornehmen, weil sonst die Gefahr z. B. eines Herzinfarkts (Rezidiv) besteht, obwohl Acetylsalicylsäure niedrig dosiert eingenommen wurde.

2.2 ACE-Hemmer, Antirheumatika, AT_1-Rezeptor-Antagonisten, Calciumsalze, Diuretika, herzwirksame Glykoside

Privat

Name, Vorname des Versicherten
Hohenstein Hermann
Nordring 88
99999 Musterstadt

geb. am 30.07.1945

Bezugsdatum | Apotheken-Nummer | Gesamt-Brutto

Arzneimittel-/Hilfsmittel-/Heilmittel-Nr. | Faktor | Taxe

Unfall

Versicherungsnummer 1234567890 | Personennummer

4567123 | Karte gültig bis 1234567 | Datum 28.01.2011

Rp. (Bitte Leerräume durchstreichen)

Lanitop 0,1 mg 100 Tabl.
aut idem Spironolacton-ratiopharm 50 mg 50 Tabl.
Benazepril Hexal 10 mg 42 Filmtabl.
aut idem Atacand 8 mg 56 Tabl.
aut idem Diclac Dispers 50 Tabl.

PKVH

1234567
Dr. med. Michael Interactio
Facharzt für
Allgemeinmedizin
Lindenallee 88
99999 Musterstadt

Interactio

Unterschrift des Arztes

MEDIKATION

- Der Stammkunde Herr Hermann Hohenstein legt dem Apotheker ein Privatrezept vor.
- Wegen chronischer Herzinsuffizienz werden Lanitop® Tabletten 0,1 mg verschrieben.
- Er erhält seit längerer Zeit Spironolacton-ratiopharm® 50 mg zur Beseitigung ödematöser Zustände, nachdem das Benzothiadiazin-Derivat Hydrochlorothiazid nicht zum gewünschten therapeutischen Erfolg geführt hatte.
- Zur Behandlung seines Bluthochdrucks mit gleichzeitiger Proteinurie (Nierenschaden) erhält er Benazepril Hexal® 10 mg und neuerdings zusätzlich Atacand® 8 mg.
- Diclac® Dispers 50 mg wird ihm wegen einer chronischen Arthritis verschrieben.
- Er kauft im Handverkauf Frubiase® Calcium T Trinkampullen, die er gegen Juckreiz und Ödeme einnehmen möchte.

2.2.1 Calciumsalz – Metildigoxin

Das Calciumpräparat (Frubiase® Calcium T Trinkampullen) wendet Herr Hohenstein gegen Juckreiz und Ödeme auf Anraten des Arztes an. Die Kapillarpermeabilität ist reduziert, was die Ödembildung vermindert und dadurch den Juckreiz. Bei der Kombination eines Calcium-Präparats mit herzwirksamen Glykosiden kann die Wirkung des herzwirksamen Glykosids verstärkt werden. Mit dieser Wechselwirkung muss vor allem bei parenteral angewendeten Calcium-Präparaten gerechnet werden, nicht so sehr bei oral angewendeten. Die Ursache der Wechselwirkung ist im Wirkungsmechanismus der Glykoside zu sehen. Herzwirksame Glykoside steigern über einen noch in der Diskussion befindlichen Mechanismus (Hemmung der Na^+/K^+-ATPase) die Konzentration der Calciumionen (gegen Na^+ ausgetauscht) in der Herzmuskelzelle. Die Erhöhung der rhythmisch freigesetzten und zurückgebundenen Calciummenge aus zellulären Speichern der Herzmuskelzelle führt zu einer verstärkten Muskelkontraktion. Es ist verständlich, dass bei der zentralen Bedeutung des Calciumions die zusätzliche Zufuhr von Calciumionen die Wirkung der herzwirksamen Glykoside verstärkt. Erschwerend wirkt sich die geringe therapeutische Breite der herzwirksamen Glykoside aus. Der Abstand zwischen therapeutischer und toxischer Dosis liegt bei 1 zu 1,5 bis 1 zu 3. Symptome einer Intoxikation mit herzwirksamen Glykosiden sind Arrhythmien, Falschfarbensehen, Übelkeit und Erbrechen.

Hinweis: Da diese Wechselwirkung bisher aber lediglich bei der Kombination mit intravenös verabreichten Calcium-Präparaten aufgetreten ist, kann nicht abschließend beurteilt werden, ob die Kombination obiger Präparate gefährlich ist.

Klassifikation: Calcium parenteral: Schwerwiegende Folgen wahrscheinlich – kontraindiziert.

Empfehlung

Der Apotheker sollte Herrn Hohenstein auf die Möglichkeit des Auftretens der Wechselwirkung aufmerksam machen. Ihm sollte geraten werden, beim Auftreten von Intoxikationszeichen wie Übelkeit, Erbrechen, Farbensehen und Arrhythmien unbedingt das Calcium-Präparat abzusetzen und den Arzt aufzusuchen. Sollten Arrhythmien auftreten, kann die Gefahr durch Chelatbildner (EDTA-Natrium-Lösung z. B. Dinatrium EDTA 1,107 %) beseitigt werden.

2.2.2 Metildigoxin – Spironolacton

Bei der Kombination von herzwirksamen Glykosiden mit dem Aldosteron-Antagonisten Spironolacton (Spironolacton-ratiopharm® 50 mg) besteht die Möglichkeit einer Wirkungsverminderung des Glykosids. Die Ursache der Wechselwirkung liegt in der Verschiebung des Elektrolytmusters. Aldosteron, ein Hormon der Nebennierenrinde, erhöht die Sekretionsrate von Kaliumionen im Tubulusapparat der Niere (Folge Hypokaliämie). Umgekehrt erhöhen Aldosteron-Rezeptor-Antagonisten die peripheren Kalium-Konzentrationen, indem sie kompetitiv die Wirkung des Aldosterons hemmen. Die Kontraktionsleistung des Herzens und der Wirkungsmechanismus der herzwirksamen Glykoside ist mit der Na^+-, K^+- und Ca^{2+}-Konzentration in der Herzmuskelzelle verbunden. Obwohl der Wirkungsmechanismus der herzwirksamen Glykoside nicht in allen Einzelheiten bekannt ist, kann sicher gesagt werden, dass eine Hypokaliämie (Verminderung der Kaliumkonzentration) zu einer Wirkungsverstärkung der Glykoside mit Arrhythmien führt. Eine Hyperkaliämie (Erhöhung der Kaliumkonzentration) führt zu einer Wirkungsabschwächung. Calcium- und Kaliumionen besitzen in gewisser Weise antagonistische Wirkungen am Herzmuskel. Im Tierversuch kann man sogar zeigen, dass durch Spironolacton Ratten vor einer Digitoxin-Intoxikation geschützt waren. Da andere kaliumsparende Diuretika und die Gabe von Kalium selbst diesen protektiven Effekt aber nicht aufwiesen, wurde nach einem anderen oder zusätzlichen Mechanismus der Interaktion gesucht. Digitoxin z. B. wird durch Spironolacton über eine Enzyminduktion (Vermehrung der abbauenden Enzymkapazität in der Leber) schneller metabolisiert, was sich in einer verkürzten Halbwertzeit ausdrückt. Es gibt jedoch keine Untersuchungen darüber, ob dies auch für Metildigoxin (Lanitop® Tabletten 0,1 mg) gilt.

Klassifikation: Überwachung bzw. Anpassung nötig.

Empfehlung

Spironolacton und Metildigoxin können kombiniert angewendet werden. Der Apotheker weist Herrn Hohenstein darauf hin, dass er auf Symptome achten sollte, die zur Erstdiagnose Herzinsuffizienz geführt haben z. B. blaue Lippen oder Atemlosigkeit beim Treppensteigen. Dies kann als Hinweis auf eine Abnahme der Metildigoxin-Wirkung gewertet werden. Um eine Verschiebung des Elektrolytmusters zu vermeiden, werden als Diuretika häufig Kombinationspräparate, die einen Aldosteron-Antagonisten (kaliumsparend) neben einem Thiazid (kaliumausscheidend) enthalten, angewendet. Eine Selbstmedikation mit K^+-Salzen (Mineralstoffpräparate) sollte unterbleiben.

Hinweis: Auch die Interaktion Kaliumsalz und kaliumretinierendes Diuretikum (Amilorid, Spironolacton, Triamteren) ist schwerwiegend. Die Charakteristika einer Hyperkaliämie sind in ◘ Tab. 2.1 erläutert (siehe auch ▶ Kap. 2.10.3).

Monitoring bei Aldosteron-Rezeptor-Antagonisten

- Kontrolle von Kalium und Kreatinin im Abstand von einer, vier und zwölf Wochen nach Therapiebeginn,
- bei Kaliumwerten zwischen 5,0 und 5,5 mmol/l: Dosis halbieren,
- bei Kaliumwerten über 5,5 mmol/l: Aldosteron-Rezeptor-Antagonisten absetzen,
- besonders gefährdet sind ältere, niereninsuffiziente Patienten und Diabetiker.

Tab. 2.1 Charakteristika einer Hyperkaliämie (Kalium > 5,0 mmol/l)

Charakteristika	Beispiele
Klinische Symptome	Herz-Kreislauf, z. B. Arrhythmien, Blutdruckabfall
	Neuromuskulär, z. B. Muskelschwäche
	Anzeichen einer Hyperkaliämie sind Parästhesien (Ameisenlaufen), Muskelschwäche, Diarrhöen, Bradykardie
Physiologische Ursachen	Metabolische Azidose oder Insulinmangel
	Erhöhte Kaliumzufuhr z. B. durch Salzersatzprodukte, Mineralstoffpräparate
	Verringerte Kaliumausscheidung bei akutem bzw. chronischem Nierenversagen oder durch Arzneimittel
	Exzessiver Zellabbau, z. B. bei Verbrennungen
Arzneimittel als Auslöser (Beispiele)	NSAR
	ACE-Hemmer
	AT_1-Rezeptor-Antagonisten
	Kaliumsparende Diuretika
	Erhöhte Kaliumzufuhr z. B. durch Salzersatzprodukte, Mineralstoffpräparate

2

2.2.3 Candesartan – Spironolacton

Kaliumsparende Diuretika wie Spironolacton (Spironolacton-ratiopharm® 50 mg) können bei gleichzeitiger Anwendung mit AT_1-Antagonisten (Atacand® 8 mg) zu einer verstärkten Kaliumretention führen. Es kann eine Hyperkaliämie entstehen (Tab. 2.1), die sich durch Parästhesien, Muskelschwäche und Bradykardie, aber auch durch Arrhythmien oder einen Herz-Kreislauf-Stillstand äußern kann. Hierbei handelt es sich um einen additiven Effekt auf die Kaliumausscheidung. AT_1-Rezeptor-Antagonisten reduzieren über die Angiotensin-Hemmung auch die Aldosteronkonzentration im Plasma. Dadurch kommt es, ebenso wie durch den Aldosteron-Rezeptor-Antagonisten Spironolacton, zu einer gesteigerten Kaliumrückresorption. Die Hyperkaliämie kann sich schnell entwickeln.

Klassifikation: Überwachung bzw. Anpassung nötig.

Empfehlung
Der Apotheker weist den Arzt telefonisch auf die Wechselwirkung hin oder er schickt Herrn Hohenstein mit einer schriftlichen Information zum Arzt. Die Kombination von kaliumsparenden Diuretika und AT_1-Antagonisten ist selbst dann zu vermeiden,

wenn zusätzlich kaliuretische Diuretika gegeben werden. Bei gleichzeitiger Anwendung sind schwerwiegende Folgen wahrscheinlich (klinische Symptome siehe ◘ Tab. 2.1), da kaliumretinierende Diuretika allein schon bei 2–19 % der Patienten Hyperkaliämien auslösen.

2.2.4 Benazepril – Spironolacton

Ebenso wie bei der gleichzeitigen Behandlung mit AT_1-Rezeptor-Antagonisten kann die Kombination von Spironolacton (Spironolacton-ratiopharm® 50 mg) mit ACE-Hemmern wie Benazepril (Benazepril Hexal® 10 mg) zu einer Hyperkaliämie (◘ Tab. 2.1) führen. Der Mechanismus ist analog zu ▸ Kap. 2.2.3. ACE-Hemmer vermindern über ihre hemmende Wirkung auf die Entstehung von Angiotensin II aus Angiotensin I auch die Freisetzung von Aldosteron ins Plasma und bewirken damit ebenso eine vermehrte Kaliumretention.

Klassifikation: Überwachung bzw. Anpassung nötig.

Empfehlung

Der Apotheker sollte Herrn Hohenstein fragen, ob die Kalium-Serumkonzentrationen regelmäßig überprüft werden. Eventuell bittet er ihn, beim Arzt nachzufragen. In der antihypertensiven Therapie sollten ACE-Hemmer nicht mit kaliumsparenden Diuretika kombiniert werden. Soll dennoch eine gleichzeitige Anwendung erfolgen, ist im Gegensatz zur Kombination mit AT_1-Rezeptor-Antagonisten, das Risiko von Hyperkaliämien wahrscheinlich geringer, wenn zusätzlich kaliuretische Diuretika gegeben werden. Vorsicht ist allerdings bei eingeschränkter Nierenfunktion, höherem Lebensalter oder Diabetes mellitus geboten. Auch ohne diese Vorbelastungen sollten die Kalium-Serumkonzentration sowie Herz- und Nierenfunktion engmaschig kontrolliert werden.

2.2.5 Benazepril – Candesartan

Eigentlich ist es paradox, gleichzeitig einen ACE-Hemmer wie Benazepril (Benazepril Hexal® 10 mg) und ein Sartan (AT_1-Rezeptor-Antagonist) wie Candesartan (Atacand® 8 mg) zu geben, da beide den gleichen Effekt, eine Senkung der Angiotensin-II-Wirkung, hervorrufen. Eine Ausnahme ist das Vorliegen einer schweren Proteinurie. Um in diesem Fall Restwirkungen von Angiotensin II abzusenken, das trotz ACE-Hemmung über die Chymase weitergebildet wird, ist die Kombination mit einem AT_1-Rezeptor-Antagonisten in diesem besonderen Fall möglich. Es handelt sich um eine Interaktion, die ausnahmsweise in bestimmten, vom Arzt ausgewählten Fällen, nützlich ist.

Klassifikation: Überwachung bzw. Anpassung nötig.

Empfehlung

Die Kombination eines ACE-Hemmers mit einem Sartan kann den Blutdruck weiter senken. Bessere Ergebnisse bezüglich der Endpunkte wurden nicht erreicht, weshalb diese Kombination generell nicht empfohlen werden kann. Im besonderen Fall einer (z. B. diabetisch bedingten) Proteinausscheidung über die Niere und hohem Blutdruck ist die Kombination eines ACE-Hemmers mit einem AT_1-Rezeptor-Antagonisten nach Studien sinnvoll.

2.2.6 Candesartan – Diclofenac

Bei der Kombination von Candesartan (Atacand® 8 mg) mit Diclofenac (Diclac Dispers® 50 mg) zeigt sich zeitverzögert eine Abschwächung der Blutdrucksenkung. Dies gilt für alle Sartane (AT_1-Rezeptor-Antagonisten), für Acetylsalicylsäure (ab etwa 1,6 g/Tag) und eventuell auch für Ibuprofen. Die Interaktion ist mittelschwer. NSAR erhöhen den peripheren Gefäßwiderstand, wahrscheinlich über eine verminderte Synthese vasodilatierend wirkender Prostaglandine, oder vermitteln eine erhöhte Ansprechbarkeit der Gefäßwände auf vasokonstriktorische Reize.

Klassifikation: In bestimmten Fällen Überwachung bzw. Anpassung nötig.

Empfehlung

Der Apotheker erklärt Herrn Hohenstein, dass eine regelmäßige Blutdruckkontrolle nötig ist. Bei kurzfristiger Kombination ist keine Maßnahme erforderlich.

2.3 Antazida, Chemotherapeutika, Diuretika, Nitrofuran-Derivate, Spurenelemente, Vitamine

Privat

Name, Vorname des Versicherten
Wagner Renate
Erlenweg 32
99999 Musterstadt

geb. am
04.08.1953

Bezugsdatum | Apotheken-Nummer | Gesamt-Brutto

Arzneimittel-/Hilfsmittel-/Heilmittel-Nr. | Faktor | Taxe

Unfall

Versicherungsnummer: 1234567890 | Personennummer

4567123 | Karte gültig bis: 1234567 | Datum: 01.12.2010

Rp. (Bitte Leerräume durchstreichen)

aut idem | Cotrim forte-ratiopharm 960 mg 20 Tabl.
HCT-ratiopharm 25 mg 50 Tabl.
aut idem | Dedrei 100 Drag.
aut idem | Natriumfluorid 25 Baer 100 Filmtabl.

PKVH

1234567
Dr. med. Michael Interactio
Facharzt für
Allgemeinmedizin
Lindenallee 88
99999 Musterstadt

Interactio
Unterschrift des Arztes

■ **MEDIKATION**

- Frau Renate Wagner legt der Apothekerin ein Privatrezept vor. Sie erzählt, dass sie sich eine Rhinitis und eine Laryngitis-Pharyngitis mit Fieberschüben zugezogen hat.
- Der Hausarzt verschreibt das sulfonamidhaltige Chemotherapeutikum Cotrim forte-ratiopharm® 960 mg.
- Das Thiazid HCT-ratiopharm® 25 mg ist aufgrund einer Venenerkrankung nötig.
- Der Arzt verordnet aufgrund einer Osteoporose das Vitamin-D-Präparat Dedrei® und Natriumfluorid 25 Baer®.
- Frau Wagner löst noch ein zweites Rezept mit Nifurantin® 50 mg ein, das ihr der Urologe wegen einer akuten Harnwegsinfektion ausgestellt hat.
- Gegen Sodbrennen möchte sie eine Packung des Antazidums Rennie® mitnehmen.

2.3.1 Co-trimoxazol – Nitrofurantoin

Co-trimoxazol (Cotrim forte-ratiopharm® 960 mg) enthält neben Trimethoprim das Sulfonamid Sulfamethoxazol (Wirkungsmechanismus siehe ▸ Kap. 2.13.2 und ○ Abb. 2.3). Sulfonamide haben als Angriffspunkt die Verdrängung der para-Aminobenzoesäure, die Bakterien (nicht der Mensch) zur Folsäuresynthese unbedingt benötigen. Trimethoprim und Sulfamethoxazol (Co-trimoxazol) können gleichzeitig mit Nitrofurantoin (Nifurantin® 50 mg) angewendet werden. Der Wirkungsmechanismus von Nitrofurantoin ist nicht genau bekannt. Wahrscheinlich kommt es zu DNA-Addukten und Strangbrüchen sowie einer Hemmung der Proteinsynthese in Bakterien.

Klassifikation: Positiv zu bewertende, nützliche Interaktion.

Empfehlung

Bei den Wirkstoffen gibt es einen Synergismus (Ergänzung im Mechanismus der Folatwirkung oder der DNA-Wirkung), sodass die gleichzeitige Einnahme möglich ist.

2.3.2 Calcium-/Magnesiumcarbonat – Natriumfluorid

Durch die Anwendung von Antazida (Calcium- und Magnesiumcarbonat, Rennie®) bei gleichzeitiger Einnahme von fluoridhaltigen Präparaten (Natriumfluorid 25 Baer®) wird die Wirksamkeit des Fluorids vermindert. Durch die Polykationen der Antazida bilden sich schwer lösliche Fluoridsalze, die kaum noch resorbiert werden. Der durch Antazida erhöhte Magen-pH-Wert begünstigt die Salzbildung zusätzlich, wodurch die Resorption weiter verschlechtert wird. Dies gilt für alle Antazida, die polyvalente Kationen enthalten, vor allem Aluminium, Magnesium und Calcium.

Handelt es sich bei dem Fluorid-Präparat um eine magensaftresistente Zubereitung, so kann der Überzug der Antazida durch die Erhöhung des Magen-pHs vorzeitig aufgelöst werden und somit ebenfalls die Aufnahme beeinträchtigen.

Natriumfluorophosphat interagiert nicht mit Calcium- und Aluminiumsalzen und ist somit als Alternative zu Natriumfluorid anzusehen. Es kann gleichzeitig mit einem Antazidum verabreicht werden.

Klassifikation: Überwachung bzw. Anpassung nötig.

Empfehlung

Die Apothekerin weist Frau Wagner darauf hin, dass die Einnahme von Antazida und fluoridhaltigen Präparaten mit einem Abstand von mindestens zwei Stunden erfolgen sollte, damit keine Salzbildung entsteht. Das Fluorid-Präparat sollte mit Leitungswasser eingenommen werden, da auch Mineralwässer erhebliche Mengen an Calcium enthalten können, die die Resorption des Fluorids stören. Eine weitere Möglichkeit ist die Gabe eines Protonenpumpen-Hemmers wie Omeprazol, bei dem keine Interaktion mit Fluoriden zu erwarten ist.

2.3.3 Calcium-/Magnesiumcarbonat – Nitrofurantoin

Der Magnesiumanteil im Antazidum (Calcium- und Magnesiumcarbonat, Rennie®) behindert die Resorption von Nitrofurantoin (Nifurantin® 50 mg).

Klassifikation: In der Regel keine Maßnahmen erforderlich.

Empfehlung

Die Apothekerin erklärt Frau Wagner, dass die Einnahme der Arzneimittel zeitlich getrennt erfolgen muss.

Hinweis: Ein Al^{3+}-Anteil in einem Präparat würde keine Interaktion hervorrufen.

2.3.4 Hydrochlorothiazid – Colecalciferol

Vitamin-D-Derivate wie Colecalciferol (Dedrei®), Ergocalciferol oder Calcitriol erhöhen den Calciumspiegel im Blut. Thiazide wie Hydrochlorothiazid (HCT-ratiopharm® 25 mg) vermindern die Calcium-Exkretion, wodurch sich ein erhöhter Calciumspiegel ergeben kann. Es handelt sich um einen additiven Effekt auf den Calciumspiegel. Die Gefahr einer Hypercalciämie wird somit erhöht. Bei lokal angewendeten Vitamin-D_3-Analoga in der Psoriasis-Therapie ist das Risiko einer Hypercalciämie allerdings minimal.

Klassifikation: Überwachung bzw. Anpassung nötig.

Empfehlung

Frau Wagner sollte bei gleichzeitiger Behandlung mit Thiaziden und Vitamin D auf die Anzeichen einer Hypercalciämie achten, die der Arzt kontrollieren sollte. Die Hypercalciämie kann nach mehrmonatiger Einnahme auftreten. Thiazide hemmen die Ca^{2+}-Ausscheidung. Die Calciumkonzentration im Serum ist zu überwachen (Normalwert 2,25–2,75mmol/l). Das Thiazid kann auch durch ein anderes Diuretikum ersetzt werden, da die anderen Diuretika-Gruppen keinen Einfluss auf den Calciumspiegel besitzen. Symptome einer Hypercalciämie sind Übelkeit und Erbrechen, Obstipation, Schwindel, Verwirrtheit, Ataxie, gesteigertes Durstempfinden, Polyurie und Muskelschwäche. Die Hälfte der Patienten hat keinerlei Symptome.

2.4 Analgetika, Antiepileptika, Beta-Rezeptoren-Blocker, Neuroleptika

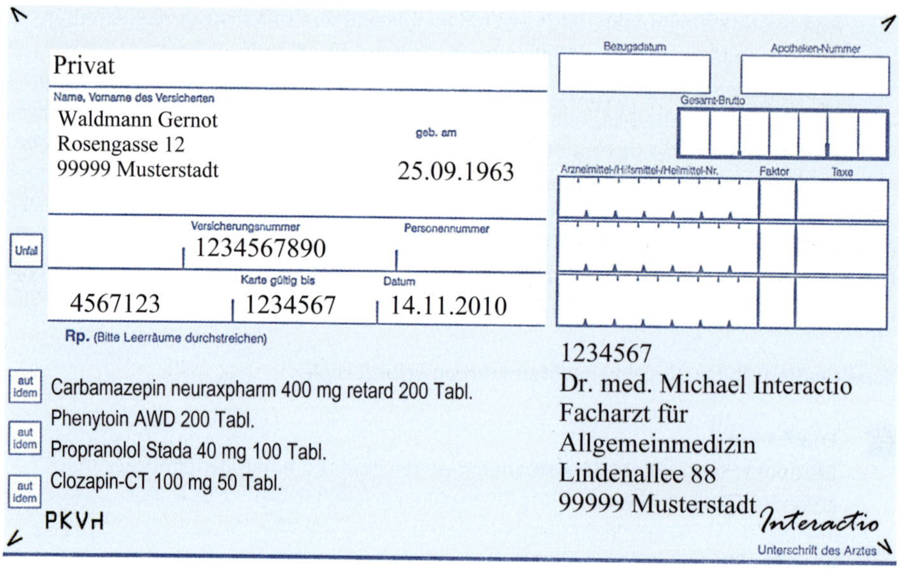

Privat

Name, Vorname des Versicherten

Waldmann Gernot
Rosengasse 12
99999 Musterstadt

geb. am 25.09.1963

Unfall

Versicherungsnummer 1234567890

Personennummer

4567123

Karte gültig bis 1234567

Datum 14.11.2010

Bezugsdatum

Apotheken-Nummer

Gesamt-Brutto

Arzneimittel-/Hilfsmittel-/Heilmittel-Nr. | Faktor | Taxe

Rp. (Bitte Leerräume durchstreichen)

aut idem Carbamazepin neuraxpharm 400 mg retard 200 Tabl.
aut idem Phenytoin AWD 200 Tabl.
Propranolol Stada 40 mg 100 Tabl.
aut idem Clozapin-CT 100 mg 50 Tabl.

PKVH

1234567
Dr. med. Michael Interactio
Facharzt für
Allgemeinmedizin
Lindenallee 88
99999 Musterstadt

Interactio

Unterschrift des Arztes

■ **MEDIKATION**

- Herr Gernot Waldmann legt dem Apotheker ein Privatrezept vor.
- Verordnet ist das Antikonvulsivum Carbamazepin neuraxpharm® 400 mg retard und Phenytoin AWD.
- Zur Blutdrucksenkung ist Propranolol Stada® 40 mg verordnet.
- Herr Waldmann erhält außerdem Clozapin-CT® 100 mg, ein atypisches Neuroleptikum.
- Er nimmt zur Kupierung von gelegentlich auftretenden Migräneattacken Migränin® Phenazon 500 mg Tabletten ein. Gegenüber dem Apotheker klagt er darüber, dass zweimal epileptische Anfälle nach Einnahme des Migränemittels auftraten, obwohl er schon einige Jahre durch die antiepileptische Therapie anfallsfrei war.
- Er erzählt dem Apotheker, dass er sich einer Hyposensibilisierungsmaßnahme gegen Bienengift unterziehen möchte.

2.4.1 Carbamazepin, Phenytoin – Phenazon

Die Wirkung des Pyrazolon-Derivats Phenazon (Migränin® Phenazon 500 mg) wird durch Phenytoin und Carbamazepin vermindert. Die Enzyme CYP1A2, -2B6, -2C 8, -2C 9, -2C 18 und -3A4 (○ Abb. 1.9) sind am Metabolismus beteiligt. Durch eine Enzyminduktion wird die Elimination beschleunigt.

Hinweis: Früher war Phenazon sogar eine wichtige Testsubstanz für die enzyminduzierende oder enzymhemmende Wirkung von zu prüfenden Arzneistoffen.

Klassifikation: Vorsichtshalber überwachen.

Empfehlung
Mit einer verminderten analgetischen Wirkung muss gerechnet werden. Als Alternativen kann der Apotheker Herrn Waldmann andere Analgetika zur Behandlung der Migräne empfehlen z. B. Paracetamol, Acetylsalicylsäure oder Ibuprofen.

2.4.2 Phenazon – Propranolol

Die Phenazon-Elimination (Migränin® Phenazon 500 mg) ist durch Propranolol (Propranolol Stada® 40 mg) verlangsamt. Sowohl die Plasmahalbwertzeit des Analgetikums als auch die Clearance von Phenazon wird reduziert. Propranolol scheint die Aktivität der mikrosomalen Enzyme der Leber, die für die Medikamentenhydroxylierung verantwortlich sind, zu beeinflussen. Das Pyrazolderivat Phenazon (Migränin® Phenazon 500 mg) wird durch CYP1A2, -2B6, -2C 8, -2CD, -2C 18 und -3A4 oxidativ verstoffwechselt.

Klassifikation: In bestimmten Fällen Überwachung bzw. Anpassung nötig.

Empfehlung
Der Apotheker sollte Herrn Waldmann darauf hinweisen, dass er mit einer verminderten und verkürzten Wirkung des Analgetikums rechnen muss. Auf andere Analgetika wie Paracetamol, Acetylsalicylsäure oder Ibuprofen kann versuchsweise gewechselt werden.

2.4.3 Clozapin – Phenazon

Beide Stoffe, Clozapin (Clozapin-CT® 100 mg) und Phenazon (Migränin® Phenazon 500 mg), supprimieren die Knochenmarkfunktion (Granulozytopenie).

Klassifikation: Schwerwiegende Folgen wahrscheinlich – kontraindiziert.

Empfehlung
Der Apotheker informiert Herrn Waldmann darüber, dass Clozapin und Phenazon nicht zusammen genommen werden dürfen. Alle anderen atypischen Neuroleptika und alle Analgetika können verwendet werden mit Ausnahme von Phenylbutazon und Propyphenazon.

2.4.4 Hyposensibilisierung – Propranolol

Mithilfe eines Hyposensibilisierungsverfahrens soll Herr Waldmann von seiner Bienengift-Allergie befreit werden. Beta-Rezeptoren-Blocker wie Propranolol verstärken eine mögliche allergische bzw. anaphylaktische Reaktion, die auch im Rahmen einer Hyposensibilisierung auftreten kann. Die Ursache besteht darin, dass betaadrenerge Substanzen die Ausschüttung des anaphylaktisch wirkenden Mediators Histamin hemmen, jetzt aber dieser Hemmvorgang geblockt ist. Zusätzlich wird die Empfindlichkeit der Atmungsorgane gegenüber diesem Mediator durch Beta-Rezeptoren-Blocker erhöht.

Klassifikation: Kontraindiziert.

Empfehlung

Der Apotheker erklärt Herrn Waldmann, dass er dem Arzt, der die Hyposensibilisierung durchführt, auf die Einnahme des Beta-Rezeptoren-Blockers hinweisen muss. Während laufender Hyposensibilisierungsmaßnahmen dürfen keine Beta-Rezeptoren-Blocker gegeben werden. Andere Antihypertensiva, mit Ausnahme von ACE-Hemmern, können angewendet werden.

2.5 Alkohol, Antihistaminika, Antirheumatika, Kontrazeptiva, Laxanzien

Privat

Name, Vorname des Versicherten
Kraft Carolin
Schlossplatz 2
99999 Musterstadt

geb. am 13.10.1983

Unfall

Versicherungsnummer 1234567890
Personennummer

4567123
Karte gültig bis 1234567
Datum 06.10.2010

Bezugsdatum
Apotheken-Nummer
Gesamt-Brutto
Arzneimittel-/Hilfsmittel-/Heilmittel-Nr.
Faktor
Taxe

Rp. (Bitte Leerräume durchstreichen)

aut idem Ambene parenteral Injektionslsg. 7 x 1 Ampulle

aut idem

aut idem

PKVH

1234567
Dr. med. Michael Interactio
Facharzt für
Allgemeinmedizin
Lindenallee 88
99999 Musterstadt

Interactio

Unterschrift des Arztes

MEDIKATION

- Frau Carolin Kraft legt der PTA ein Privatrezept mit Ambene® parenteral Ampullen vor. Sie erzählt, dass sie die Spritzen eine Woche lang wegen eines akuten Schubs der chronischen Polyarthritis bekommt.
- Auf einem weiteren Rezept hat der Frauenarzt das orale Kontrazeptivum Lovelle® verordnet.
- Frau Kraft möchte eine Packung Dolestan® Tabletten kaufen und bittet außerdem um die Empfehlung eines Abführmittels. Sie weist die PTA darauf hin, dass sie hin und wieder ein wenig Alkohol trinkt.

2.5.1 Ethinylestradiol/Desogestrel – Phenylbutazon

Das Präparat Ambene® parenteral Injektionslösung enthält Phenylbutazon und Lidocain. Bei gleichzeitiger Anwendung von Phenylbutazon und oralen Kontrazeptiva (Lovelle®) ist eine Verminderung der kontrazeptiven Wirkung beobachtet worden. Neben dem verminderten Schutz vor einer Schwangerschaft können Durchbruchblutungen auftreten. Ähnlich wird dies auch sonst bei extrem niedrig dosierten estrogenhaltigen Präparaten beobachtet. Als Wirkungsmechanismus wird eine Enzyminduktion angenommen. Phenylbutazon erhöht wie andere enzyminduzierende Substanzen die Menge und Aktivität mikrosomaler Enzyme in der Leber. Eine Beschleunigung der Hydroxylierung vor allem des Estrogenanteils der hormonalen Kontrazeptiva ist beschrieben, vor allem nach hoher Phenylbutazondosierung (1,2 g pro Tag). Nach dem Absetzen eines Enzyminduktors kann es bis zu einem Monat dauern, bis sich eine Enzyminduktion wieder zurückgebildet hat. Möglicherweise ist die Wirkung des Kontrazeptivums noch über längere Zeit nach Absetzen von Phenylbutazon unsicher.

Hinweis: Andere Enzyminduktoren, die die Sicherheit hormonaler Kontrazeptiva herabsetzen können, sind:

- Ampicillin (Ampicillin-ratiopharm®),
- Barbiturate v. a. Phenobarbital (Phenobarbital neuraxpharm®),
- Phenytoin (Phenhydan®, Phenytoin AWD®, Zentropil®),
- Rifampicin (Rifa®, Eremfat®).

Zwei Maßnahmen sind möglich: Phenylbutazon kann durch ein Antirheumatikum ohne enzyminduzierende Eigenschaften ersetzt werden, z. B. durch ein Arylessigsäure-Derivat (Voltaren®, Diclac®), oder durch ein Arylpropionsäure-Derivat z. B. Naproxen (Proxen® S).

Klassifikation: Schwerwiegende Folgen wahrscheinlich – kontraindiziert.

Empfehlung

Die PTA weist Frau Kraft auf die Möglichkeit einer verminderten Wirksamkeit oraler Kontrazeptiva bei gleichzeitiger Anwendung des phenylbutazonhaltigen Präparats hin. Phenylbutazon könnte vom behandelnden Arzt durch ein anderes Antirheumatikum ersetzt werden.

2.5.2 Ethinylestradiol/Desogestrel – Diphenhydramin

Diphenhydramin (Dolestan®) geht keine Wechselwirkung mit hormonalen Kontrazeptiva ein. Eine Wechselwirkung hätte prinzipiell erwartet werden können, da Diphenhydramin zu den – wenn auch schwachen – Enzyminduktoren gehört. Es kann z. B. seine eigene sedierende Wirkung durch Enzyminduktion bei Langzeitgebrauch herabsetzen, ebenso wie die Wirkung von Antikoagulanzien, Glucocorticoiden, Phenobarbital, Phenytoin und anderen Arzneistoffen.

Klassifikation: In der Regel keine Maßnahmen erforderlich.

Empfehlung

Diphenhydramin kann zusammen mit Kontrazeptiva eingenommen werden.

2.5.3 Ethinylestradiol/Desogestrel – Laxans

Laxanzien können allgemein die Resorption und damit die Wirkung von gleichzeitig gegebenen Arzneistoffen vermindern. Dies ist besonders bei niedrig dosierten Kontrazeptiva zu beachten (Lovelle® enthält 20 µg, Marvelon® Tabletten 30 µg Ethinylestradiol). Es ist allgemein bekannt, dass Resorptionsstörungen, Diarrhöen und Erbrechen zum Verlust des Konzeptionsschutzes führen können.

Klassifikation: Schwerwiegende Folgen wahrscheinlich – kontraindiziert.

Empfehlung

Die PTA erklärt Frau Kraft, dass die Einnahme von Laxanzien zur Unwirksamkeit von oral angewendeten, hormonalen Kontrazeptiva führen kann. Ein Präparat, für das die Interaktion mit Sicherheit nicht zutrifft, kann nicht angegeben werden. Die Interaktion trifft besonders stark für Kontrazeptiva mit einem sehr niedrigen Estrogenanteil zu.

2.5.4 Alkohol – Diphenhydramin

Diphenhydramin (Dolestan®) gehört zu den H_1-Anthistaminika der ersten Generation. Diese überwinden die Bluthirnschranke und vermitteln über die Histaminrezeptoren einen sedativen Effekt. Dieser wird auch in freiverkäuflichen Schlafmitteln genutzt, die Diphenhydramin (oder Doxylamin) enthalten. Der zentraldämpfende Effekt von Alkohol ist bekannt.

Klassifikation: Überwachung bzw. Anpassung nötig.

Empfehlung

Frau Kraft sollte darüber informiert werden, dass eine Sedierung (Nebenwirkung) durch Alkohol verstärkt wird. Dies gilt natürlich nur in einem geringeren Ausmaß für nicht sedierend wirkende Antihistaminika der zweiten Generation wie Cetirizin (Zyrtec®, Cetirizin Stada®), Levocetirizin (Xusal®), Azelastin (Allergodil®), Fexofenadin (Telfast®), Levocabastin (Livocab®), Loratadin (Lorano®), Desloratadin (Aerius®) und Mizolastin (Mizollen®).

2.6 Eisensalze, Impfstoffe, Schilddrüsenhormone, Tetracycline, Vitamine

Privat

Name, Vorname des Versicherten
Maurer Elisabeth
Uhlandstraße 45
99999 Musterstadt

geb. am 30.11.1966

Unfall | Versicherungsnummer 1234567890 | Personennummer

4567123 | Karte gültig bis 1234567 | Datum 11.11.2010

Bezugsdatum | Apotheken-Nummer | Gesamt-Brutto | Arzneimittel-/Hilfsmittel-/Heilmittel-Nr. | Faktor | Taxe

Rp. (Bitte Leerräume durchstreichen)

aut idem Eisen Sandoz 20 Brausetabl.
L-Thyroxin beta 100 µg 100 Tabl.
aut idem Doxycyclin-ratiopharm 100 mg 10 Weichkaps.
aut idem Typhoral L Impfstoff-Kaps. 1 OP
PKVH

1234567
Dr. med. Michael Interactio
Facharzt für
Allgemeinmedizin
Lindenallee 88
99999 Musterstadt

Interactio
Unterschrift des Arztes

MEDIKATION

- Frau Elisabeth Maurer legt der Apothekerin ein Privatrezept vor.
- Verschrieben sind Eisen Sandoz® Brausetabletten und zur Behandlung einer Schilddrüsenunterfunktion L-Thyroxin beta® 100 µg.
- Die Kundin wird mit Doxycyclin-ratiopharm® 100 mg wegen Yersinien behandelt.
- Da für die geplante Urlaubsreise eine Typhusimpfung erforderlich ist, sind Typhoral L® Impfstoff-Kapseln verordnet.
- Frau Maurer wünscht von der Apothekerin zusätzlich eine Packung Vitamin-C-Brausetabletten, die ihr vom Hausarzt empfohlen wurden.

2.6.1 Doxycyclin – Eisensalz

Eisen Sandoz® Brausetabletten enthalten Eisen(II)-gluconat. Das Tetracyclin Doxycyclin geht mit mehrwertigen Ionen im Darm schwer lösliche Verbindungen (Chelat-Komplexe) ein. Dadurch wird wechselseitig die Resorption vermindert. Die Tetracyclin- und Eisenspiegel im Serum sind erniedrigt, wodurch der Therapieerfolg infrage gestellt sein kann. Diskutiert wird auch, dass Tetracycline in Gegenwart von Eisenionen verstärkt an Proteinbruchstücke im Darm gebunden werden und dass dadurch die Resorption des Tetracyclins vermindert ist. Eine ähnliche Wechselwirkung kann mit Ca^{2+}, Bi^{3+} und Al^{3+} (z. B. in Antazida und Ulkusmitteln enthalten) auftreten. Eisensalze und Tetracycline sollten nicht gleichzeitig eingenommen werden. Falls eine Eisentherapie unumgänglich ist, kann sie mit einem intravenös anzuwendenden Präparat fortgeführt werden oder beide Präparate können in zeitlichem Abstand eingenommen werden (Tetracyclin drei Stunden nach oder zwei Stunden vor der Eisenanwendung). Im Gegensatz zu den anderen Tetracyclinen führt bei Doxycyclin eine zeitliche Verschiebung der Einnahme nicht zur Vermeidung der Wechselwirkung. Doxcyclin (Ausnahme!) unterliegt einem enterohepatischen Kreislauf, sodass nach Ausscheidung in den Darm seine Reabsorption durch Eisenionen verhindert wird. Daher ist es auch verständlich, dass die Wechselwirkung zwischen Eisensalzen und Tetracyclinen durch eine intravenöse Verabreichung von Doxycyclin nicht vermieden wird. Bekannt ist ferner, dass die Doxycyclin-Plasmaspiegel auch dann noch vermindert sind, wenn zwischen der Einnahme beider Präparate elf Stunden liegen. Daraus kann indirekt geschlossen werden, dass die Tetracyclin-Ausscheidung über den Darm beschleunigt ist.

Klassifikation: Überwachung bzw. Anpassung nötig.

Empfehlung
Die Apothekerin hält mit dem Arzt der Kundin Maurer Rücksprache. Das Eisenpräparat sollte, bei einer Priorität der Infektionsbehandlung mit Doxycyclin, abgesetzt werden.

2.6.2 Eisensalz – Levothyroxin

Levothyroxin (L-Thyroxin beta® 100 µg) ist ein Schilddrüsenhormon, das bei Hypothyreose meist lebenslang substituiert wird. Der Körper ist nicht imstande, zwischen endogenem Thyroxin und synthetischem, exogen zugeführtem Levothyroxin zu unterscheiden. Es wird besonders in Leber und Niere partiell zu Liothyronin umgewandelt und entfaltet nach Übertritt in die Körperzellen die typischen Schilddrüsenhormonwirkungen. Hierzu gehören eine Steigerung des Energieumsatzes, des Sauerstoffverbrauchs und der Wärmebildung im Körper. Zusätzlich werden Lipolyse sowie Glykogenolyse und Glykoneogenese gesteigert.

In Kombination mit Eisen kann eine verminderte Wirkung der Schilddrüsenhormone auftreten. Diese äußert sich in einer nicht ausreichenden Beseitigung einer Hypothyreose mit Symptomen wie Müdigkeit, Gewichtszunahme, Kälteintoleranz sowie Anstieg des TSH (Thyreotropin bzw. Thyreoidea-stimulierendes Hormon). Als möglicher Mechanismus wird die Bildung schwer absorbierbarer Komplexe von Levothyroxin mit Eisen angesehen. Die Wechselwirkung ist auch mit anderen polyvalenten Kationen wie Magnesium-, Calcium- und Aluminiumionen beschrieben. Für Antazida gilt ein Einnahmeabstand von mehr als zwei Stunden. Verzehrt Frau Maurer regelmäßig Milchprodukte zum Frühstück, so ist es zwar theoretisch nötig, das Schilddrüsenhormon aufgrund der enthaltenen Calciumionen bereits zwei Stunden vorher einzunehmen, dieses wird in der Praxis jedoch eher nicht geschehen. Vielmehr wird die mögliche Resorptionsverminderung bei der Einstellung berücksichtigt und entsprechend ausgeglichen.

Klassifikation: Überwachung bzw. Anpassung nötig.

Empfehlung
Die Apothekerin informiert Frau Maurer, dass sie Levothyroxin morgens eine halbe Stunde vor dem Frühstück auf nüchternen Magen mit einem Glas Wasser einnehmen soll. Das Eisenpräparat sollte mit einem Abstand von mindestens einer Stunde zum Mittag- oder Abendessen eingenommen werden. Der TSH-Serumspiegel sollte bei Hypothyreose generell regelmäßig überprüft werden.

2.6.3 Ascorbinsäure – Eisensalz

Bei Kombination von eisenhaltigen Präparaten (Eisen Sandoz®) mit Vitamin C (Ascorbinsäure) wird die therapeutische Wirkung von Eisensalzen erhöht. Dies ist dadurch zu erklären, dass Vitamin C gegenüber Fe^{3+} reduzierend wirkt und das gebildete Fe^{2+} besser resorbiert werden kann, was durch zahlreiche Studien belegt ist. Hinzu kommt, dass bei dem durch Vitamin C erniedrigten pH-Wert die Löslichkeit und damit die Resorbierbarkeit des Eisens verbessert sind. Viele Eisen-Präparate enthalten zur Resorptionsverbesserung Vitamin C (Eryfer®). Im Fall von Eisen und Vitamin C wird verständlich, dass der Begriff Interaktion oft zu Unrecht in die Nähe von Begriffen wie „unerwünscht" und „Nebenwirkung" gerückt wird.

Klassifikation: Positiv zu bewertende, nützliche Interaktion.

Empfehlung
Die Apothekerin erklärt Frau Maurer, dass die Eisenresorption durch Vitamin C verbessert wird.

2.6.4 Doxycyclin – Typhus-Lebend-Impfstoff

Impfungen mit Lebend-Impfstoffen z. B. gegen Typhus (Typhoral L®) werden durch die gleichzeitige Gabe von Doxycyclin (Doxycyclin-ratiopharm®) und anderen Antibiotika unwirksam, da die Impfkeime abgetötet werden. Lebend-Impfstoffe werden gegen Gelbfieber, Masern, Mumps, Röteln, Varizella, Rotavirus und Typhus angeboten.

Klassifikation: Überwachung bzw. Anpassung nötig.

Empfehlung
Die Apothekerin informiert Frau Maurer darüber, dass die Impfung erst vorgenommen werden kann, wenn die Behandlung der Infektion und damit die Notwendigkeit der Antibiotikagabe abgeschlossen ist.

2

2.7 Alkohol, Antihypertensiva, Folsäure-Antagonisten, Sympathomimetika, Vitamine

Krankenkasse bzw. Kostenträger
AOK Musterstadt

Name, Vorname des Versicherten
Schreiber Helmut
Lindenallee 102
99999 Musterstadt
geb. am 23.09.1948

Kassen-Nr.	Versicherten-Nr.	Status
9876543	1234567890	1000 1
Betriebsstätten-Nr.	**Arzt-Nr.**	**Datum**
4567123	1234567	10.01.2011

Gebühr frei · geb.-pfl. (X) · noctu · Sonstige · Unfall · Arbeitsunfall

BVG · Hilfsmittel 6 · Impfstoff 7 · Spr.-St. Bedarf 8 · Begr.-Pflicht 9 · Apotheken-Nummer / IK

Zuzahlung · Gesamt-Brutto

Arzneimittel-/Hilfsmittel-Nr. · Faktor · Taxe
1. Verordnung
2. Verordnung
3. Verordnung

Rp. (Bitte Leerräume durchstreichen)

aut idem (X) Briserin N 60 Tabl.

aut idem (X) Methotrexat Hexal 7,5 mg 30 Tabl.

aut idem (X)

Vertragsarztstempel
1234567
Dr. med. Michael Interactio
Facharzt für Allgemeinmedizin
Lindenallee 88
99999 Musterstadt
Tel: 0100/10020

Unterschrift des Arztes *Interactio*
Muster 16 (7.2008)

6 6 6 d
Bei Arbeitsunfall auszufüllen!
Abgabedatum in der Apotheke

Unfalltag · Unfallbetrieb oder Arbeitgebernummer

■ **MEDIKATION**

- Der Stammkunde Helmut Schreiber legt der PTA ein Kassenrezept von seinem Hausarzt vor. Er leidet seit einigen Jahren an Bluthochdruck.
- Sein Blutdruck ist mit dem Kombinationspräparat Briserin® N gut eingestellt. Es enthält 0,1 mg Reserpin und 5 mg Clopamid.
- Er bekommt Methotrexat Hexal® 7,5 mg zur Behandlung einer rheumatoiden Arthritis verordnet.
- Herr Schreiber verlangt wegen einer Erkältung mit leichtem Husten von der PTA Wick MediNait® Erkältungssaft und gegen seine Probleme mit der Nachtblindheit möchte er Augenkraft Vitamin-A-Kapseln einnehmen.

2.7.1 Ephedrin – Clopamid/Reserpin

Eine direkte pharmakokinetische Wechselwirkung zwischen den Einzelbestandteilen dieser Präparate ist nicht beschrieben. Dennoch ist die kombinierte Anwendung nicht unproblematisch. Ephedrin (Kombinationspräparat Wick MediNait®) ist ein direkt und indirekt wirkendes Sympathomimetikum. Es erhöht des Sympathikustonus durch Freisetzung von z. B. Noradrenalin aus Speichern der Nervenendigung und hemmt die Wiederaufnahme von Noradrenalin durch die Axonmembran in diese Speicher. In geringen Dosen führt es zu Herzklopfen, Tachykardie und Extrasystolen, ferner wurde ein Anstieg des systolischen und manchmal auch des diastolischen Blutdrucks beobachtet. Letztere Wirkung wurde früher in einer Dosierung von 25 bis 50 mg zur Behandlung einer Hypotonie therapeutisch genutzt. Die vom Hersteller empfohlene Dosierung für Wick MediNait® Erkältungssaft beträgt auf Ephedrin bezogen 6,17 mg. Ephedrin ist bei Hochdruckkranken kontraindiziert. Es muss allgemein mit einer gegenseitigen Abschwächung des blutdrucksteigernden Effekts des Ephedrins und der therapeutischen Wirkung von Blutdrucksenkern gerechnet werden (pharmakodynamische Interaktion). Aus der zugrunde gelegten Standardliteratur kann allerdings eine direkte pharmakokinetische Wechselwirkung zwischen Ephedrin und den Inhaltsstoffen von Briserin N® in Kombination nicht abgeleitet werden. Dass eine gewisse Wechselwirkung zwischen Ephedrin und Reserpin unabhängig vom Einfluss auf den Blutdruck möglich ist, kann daran abgelesen werden, dass Ephedrin bei einigen Patienten Nebenwirkungen des Reserpins beseitigen kann, die zum Teil durch eine Verminderung des adrenergen Tonus in der Peripherie hervorgerufen sind: verstopfte Nase, Schläfrigkeit.

Klassifikation: Vorsichtshalber überwachen.

Empfehlung
Die PTA weist Herrn Schreiber darauf hin, dass er wegen seines erhöhten Blutdrucks kein ephedrinhaltiges Präparat einnehmen sollte. Wick MediNait® Erkältungssaft sollte wegen einer nachgewiesenen Wechselwirkung nicht mit Reserpin kombiniert werden. Die PTA empfiehlt dem Kunden anstelle von Wick MediNait® ein anderes Medikament gegen Erkältung.

2.7.2 Alkohol – Reserpin

Reserpin wirkt sedativ. Eine Beeinträchtigung der Verkehrstauglichkeit ist möglich. Es ist nachgewiesen, dass die sedative Wirkung des Reserpins durch Alkohol verstärkt wird. Hinzu kommt, dass Alkohol den antihypertensiven Effekt des Reserpins verstärkt.

Klassifikation: Überwachung bzw. Anpassung nötig.

Empfehlung
Die PTA weist Herrn Schreiber darauf hin, dass reserpinhaltige Präparate nicht zusammen mit Alkohol eingenommen werden dürfen.

2.7.3 Alkohol – Retinol

Chronischer Alkoholkonsum beschleunigt den Abbau von Retinol (und Retinsäure) über eine Aktivierung von CYP2E1. Die Verarmung von Retinol und Retinsäure stellt die Vitamin-A-Substitution infrage und fördert die Hyperproliferation und Kanzerogenese von Geweben, ferner entstehen apoptotisch wirksame Intermediärprodukte. Die Interaktion ist relativ, wenn es sich um geringe Mengen Alkohol handelt, z. B. in Medikamenten).

Klassifikation: Schwerwiegende Folgen wahrscheinlich – kontraindiziert.

Empfehlung
Herr Schreiber muss beachten, dass er keinen Alkohol zu sich nehmen darf. Die PTA empfiehlt dem Kunden anstelle des alkoholhaltigen Wick-MediNait®-Safts ein anderes Medikament gegen Erkältung. Eine Möglichkeit ist auch, beide Arzneimittel zeitversetzt zu nehmen.

2

2.7.4 Alkohol – Methotrexat

Methotrexat (Methotrexat Hexal® 10 mg) wird bei schweren Formen der rheumatoiden Arthritis eingesetzt und wirkt über eine Hemmung der Dihydrofolat-Reduktase. Methotrexat und Alkohol stimulieren die hepatische Fibrogenese über eine Aktivierung der hepatischen Sternzellen. Aus einer „stillen Fibrose" kann in wenigen Jahren eine Leberzirrhose entstehen.

Klassifikation: Überwachung bzw. Anpassung nötig.

Empfehlung

Herr Schreiber ist anzuhalten, keinen Alkohol zu konsumieren.

2.8 Alkohol, Antazida, Antiepileptika, Tetracycline

Gebühr frei | Geb.-pfl. [X] | noctu | Sonstige | Unfall | Arbeitsunfall

Krankenkasse bzw. Kostenträger
AOK Musterstadt

Name, Vorname des Versicherten
Burger Martin
Turmgasse 20
99999 Musterstadt
geb. am 06.12.1962

Kassen-Nr.	Versicherten-Nr.	Status
9876543	1234567890	1000 1

Betriebsstätten-Nr.	Arzt-Nr.	Datum
4567123	1234567	15.11.2010

BVG | Hilfsmittel | Impfstoff | Spr.-St. Bedarf | Begr.-Pflicht | Apotheken-Nummer / IK
6 | 7 | 8 | 9

Zuzahlung | Gesamt-Brutto

Arzneimittel-/Hilfsmittel-Nr. | Faktor | Taxe
1. Verordnung
2. Verordnung
3. Verordnung

Rp. (Bitte Leerräume durchstreichen)

aut idem [X] Phenhydan 200 Tabl.

aut idem [X] Doxycyclin-ratiopharm 100 mg 10 Kaps.

aut idem [X]

Vertragsarztstempel
1234567
Dr. med. Michael Interactio
Facharzt für Allgemeinmedizin
Lindenallee 88
99999 Musterstadt
Tel: 0100/10020

6664

Abgabedatum in der Apotheke

Unterschrift des Arztes *Interactio*
Muster 16 (7.2008)

Bei Arbeitsunfall auszufüllen!

Unfalltag	Unfallbetrieb oder Arbeitgebernummer

MEDIKATION

- Herr Martin Burger übergibt der PTA ein Kassenrezept.
- Er ist Epileptiker und seit einem dreiviertel Jahr aufgrund der Behandlung mit Phenhydan® Tabletten anfallsfrei.
- Wegen einer Infektion hat der Hausarzt dem Kunden zusätzlich das Breitbandantibiotikum Doxycyclin-ratiopharm® 100 mg verschrieben.
- Herr Burger verlangt von der PTA außerdem eine Packung Talcid® Kautabletten gegen Sodbrennen.

2.8.1 Doxycyclin – Phenytoin

Phenytoin (Phenhydan® 100 mg) kann bei gleichzeitiger Anwendung von Doxycyclin dessen therapeutische Wirksamkeit verringern oder sogar die Therapie mit dem Antibiotikum ganz infrage stellen. Die Blutspiegel des Doxycyclins und die Halbwertzeit sind um etwa 50 % verringert. Der Mechanismus der Wechselwirkung ist in einer beschleunigten Metabolisierung aufgrund einer Enzyminduktion zu sehen. Es gilt nach den bisherigen Untersuchungen als nicht unwahrscheinlich, dass eine entsprechende Wechselwirkung bei Kombination mit anderen Tetracyclinen ebenfalls auftritt. Umgekehrt führt Doxycyclin zu einer Wirkungsverlängerung des Phenytoins. Der Mechanismus ist in einer Enzyminhibition zu sehen. Phenytoin wird in der Leber durch mikrosomale Enzyme hauptsächlich parahydroxyliert, wobei ein unwirksamer Metabolit entsteht. Eine Verringerung dieses wichtigsten Metabolismusweges führt zu einer Verarmung an unwirksamen Metaboliten und zu einer erhöhten Konzentration an wirksamer Ausgangssubstanz. In diesem Zusammenhang muss bedacht werden, dass die therapeutische Breite des Phenytoins gering ist (therapeutische Blutspiegelkonzentration unter 10 µg/ml; Nystagmus ab 20 µg/ml, Ataxie ab 30 µg/ml und Lethargie ab etwa 40 µg/ml) und somit leicht Intoxikationen hervorgerufen werden können.

Klassifikation: Überwachung bzw. Anpassung nötig.

Empfehlung
Die PTA weist den Arzt und Herrn Burger darauf hin, dass bei gleichzeitiger Anwendung von Phenytoin und Doxycyclin die Serumspiegel des Doxycyclins überprüft werden müssen. Die Dosis sollte gegebenenfalls erhöht werden, um bakteriostatische Konzentrationen sicherzustellen. Die Dosis des Phenytoins muss anhand von Blutspiegelmessungen reduziert werden, um Intoxikationen zu vermeiden. Da Phenytoin nach 0. Ordnung eliminiert wird, also keine lineare Pharmakokinetik besteht, ist eine Dosisanpassung sehr schwierig.

2.8.2 Alkohol – Phenytoin

Bei Überlegungen zu Wechselwirkungen muss auch an Interaktionen mit Alkohol gedacht werden, vor allem, wenn zentral wirksame Arzneistoffe wie Phenytoin (Phenhydan® 100 mg) angewendet werden. Alkohol verkürzt die Halbwertzeit und vermindert die Wirkung von Phenytoin. Der Mechanismus liegt in der enzyminduzierenden Wirkung von chronisch eingenommenem Alkohol. Gelegentlicher Konsum führt nicht zu diesem Effekt. Es gibt nur wenige Untersuchungen zu dieser Interaktion.

Klassifikation: Überwachung bzw. Anpassung nötig.

Empfehlung
Herr Burger sollte wissen, dass er auf die Einnahme von Alkohol weitgehend, wenn nicht vollkommen verzichten sollte. Falls dies nicht eingehalten wird, muss zur Vermeidung von epileptischen Anfällen die Dosis des Phenytoins (möglichst entsprechend den Serumspiegeln) erhöht werden. Umgekehrt muss damit gerechnet werden, dass nach plötzlichem Beenden einer chronischen Alkoholzufuhr die Phenytoinserumspiegel ansteigen.

2.8.3 Doxycyclin, Phenytoin – Hydrotalcit

Antazida wie Hydrotalcit (Talcid®) können die Wirkung von Phenytoin (Phenhydan®) und Doxycyclin (Doxycyclin-ratiopharm® 100 mg) verringern. Die Ursache liegt in einer Resorptionsverminderung. Der Mechanismus ist bei den Tetracyclinen in einer Komplexbildung mit mehrwertigen Ionen (z. B. Ca^{2+}, Mg^{2+}, Al^{3+}) zu sehen, die in praktisch allen Antazida enthalten sind. Der Mechanismus bei Phenytoin ist nicht bekannt.

Klassifikation: Doxycyclin: Überwachung bzw. Anpassung nötig. Phenytoin: Vorsichtshalber überwachen.

Empfehlung

Die PTA erklärt Herrn Burger, dass ein Antazidum nicht gleichzeitig mit Phenytoin (Interaktionsgefahr wahrscheinlich) oder Doxycyclin (auf keinen Fall kombinieren, zeitlicher Abstand von mindestens zwei Stunden) eingenommen werden soll.

2.9 Analgetika, Bronchospasmolytika, Schilddrüsenhormone, Tranquilizer

Gebühr frei | Geb.-pfl. (X) | noctu | Sonstige | Unfall | Arbeitsunfall

Krankenkasse bzw. Kostenträger
AOK Musterstadt

Name, Vorname des Versicherten
Rosenberg Regina
Ludwig-Erhard-Weg 64
99999 Musterstadt
geb. am 18.05.1974

Kassen-Nr.	Versicherten-Nr.	Status
9876543	1234567890	3000 1

Betriebsstätten-Nr.	Arzt-Nr.	Datum
4567123	1234567	14.10.2010

BVG | Hilfsmittel | Impfstoff | Spr.-St. Bedarf | Begr.-Pflicht | Apotheken-Nummer / IK
6 7 8 9

Zuzahlung | Gesamt-Brutto

Arzneimittel-/Hilfsmittel-Nr. | Faktor | Taxe
1. Verordnung
2. Verordnung
3. Verordnung

Rp. (Bitte Leerräume durchstreichen)

- Berotec N 100 µg Dosieraerosol 3 x 10 ml
- L-Thyroxin beta 50 µg 50 Tabl.
- Diazepam Stada 10 mg 50 Tabl.

Vertragsarztstempel
1234567
Dr. med. Michael Interactio
Facharzt für Allgemeinmedizin
Lindenallee 88
99999 Musterstadt
Tel: 0100/10020

6664

Abgabedatum in der Apotheke

Unterschrift des Arztes
Interactio
Muster 16 (7.2008)

Bei Arbeitsunfall auszufüllen!
Unfalltag | Unfallbetrieb oder Arbeitgebernummer

MEDIKATION

- Frau Regina Rosenberg besucht ihre Stammapotheke mit einem Kassenrezept.
- Zur Beseitigung einer anfallsartigen Atemnot bei chronischem Asthma bronchiale verschreibt der Arzt Berotec® N 100 µg Dosieraerosol.
- Sie erhält L-Thyroxin beta® 50 µg zur Substitution bei verminderter Schilddrüsenfunktion.
- Die Angstzustände werden mit Diazepam Stada® 10 mg behandelt.
- Frau Rosenberg möchte eine Packung ASS 500 Tabletten mitnehmen. Sie erzählt dem Apotheker, dass sie die Tabletten gelegentlich gegen Kopfschmerzen einnimmt.

2.9.1 Fenoterol – Levothyroxin

Fenoterol (Berotec® N 100 µg Dosieraerosol) leitet sich chemisch und pharmakologisch von Adrenalin und Noradrenalin ab, besitzt aber aufgrund der verlängerten Seitenkette am Aminostickstoff eine hohe Affinität zu Beta-Rezeptoren und hat deshalb hauptsächlich betasympathomimetische Eigenschaften. Es wirkt erschlaffend auf die glatte Muskulatur der Bronchien und führt damit zur Bronchienerweiterung (Beta-2-Wirkung). Dies nutzt der Asthmatiker zur Verbesserung beim Atmen.

Beim Vorliegen einer Hyperthyreose und durch hohe periphere Konzentration an exogen zugeführtem Schilddrüsenhormon (Levothyroxin, L-Thyroxin beta® 50 µg) kann die Wirkung von Sympathomimetika (endogenen und exogenen) verstärkt sein, weil die sympathischen Rezeptoren empfindlicher werden. Bei einer Thyreotoxikose (Hyperthyreose, erhöhte Aktivität der Schilddrüse) ist die systemische Anwendung von Beta-Sympathomimetika, auch wenn sie wie Fenoterol nur eine schwache Beta-1-Wirkung besitzen, kontraindiziert. Die Gefahr ist jedoch bei Applikation als Spray, das bei richtiger Anwendung nur eine lokale Wirkung im Bronchialbereich besitzt, geringer. Bei gleichzeitiger Gabe von Fenoterol und optimal dosierten (nicht überdosierten) Schilddrüsenhormonen ist nicht mit einer Wechselwirkung zu rechnen. Dennoch ist Herzjagen als Nebenwirkung für Fenoterol (keine kombinierte Anwendung) beschrieben.

Klassifikation: Überwachung bzw. Anpassung nötig.

Empfehlung

Eine Empfehlung an Frau Rosenberg ist nicht erforderlich. Bei Verwendung von Fenoterol besteht zwar theoretisch die Gefahr einer Interaktion. Diese ist aber bei gleichzeitiger Anwendung von Schilddrüsenhormonen in der Standardliteratur nicht beschrieben.

2.9.2 Acetylsalicylsäure – Levothyroxin

Bei gleichzeitiger Einnahme von Acetylsalicylsäure (ASS 500 Hexal) und Levothyroxin (L-Thyroxin beta® 50 µg) erniedrigt Acetylsalicylsäure die Werte von T_4, T_3 und TSH, was klinisch nicht maßgeblich ist. Sie verdrängt T_4 aus der Plasmaproteinbindung, sodass der fT_4-Anteil erhöht ist, was mit einer Zunahme der Schilddrüsenhormonwirkung in der Summe verbunden ist. Gleichzeitig erhöht T_4 die Wirkung von Acetylsalicylsäure.

Klassifikation: Überwachung bzw. Anpassung nötig.

Empfehlung

Der Apotheker berät Frau Rosenberg über den Einnahmenabstand der beiden Medikamente. Um eine mögliche Wechselwirkung zu vermeiden, sollte der Einnahmenabstand mehr als fünf Stunden betragen oder auf die Kombination ganz verzichtet werden.

2.9.3 Diazepam – Levothyroxin

Es kann nicht ausgeschlossen werden, dass Diazepam (Diazepam Stada® 10 mg) sowohl die Wirkung von Levothyroxin (L-Thyroxin beta® 50 µg) und genauso von Liothyronin (T_3) verstärkt. Diazepam verdrängt die beiden Schilddrüsenhormone aus ihrer Bindung an Plasmaproteine. Dadurch wird deren freier (nicht gebundener) Anteil erhöht, von dem bekannt ist, dass er allein pharmakodynamisch wirksam ist (○ Abb. 1.8). Der Bedarf an Liothyronin bei der Substitutionstherapie mit Schilddrüsenhormon kann durch gleichzeitige Einnahme von Diazepam vorübergehend vermindert sein.

Klassifikation: Überwachung bzw. Anpassung nötig.

Empfehlung

Die Interaktion kann nur in der Arztpraxis (Labordiagnostik) anhand der Schilddrüsenhormonspiegel beurteilt werden. Hierbei ist es wichtig, fT_4 bzw. fT_3 zu bestimmen, da nur deren Werte klinisch relevant sind und nicht die Gesamtmengen einschließlich der an Proteine gebundenen Schilddrüsenhormone. Obwohl die klinische Bedeutung dieser Wechselwirkung nicht absolut gesichert ist, sollte diese Kombination nur mit Vorsicht angewendet werden. Es kann damit gerechnet werden, dass die Schilddrüsenhormon-Dosis vermindert werden muss.

2.10 Diuretika, herzwirksame Glykoside, Laxanzien, Süßholzwurzel

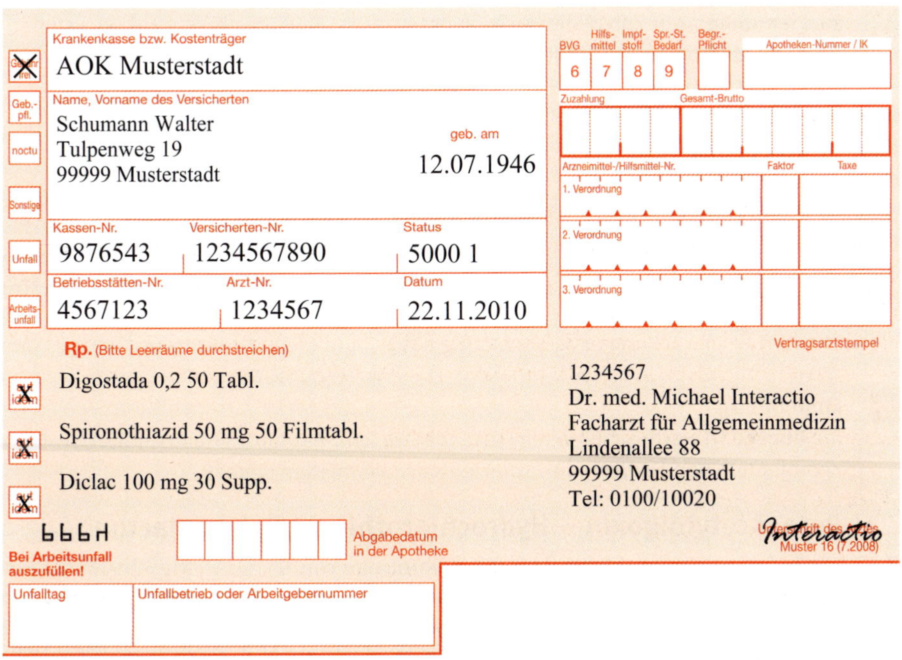
Krankenkasse bzw. Kostenträger
AOK Musterstadt
Name, Vorname des Versicherten
Schumann Walter
Tulpenweg 19
99999 Musterstadt
geb. am 12.07.1946
Geb.-pfl.
noctu
Sonstige
Unfall
Arbeitsunfall
Kassen-Nr. 9876543 | Versicherten-Nr. 1234567890 | Status 5000 1
Betriebsstätten-Nr. 4567123 | Arzt-Nr. 1234567 | Datum 22.11.2010
BVG | Hilfsmittel | Impfstoff | Spr.-St. Bedarf | Begr.-Pflicht | Apotheken-Nummer / IK
6 | 7 | 8 | 9
Zuzahlung | Gesamt-Brutto
Arzneimittel-/Hilfsmittel-Nr. | Faktor | Taxe
1. Verordnung
2. Verordnung
3. Verordnung
Rp. (Bitte Leerräume durchstreichen)
Digostada 0,2 50 Tabl.
Spironothiazid 50 mg 50 Filmtabl.
Diclac 100 mg 30 Supp.
Vertragsarztstempel
1234567
Dr. med. Michael Interactio
Facharzt für Allgemeinmedizin
Lindenallee 88
99999 Musterstadt
Tel: 0100/10020
Interactio
Unterschrift des Arztes
Muster 16 (7.2008)
Abgabedatum in der Apotheke
Bei Arbeitsunfall auszufüllen!
Unfalltag | Unfallbetrieb oder Arbeitgebernummer

MEDIKATION

- Herr Walter Schumann leidet an einer Herzinsuffizienz und an überhöhtem Blutdruck. Er kommt direkt aus der Arztpraxis und legt der PTA ein Kassenrezept vor.
- Verordnet sind Digostada® 0,2 und Spironothiazid® Tabletten 50 mg (Hydrochlorothiazid und Spironolacton).
- Außerdem sind zur symptomatischen Behandlung einer akuten rheumatischen Erkrankung Diclac® 100 mg Suppositorien verschrieben.
- Herr Schumann kauft eine Packung Dulcolax® Dragees, weil er gelegentlich an einer Obstipation leidet. Er erzählt der PTA, dass er gerne Lakritze nascht.

2.10.1 Bisacodyl – Hydrochlorothiazid

Sehr häufig sind verstärkte K^+-Verluste für Laxanzienmissbrauch (Bisacodyl, Dulcolax®) beschrieben. Inzwischen gibt es aber ausreichend Literatur, die die Bedeutung einer Hypokaliämie aufgrund der Laxanzieneinnahme relativiert. Die Hypokaliämie wird durch eine gleichzeitige Dauertherapie mit kaliuretischen Diuretika wie Schleifendiuretika und Thiaziden erhöht.

Charakteristika einer Hypokaliämie: $K^+ < 3{,}6$ mval/l, Muskelschwäche, Hyporeflexie, Somnolenz und spezifische EKG-Veränderungen.

Klassifikation: Vorsichtshalber überwachen.

Empfehlung
Die PTA verweist Herrn Schuhmann auf den Beipackzettel. Antiresorptiv wirkende Laxanzien sollten nur kurzfristig angewendet werden. Eine Umstellung auf Quellstoffe (Leinsamen, Flohsamen) sollte dem Kunden empfohlen werden.

2.10.2 Bisacodyl – Lakritze

Extrakte der Süßholzwurzel (Lakritze) besitzen eine starke mineralocorticoide Wirkung. Dadurch wird Na^+ rückresorbiert auf Kosten von K^+ und es tritt eine massive hypokaliämische Hypertonie auf (Pseudohyperaldosteronismus). Bis zu 3 % der Blutdruckkrankheiten sollen auf Lakritzekonsum zurückzuführen sein. Eine Kombination mit Arzneistoffen, die eine Hypokaliämie hervorrufen, verbietet sich.

Klassifikation: Überwachung bzw. Anpassung nötig.

Empfehlung
Die PTA erklärt Herrn Schuhmann, dass Lakritze kein harmloses Genussmittel ist. Die Kombination von Lakritze mit Laxanzien muss vermieden werden.

2.10.3 Beta-Acetyldigoxin – Hydrochlorothiazid/Spironolacton

Bei unverändertem Serum-Elektrolytmuster (Kontrolle von K^+, Ca^{2+}, Mg^{2+}) ist nicht mit einer veränderten Wirkung von Acetyldigoxin (auch bei anderen herzwirksamen Glykosiden) durch Spironolacton plus Thiazid (Spironothiazid® 50 mg) zu rechnen. Eine schwerwiegende Veränderung des Elektrolytmusters ist nach der Einnahme dieser Kombination nicht zu erwarten. Ein Thiazid allein gegeben (z. B. Hydrochlorothiazid, HCT Hexal®), verstärkt die Glykosidwirkung und Spironolacton (Aldactone®) allein vermindert die Glykosidwirkung aufgrund einer Erniedrigung bzw. Erhöhung der extrazellulären Kaliumkonzentration.

Klassifikation: Hydrochlorothiazid: Überwachung bzw. Anpassung nötig.

Empfehlung
Die Kombination eines Thiazids mit Spironolacton ist praktisch elektrolytneutral. Daher ist keine Empfehlung bezüglich einer möglichen Veränderung der Glykosidwirkung erforderlich.

2.11 Alkohol, Analgetika, Antituberkulotika, Tranquilizer

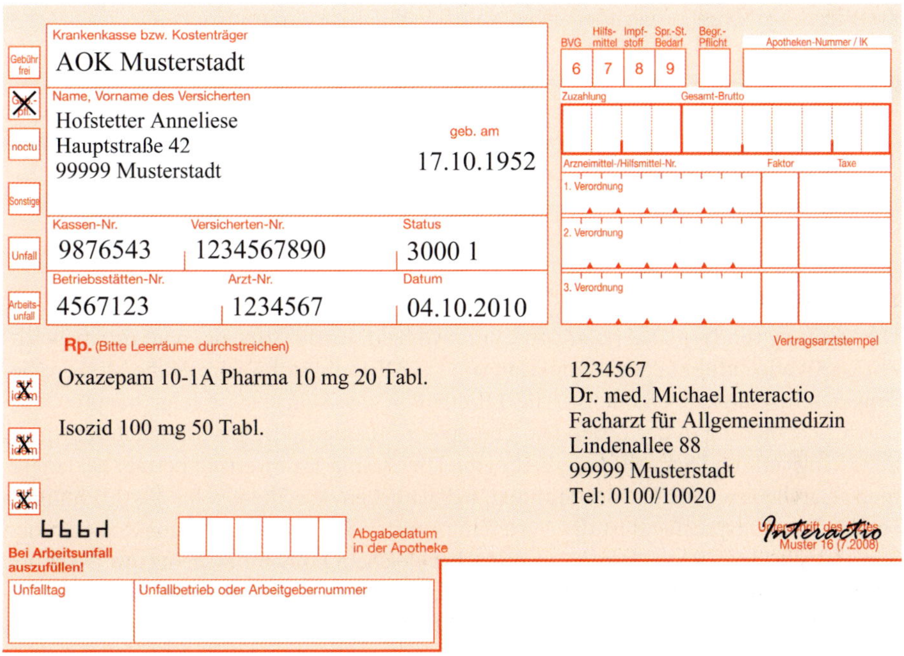

Gebühr frei | Geb.-pfl. (X) | noctu | Sonstige | Unfall | Arbeitsunfall

Krankenkasse bzw. Kostenträger: AOK Musterstadt

Name, Vorname des Versicherten: Hofstetter Anneliese, Hauptstraße 42, 99999 Musterstadt — geb. am 17.10.1952

Kassen-Nr. 9876543 | Versicherten-Nr. 1234567890 | Status 3000 1

Betriebsstätten-Nr. 4567123 | Arzt-Nr. 1234567 | Datum 04.10.2010

BVG | Hilfsmittel | Impfstoff | Spr.-St. Bedarf | Begr.-Pflicht | Apotheken-Nummer / IK: 6 7 8 9

Zuzahlung | Gesamt-Brutto

Arzneimittel-/Hilfsmittel-Nr. | Faktor | Taxe

1. Verordnung | 2. Verordnung | 3. Verordnung

Rp. (Bitte Leerräume durchstreichen)

aut idem (X) Oxazepam 10-1A Pharma 10 mg 20 Tabl.

aut idem (X) Isozid 100 mg 50 Tabl.

aut idem (X)

Vertragsarztstempel: 1234567, Dr. med. Michael Interactio, Facharzt für Allgemeinmedizin, Lindenallee 88, 99999 Musterstadt, Tel: 0100/10020

Unterschrift des Arztes: Interactio — Muster 16 (7.2008)

Bei Arbeitsunfall auszufüllen! — Abgabedatum in der Apotheke

Unfalltag | Unfallbetrieb oder Arbeitgebernummer

■ **MEDIKATION**

- Frau Anneliese Hofstetter bekommt gegen Schlafstörungen Oxazepam 10-1A Pharma® 10 mg und außerdem Isozid® 100 mg von ihrem Hausarzt verordnet.
- Sie erzählt der Apothekerin, dass sie bei einem Lungenfacharzt in Behandlung ist und gegen Tuberkulose behandelt wird (Triple-Therapie).
- Sie verlangt die Propyphenazon enthaltenden Zahnschmerztabletten Demex®.
- Frau Hofstetter leidet an einer Niereninsuffizienz. Sie fragt die Apothekerin, ob sie Alkohol trinken darf.

2.11.1 Isoniazid – Propyphenazon

Isozid® 100 mg enthält Isoniazid (INH, Isonicotinsäurehydrazid), das gegen *Mycobacterium tuberculosis* wirksam ist. Üblich ist die Tuberkulose-Behandlung in Zwei- bis Vierfach-Kombination (z. B. Ethambutol, Pyrizinamid, Rifampicin). Propyphenazon (Demex®) ist ein Pyrazolderivat, das analgetisch, antipyretisch und antiphlogistisch wirkt. Bei gleichzeitiger Gabe von Propyphenazon und Isoniazid können eventuell Krampfzustände (epileptische Anfälle) provoziert werden, da bereits Pyrazolonderivate und Isoniazid jeweils für sich allein bei prädisponierten Personen Krämpfe auslösen können.

Keine krampfauslösende Wirkung und daher keine Wechselwirkung mit Pyrazolonen besitzen folgende gegen Tuberkulose wirksame Stoffe: Ethambutol (Myambutol®) und Rifampicin (Rifa®). Weitere krampfauslösend wirkende Substanzen und Arzneistoffgruppen sind: Pethidin (Dolantin®), Neuroleptika, Reserpin (Briserin® N), Levothyroxin (z. B. L-Thyroxin Henning®).

Klassifikation: Schwerwiegende Folgen wahrscheinlich – kontraindiziert.

Empfehlung

Die Apothekerin sollte Frau Hofstetter darauf hinweisen, dass Isoniazid und Pyrazolonderivate zumindest von gefährdeten Personen z. B. Epileptikern nicht kombiniert angewendet werden sollten. Ethambutol und Rifampicin sind nicht verdächtig, eine solche Interaktion hervorzurufen. Die Apothekerin empfiehlt Frau Hofstetter ein anderes Schmerzmittel im Rahmen der Selbstmedikation.

2.11.2 Alkohol – Isoniazid

Die Wirkung von Isoniazid (Isonicotinsäurehydrazid, Isozid® 100 mg) wird durch gleichzeitige Alkoholzufuhr (Enzyminduktion von CYP2E1) abgeschwächt, da die Metabolisierungsgeschwindigkeit erhöht ist. Die Elimination des Isoniazids erfolgt hauptsächlich durch Acetylierung in der Leber. Die Therapie mit Isoniazid ist grundsätzlich schwierig, da es Langsam- und Schnell-Acetylierer gibt. Die Plasma-Halbwertzeit beträgt bei langsamen Acetylierern zwei bis vier Stunden, bei schnellen Acetylierern 0,5 bis 1,6 Stunden (○ Abb. 2.1). Entsprechend ist das Verteilungsmuster der Isoniazid-Plasmakonzentration bimodal, die Plasmaspiegel gruppieren sich bei gleichem Einnahmeschema um Werte von etwa 1 oder 4 µg/ml. Die Plasmaspiegel sind durch Alkoholeinnahme erniedrigt.

Außerdem kann eine Alkoholintoleranz auftreten. Die Alkoholspiegel steigen. Der Mechanismus ist wahrscheinlich in der Hemmung einer der drei Alkoholabbauwege zu sehen. Da Isoniazid selbst lebertoxisch wirkt (Anstieg der Transaminasen und des Biliru-

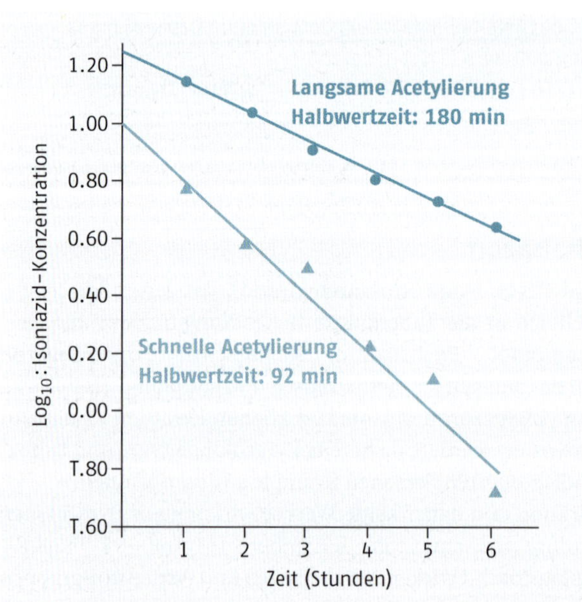

○ **Abb. 2.1** Abfall der Isoniazid-Plasmakonzentration in Individuen, die Isoniazid schnell oder langsam acetylieren

bins, Ikterus, Hepatitis), besteht die Gefahr einer Verstärkung dieser Wirkung durch Alkoholkonsum.

Hinweis: Eine Alkoholunverträglichkeit tritt bei Ethambutol und Rifampicin nicht auf.

Klassifikation: Überwachung bzw. Anpassung nötig.

Empfehlung
Die Apothekerin verweist Frau Hofstetter auf den Beipackzettel. Dort wird erklärt, dass auf Alkoholkonsum während der Therapie mit Isoniazid verzichtet werden muss.

Hinweis: Eine Niereninsuffizienz wirkt sich bei einer Isoniazid-Behandlung praktisch nicht aus (keine Dosisanpassung erforderlich), da die Elimination von Isoniazid über eine Metabolisierung in der Leber erfolgt (▶ Kap. 2.11.2). Eine Leberinsuffizienz dagegen hätte die Pharmakokinetik entscheidend beeinflusst. Eine Verlängerung der Plasmahalbwertzeit bis auf das Doppelte wäre dann zu erwarten.

2.11.3 Alkohol – Oxazepam

Oxazepam (Oxazepam 10-1A Pharma®) verstärkt wie alle Benzodiazepine die Wirkung von Alkohol und umgekehrt. Durch zentral hemmende Wirkungen werden z. B. Symptome wie Benommenheit und Schwindel verstärkt. Während für Benzodiazepine bei Überdosierung keine Todesfälle bekannt sind, sind diese bei der gleichzeitigen Einnahme von Alkohol beschrieben.

Klassifikation: Überwachung bzw. Anpassung nötig.

Empfehlung
Die Apothekerin erklärt Frau Hofstetter, dass sie keinen Alkohol trinken sollte.

2.12 Analgetika, Antidiabetika, Antikoagulanzien, H_2-Rezeptoren-Blocker, Immunsuppressiva

Privat

Name, Vorname des Versicherten
Schmidt Gertrud
Johann-Strauß-Weg 14
99999 Musterstadt

geb. am
26.01.1945

Bezugsdatum | Apotheken-Nummer | Gesamt-Brutto | Arzneimittel-/Hilfsmittel-/Heilmittel-Nr. | Faktor | Taxe

Unfall | Versicherungsnummer 1234567890 | Personennummer

4567123 | Karte gültig bis 1234567 | Datum 09.12.2010

Rp. (Bitte Leerräume durchstreichen)

aut idem – Cimetidin Stada 400 mg 50 Tabl.
HerzASS-ratiopharm 100 mg 100 Tabl.
aut idem – Prograf 1 mg 50 Kaps.
aut idem – Metformin CT 850 mg 180 Tabl.
PKVH

1234567
Dr. med. Michael Interactio
Facharzt für
Allgemeinmedizin
Lindenallee 88
99999 Musterstadt *Interactio*

Unterschrift des Arztes

MEDIKATION

- Frau Gertrud Schmidt besucht die Apotheke mit einem Privatrezept.
- Gegen Ulcus duodeni sind Cimetidin Stada® 400 mg Tabletten verschrieben.
- Neben HerzASS-ratiopharm® 100 mg sind Prograf® 1 mg Kapseln verordnet, die Frau Schmidt seit ihrer Nierentransplantation einnimmt.
- Außerdem ist Frau Schmidt Typ-2-Diabetikerin und erhält das Biguanid Metformin CT 850 mg, nachdem eine Diät nicht ausreichend war.
- Sie legt noch ein zweites Rezept vom Neurologen mit Quilonum® retard Tabletten vor, die sie wegen bipolarer Depressionen (phasenweise manisch-depressiv) erhält.
- Frau Schmidt erzählt dem Apotheker von ihrem überstandenen Herzinfarkt und dass sie mit dem Antikoagulans Coumadin® eingestellt worden ist. Ihre Thromboplastinzeit (Quick-Wert) beträgt ca. 30 % der Norm (INR-Wert 2–3, ○ Abb. 2.2). Die Gerinnungszeit ihres Blutes ist verlängert.
- Sie möchte gegen Rückschmerzen Ibubeta® 400 mg Tabletten einnehmen und fragt den Apotheker, ob die Einnahme von Ibuprofen zusätzlich möglich ist.

2.12.1 Cimetidin – Warfarin

Cimetidin (Cimetidin Stada® 400 mg) kann zu einer Wirkungsverstärkung von Warfarin (Coumadin® 5 mg) führen. Der Mechanismus der Wechselwirkung liegt in einer Hemmung mikrosomaler Enzyme. Die Biotransformation der oralen Antikoagulanzien wird durch Cimetidin, im Gegensatz zu Ranitidin (Zantic® 300 mg), gehemmt. Die Konzentration von Warfarin im Plasma ist erhöht. Warfarin hemmt, wie auch andere Antikoagulanzien vom Cumarintyp, konzentrationsabhängig die enzymatische Reduktion von Vita-

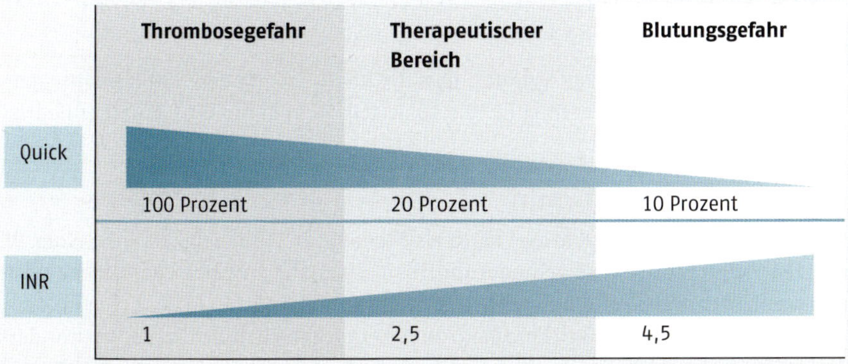

o Abb. 2.2 Beziehung zwischen Quick-Wert und INR-Wert

min-K-Epoxid zu Vitamin K in der Leber, das für die Synthese von Gerinnungsfaktoren benötigt wird.

Klassifikation: Überwachung bzw. Anpassung nötig.

Empfehlung
Frau Schmidt wird in der Arztpraxis regelmäßig auf ihren Gerinnungsstatus überprüft. Die Dosis des Warfarins wird entsprechend der Laboruntersuchungen zum Gerinnungsstatus automatisch reduziert. Um der Interaktion zu entgehen, könnte der Apotheker dem Arzt vorschlagen, von Warfarin auf Phenprocoumon zu wechseln, das hauptsächlich über eine Glucuronidierung eliminiert wird. Die Wechselwirkung von Phenprocoumon mit Cimetidin ist viel geringer. Eine andere Möglichkeit besteht im Wechsel zu Ranitidin (Zantic®).

Hinweis: Insgesamt ist die Marktbedeutung von Cimetidin stark zurückgegangen, da es im Vergleich zu den anderen H_2-Antihistaminika die meisten Interaktionen aufweist.

2.12.2 Cimetidin – Tacrolimus

Tacrolimus (Prograf® 1 mg) ist ein Immunsuppressivum. In seiner Struktur ist es einem Makrolid-Antibiotikum ähnlich und wird aus *Streptomyces tsukubaensis* isoliert. Die Tacrolimus-FKBP-Komplexe (FK506 binding protein complex) hemmen die Phosphatase Calcineurin. Die calciumabhängige Signalkaskade in T-Zellen (und anderen Zellen) wird unterbrochen und die Expression von Interleukingenen unterdrückt.

Cimetidin (Cimetidin Stada® 400 mg) hemmt das Cytochrom-P-450-Isoenzym CYP3A4, durch das der oxidative Metabolismus von Tacrolimus katalysiert wird. Die Plasmakonzentration von Tacrolimus erhöht sich dadurch. Nebenwirkungen wie eingeschränkte Nierenfunktion bis zum Nierenversagen können verstärkt auftreten. Außerdem können neurotoxische Symptome wie Kopfschmerzen, Konfusion oder Sehstörungen sowie erhöhte Blutglucosewerte und Blutdruckanstieg vorkommen.

Klassifikation: Überwachung bzw. Anpassung nötig.

Empfehlung

Der Apotheker erklärt Frau Schmidt, dass die Überwachung der Blutplasmakonzentration von Tacrolimus wichtig ist. Die Dosierung kann dann nach Bedarf erniedrigt werden.

2.12.3 Cimetidin – Metformin

Metformin (Metformin CT 850 mg) kann als Biguanid in Abhängigkeit von seiner Plasmakonzentration Stoffwechselveränderungen auslösen, die zu einer Lactazidose führen. Durch vermehrt anaerobe Glykolyse entsteht mehr Lactat, welches in der Leber langsamer abgebaut wird. Ein weiterer Wirkmechanismus liegt wahrscheinlich in der verminderten Gluconeogenese aus Alanin, Pyruvat und Lactat. Die Symptome einer Lactazidose sind Erbrechen, Durchfall, Bauchschmerzen, Muskelschmerzen, Hyperventilation, Durst, Lethargie und Koma.

Bei der gleichzeitigen Einnahme von Metformin und Cimetidin (Cimetidin Stada® 400 mg) kann es zu mittelschweren Nebenwirkungen wie einer lebensbedrohlichen Lactazidose kommen. Der Mechanismus liegt wahrscheinlich in der kompetitiven Hemmung der tubulären Sekretion von Metformin. Gemessen wurde eine Erhöhung der Spiegel um durchschnittlich 50 %.

Klassifikation: Überwachung bzw. Anpassung nötig.

Empfehlung

Der Apotheker erinnert den Arzt der Kundin Schmidt gegebenenfalls daran, dass die Metformin-Dosis bei gleichzeitiger Gabe von Cimetidin gesenkt werden sollte. Beim Verdacht auf eine Lactazidose ist Metformin unverzüglich abzusetzen. Der Apotheker klärt Frau Schmidt über die Symptome der Lactazidose auf. Eine weitere Möglichkeit ist ein Wechsel zu einem anderen H_2-Rezeptoren-Blocker wie Ranitidin (Zantic®).

2.12.4 Acetylsalicylsäure – Warfarin

Acetylsalicylsäure (HerzASS-ratiopharm® 100 mg) verstärkt über mehrere sich ergänzende Mechanismen die gerinnungshemmende Wirkung von Antikoagulanzien wie Warfarin (Coumadin®):

- Verdrängung aus der Plasmaproteinbindung und Erhöhung der freien, nicht proteingebundenen und damit biologisch wirksamen Arzneistoffkonzentration (○ Abb. 1.8).
- Herabsetzung des Plasmaprothrombinspiegels durch Hemmung der Prothrombinsynthese.
- Außerdem kommt es zu einer Verstärkung von Magenblutungen aufgrund der ulzerogenen Wirkung der Acetylsalicylsäure (okkulte Blutungen).

Die Kombination von Acetylsalicylsäure mit oralen Antikoagulanzien ist grundsätzlich gefährlich. Es muss außerdem daran gedacht werden, dass bei Frau Schmidt eine Ulkus-Anamnese besteht und schon aus diesem Grund Acetylsalicylsäure kontraindiziert ist. Als Ausweichmöglichkeit bietet sich Paracetamol an, das ein äußerst geringes Risiko der Interaktion mit Warfarin in sich birgt: In einer Untersuchung zeigte sich bei Antikoagulanzienanwendung trotz hoher Paracetamol-Dosen (2–6 g pro Tag) eine nur geringe Verlängerung der Thromboplastinzeit (Quick-Wert, INR-Wert) während in einer anderen Untersuchung keine signifikante Verlängerung nach Dosen von 3,3 g Paracetamol pro Tag auftrat: Gefahr von Blutungskomplikationen, verstärkte blutgerinnungshemmende Wirkung. Acetylsalicylsäure hemmt die COX in den Thrombozyten durch irreversible Acetylierung von Serin an der COX. Die Thrombozytenaggregation ist dadurch für eine Woche gehemmt. Ein additiver Effekt der Vitamin-K-Antagonistenwirkung der oralen Antikoagulanzien besteht. Darüber hinaus schädigt Acetylsalicylsäure die Magenschleimhaut.

Klassifikation: Schwerwiegende Folgen wahrscheinlich – kontraindiziert.

Empfehlung

Der Apotheker teilt Frau Schmidt mit, dass sie nur mit Vorsicht oder gar nicht gleichzeitig Antikoagulanzien und Acetylsalicylsäure anwenden darf. Wegen des Magengeschwürs darf die Kundin keine Acetylsalicylsäure einnehmen. Frau Schmidt muss die Medikation mit ihrem Arzt abklären. Ist die Gabe eines Analgetikums erforderlich, könnte Paracetamol angewendet werden. Es besitzt auch in sehr hoher Dosis nur eine unbedeutende Wirkung auf die Prothrombinaktivität.

2

2.12.5 Acetylsalicylsäure – Ibuprofen

HerzASS-ratiopharm® 100 mg wird hier zum Schutz vor einer Blutgerinnselbildung im Stent im Herzkranzgefäß eingenommen. Jedoch kann Ibuprofen (reversibler Hemmer der Cyclooxygenase) bei gleichzeitiger Anwendung mit Acetylsalicylsäure die Wirkung der niedrig dosierten Acetylsalicylsäure auf die Thrombozytenaggregation hemmen. Die verminderte Hemmung der Thrombozytenaggregation tritt nur auf, wenn Ibuprofen deutlich vor der Acetylsalicylsäure-Gabe genommen wird. Wird Ibuprofen dagegen nach Acetylsalicylsäure genommen, bleibt die Wirkung erhalten. Als Mechanismus der Interaktion wird angenommen, dass Ibuprofen die benachbarte Bindungsstelle für Acetylsalicylsäure sterisch abschirmt. Die irreversible Bindung der Acetylgruppe der Acetylsalicylsäure an die Cyclooxygenase ist dadurch beeinträchtigt.

Hinweis: Die Interaktion ist auch bei anderen NSAR zu vermuten, wurde aber für Paracetamol und für Diclofenac nicht beschrieben (Ausweichmöglichkeit).

Klassifikation: Überwachung bzw. Anpassung nötig.

Empfehlung

Der Apotheker empfiehlt Frau Schmidt Acetylsalicylsäure als Thrombozytenaggregations-Hemmer 30 Minuten vor Ibuprofen einzunehmen (bei schnell freigesetzter Acetylsalicylsäure). Bei Einnahme von Acetylsalicylsäure sollte Ibuprofen nicht nur frühestens eine halbe Stunde nach, sondern auch mindestens acht Stunden vor der täglichen Acetylsalicylsäure-Dosis eingenommen werden. Da Paracetamol und Diclofenac ihre Bindungsstellen weit entfernt von der Acetylsalicylsäure-Bindungsstelle haben und sich keine Hinweise auf eine Wechselwirkung zeigen, ist ein Ausweichen auf diese Analgetika möglich.

Hinweis: Im Fall von Frau Schmidt wird Acetylsalicylsäure wegen ihres Ulkus abgesetzt.

2.12.6 Ibuprofen – Lithium

Nichtsteroidale Antiphlogistika wie Ibuprofen vermindern die Lithium-Clearance und erzeugen so eine verstärkte Lithium-Toxizität. Es zeigen sich toxische Symptome wie gastrointestinale Störungen, Polyurie, Lethargie, Schwäche, Tremor, Konzentrations- und Artikulationsstörungen sowie EKG-Veränderungen. Es werden um bis zu 66 % erhöhte Serum-Lithiumkonzentrationen gemessen. Die erhöhte Lithiumkonzentration (Quilonum® retard) beruht wahrscheinlich darauf, dass nichtsteroidale Antiphlogistika die glomeruläre Filtrationsrate vermindern und gleichzeitig eine erhöhte Lithium-Reabsorption aus dem proximalen Tubulus bewirken.

Klassifikation: Überwachung bzw. Anpassung nötig.

Empfehlung

Der Arzt wird die Lithium-Serumkonzentration ohnehin engmaschig kontrollieren (geringe therapeutische Breite) und falls nötig, die Dosis zeitweise reduzieren (gilt generell für eine Lithiumtherapie). Alternativ kommt Paracetamol als Analgetikum infrage, da für dieses keine Interaktion mit Lithium bekannt ist. Der Apotheker empfiehlt Frau Schmidt, die Rückenschmerzen nicht in Selbstmedikation zu behandeln, sondern die Medikation mit dem Arzt abzusprechen.

2.13 Antiepileptika, Chemotherapeutika, Laxanzien, Nahrungsmittel

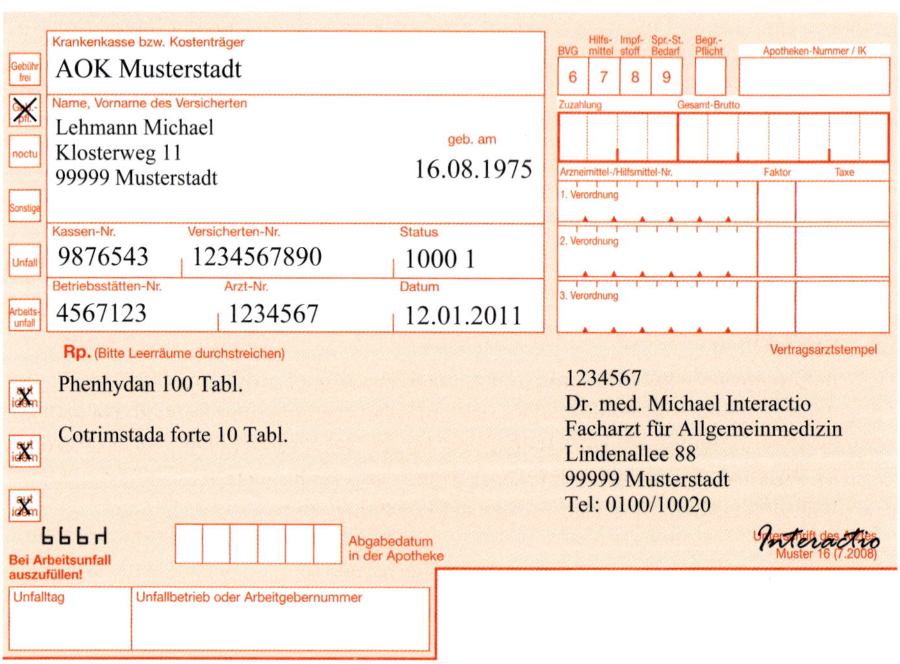

Krankenkasse bzw. Kostenträger
AOK Musterstadt
Name, Vorname des Versicherten
Lehmann Michael
Klosterweg 11
99999 Musterstadt
geb. am 16.08.1975
Kassen-Nr. 9876543 | Versicherten-Nr. 1234567890 | Status 1000 1
Betriebsstätten-Nr. 4567123 | Arzt-Nr. 1234567 | Datum 12.01.2011

Rp. (Bitte Leerräume durchstreichen)

Phenhydan 100 Tabl.

Cotrimstada forte 10 Tabl.

1234567
Dr. med. Michael Interactio
Facharzt für Allgemeinmedizin
Lindenallee 88
99999 Musterstadt
Tel: 0100/10020

Interactio

Muster 16 (7.2008)

MEDIKATION

- Herr Michael Lehmann besucht die Apotheke mit einem Kassenrezept.
- Er ist Epileptiker (Grand mal) und erhält Phenhydan® 100 mg Tabletten.
- Wegen einer bakteriellen Infektion der ableitenden Harnwege verordnet der Arzt dem Kunden Cotrimstada® forte, eine Kombination aus 800 mg Sulfamethoxazol und 160 mg Trimethoprim.
- Herr Lehmann möchte von der Apothekerin eine Packung Dulcolax® Dragees und fragt, ob er das Abführmittel mit Milch einnehmen kann.

2.13.1 Co-trimoxazol – Phenytoin

Co-trimoxazol (Cotrimstada® forte) enthält das Sulfonamid Sulfamethoxazol und Trimethoprim, einen Hemmstoff der Dihydrofolat-Reduktase (○ Abb. 2.3) und ist bei bakteriellen Infektionen gut wirksam. Phenytoin (Phenhydan® 100 mg) wird gegen Grand-mal-Epilepsien eingesetzt.

Die Phenytoinwirkung kann bei gleichzeitiger Anwendung von Co-trimoxazol verlängert und verstärkt sein, wodurch aufgrund der geringen therapeutischen Breite die Gefahr einer Intoxikation besteht. Die Plasmahalbwertzeit ist von etwa 13 auf 19 Stunden verlängert, da die Metabolisierung des Phenytoins (para-Hydroxylierung zu unwirksamen Metaboliten durch mikrosomale Enzyme der Leberzelle) gehemmt ist. Aufgrund des Mechanismus ist mit einer Phenytoinintoxikation erst nach einigen Tagen oder einer Woche zu rechnen. Andere Sulfonamide weisen den gleichen Hemmeffekt auf (Sulfadiazin, Sulfadiazin-Heyl®, Indikation Toxoplasmose).

Die klinische Relevanz dieser Wechselwirkung wird nicht von allen Autoren in der Literatur anerkannt, es liegen nur wenige Fallberichte vor.

Klassifikation: Überwachung bzw. Anpassung nötig.

Empfehlung

Um eine Intoxikation durch Phenytoin bei gleichzeitiger Anwendung von Sulfamethoxazol (kombiniert in Co-trimoxazol) zu vermeiden, könnte Trimethoprim als Monopräparat (Infectotrimet®) gegeben werden.

2.13.2 Sulfamethoxazol – Trimethoprim

Die Kombination von Sulfamethoxazol mit Trimethoprim (Co-trimoxazol, Cotrimstada® forte) beeinflusst verschiedene Stadien der mikrobiellen Folatsynthese und Metabolisierung (○ Abb. 2.3). Sie ist ein gutes Beispiel dafür, dass Wechselwirkungen nicht unbedingt negative Auswirkungen besitzen müssen, sondern dass auch synergistische, in diesem Fall therapeutisch nutzbare, klinische Vorteile bei Kombinationen bestehen können.

Klassifikation: Positiv zu bewertende, nützliche Interaktion.

Empfehlung

Die Interaktion zwischen Sulfamethoxazol und Trimethoprim ist eine sinnvolle Interaktion, die therapeutisch genutzt wird.

2

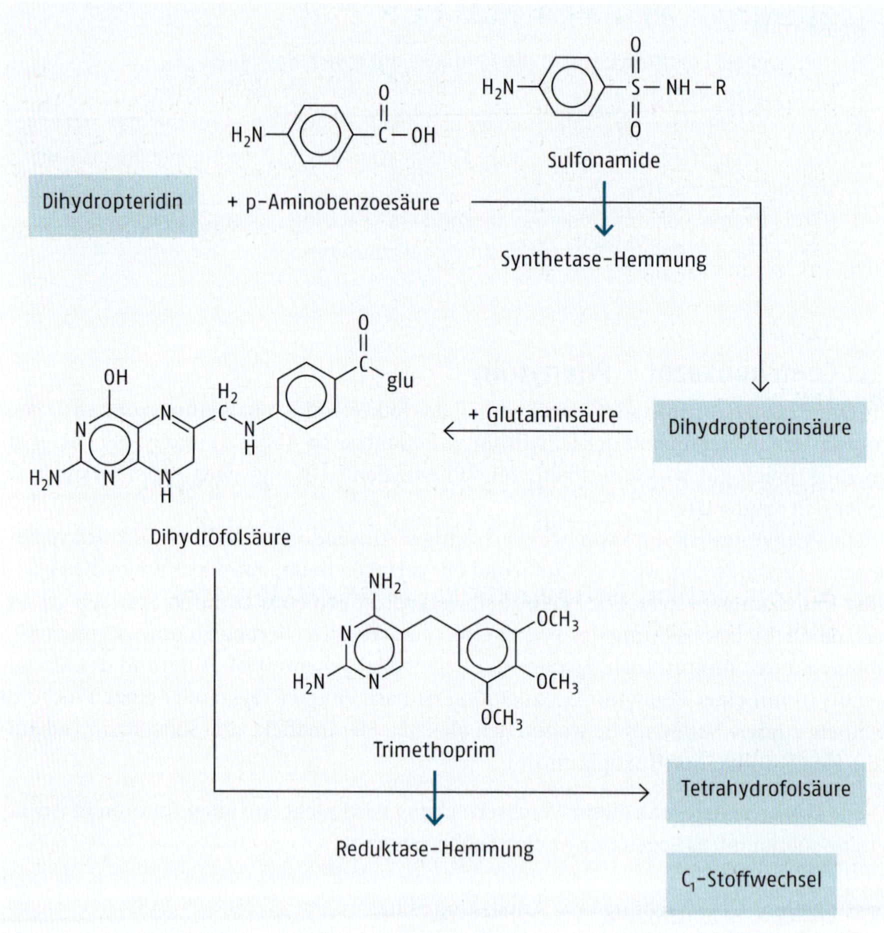

o Abb. 2.3 Wirkungsmechanismus von Sulfonamiden und Trimethoprim

2.13.3 Bisacodyl – Co-trimoxazol, Phenytoin

Bisacodyl (Dulcolax®) wirkt laxierend. Obwohl Laxanzien häufig eine Resorptionsverminderung hervorrufen und sogar bei bestimmten Vergiftungen zur Resorptionsverminderung eingesetzt werden, ist eine spezielle Wechselwirkung zwischen Bisacodyl und den auf den Rezepten verordneten Präparaten in der Standardliteratur nicht beschrieben.

Klassifikation: Vorsichtshalber überwachen.

Empfehlung

Nicht erforderlich.

2.13.4 Bisacodyl – Nahrungsbestandteile

Bisacodyl (Dulcolax®) wird als magensaftresistentes Dragee angeboten. Zu diesem Zweck enthält es Eudragit®, ein Copolymer aus Methacrylsäure und Methylmethacrylat. Durch die Magensaftresistenz wird die Gefahr einer Magenschleimhautreizung vermindert. Milch führt durch Anhebung des pH-Werts und Umgehung der Magensaftresistenz zu einer vorzeitigen Freisetzung von Bisacodyl. Dadurch ist am Zielort Dickdarm die Wirkung vermindert. Die Nahrungsaufnahme führt zu einem verspäteten Übertritt in den Darm und somit zu einer verspäteten Wirkung.

Klassifikation: Kontraindiziert.

Empfehlung

Die Apothekerin erklärt Herrn Lehmann den Beipackzettel. Dort ist vermerkt, dass das Arzneimittel nicht mit Milch eingenommen werden darf. Je nach beabsichtigtem Wirkungseintritt sollte Bisacodyl nüchtern oder zur Mahlzeit mit Wasser eingenommen werden. Die Wirkung tritt nach fünf bzw. zehn Stunden ein.

2

2.14 Antiepileptika, Antidepressiva, Antihypertensiva, Glucocorticoide

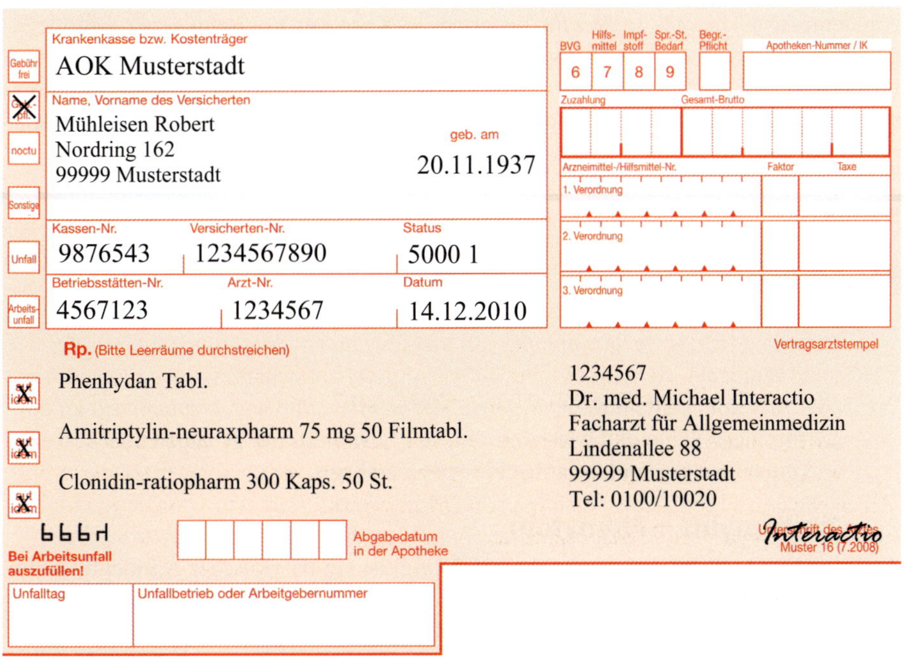
Gebühr frei | Geb.-pfl. (X) | noctu | Sonstige | Unfall | Arbeitsunfall

Krankenkasse bzw. Kostenträger
AOK Musterstadt

Name, Vorname des Versicherten
Mühleisen Robert
Nordring 162
99999 Musterstadt
geb. am 20.11.1937

Kassen-Nr. 9876543 | Versicherten-Nr. 1234567890 | Status 5000 1
Betriebsstätten-Nr. 4567123 | Arzt-Nr. 1234567 | Datum 14.12.2010

BVG | Hilfsmittel | Impfstoff | Spr.-St. Bedarf | Begr.-Pflicht | Apotheken-Nummer / IK
6 | 7 | 8 | 9
Zuzahlung | Gesamt-Brutto
Arzneimittel-/Hilfsmittel-Nr. | Faktor | Taxe
1. Verordnung
2. Verordnung
3. Verordnung

Rp. (Bitte Leerräume durchstreichen)
aut idem (X) Phenhydan Tabl.
aut idem (X) Amitriptylin-neuraxpharm 75 mg 50 Filmtabl.
aut idem (X) Clonidin-ratiopharm 300 Kaps. 50 St.

Vertragsarztstempel
1234567
Dr. med. Michael Interactio
Facharzt für Allgemeinmedizin
Lindenallee 88
99999 Musterstadt
Tel: 0100/10020

6 6 6 d
Bei Arbeitsunfall auszufüllen!
Abgabedatum in der Apotheke
Unterschrift des Arztes: Interactio
Muster 16 (7.2008)
Unfalltag | Unfallbetrieb oder Arbeitgebernummer

MEDIKATION

- Herr Robert Mühleisen legt der Apothekerin ein Kassenrezept mit Phenhydan® vor und erzählt, dass er seit einem Jahr frei von epileptischen Anfällen ist.
- Verordnet sind auch Amitriptylin-neuraxpharm® 75 mg zur Behandlung einer endogenen Depression und Clonidin-ratiopharm® 300, das Herr Mühleisen gegen starken arteriellen Bluthochdruck erhält.
- Auf einem zweiten Rezept ist Prednison Hexal® 20 mg verordnet, da Herr Mühleisen an einem Morbus Addison leidet (Substitution).

2.14.1 Amitriptylin – Clonidin

Das Imidazolin-Derivat Clonidin (Clonidin-ratiopharm® 300) ist ein Antihypertensivum. Es überwindet die Bluthirnschranke und besitzt eine agonistische Wirkung an Alpha-2-Adrenozeptoren zentral angreifend als sogenanntes Antisympathotonikum. Es bewirkt hauptsächlich durch Aktivierung postsynaptischer Alpha-2-Rezeptoren des Nucleus Tractus Solitarii eine erhöhte Toleranz gegenüber niedrigeren Blutdruckwerten. Dies führt zu einer direkten Blutdrucksenkung. Die Stimulation autoinhibitorischer präsynaptischer Alpha-2-Rezeptoren führt zu einer verminderten Ausschüttung von Noradrenalin und trägt peripher geringfügig zur Blutdrucksenkung bei. Amitriptylin (Amitriptylin-neuraxpharm® 75 mg) als trizyklisches Antidepressivum kann die blutdrucksenkende Wirkung jedoch stark abschwächen oder sogar aufheben. In einigen Fällen trat bei Beginn einer Antidepressiva-Therapie sogar eine hypertensive Krise mit Kopfschmerzen, Sehstörungen, Schwindel und Angina pectoris auf und nach Absetzen des Clonidins ein Entzugshochdruck. Der Mechanismus dieser Interaktion ist nicht vollständig geklärt. Allerdings steht fest, dass trizyklische Antidepressiva durch eine Reuptake-Hemmung die Konzentration von Noradrenalin im synaptischen Spalt von Nerven erhöhen.

Klassifikation: Überwachung bzw. Anpassung nötig.

Empfehlung

Die Apothekerin verweist Herrn Mühleisen mit schriftlichen Informationen an den Arzt. Die gleichzeitige Verwendung von trizyklischen Antidepressiva und Clonidin sollte vermieden werden. Es sollte auf ein anderes Antihypertensivum ausgewichen oder Mianserin statt Amitriptylin verwendet werden. Wird vom Arzt dennoch an der gleichzeitigen Behandlung festgehalten, so ist der Blutdruck genau zu überwachen und die Dosis des Clonidins entsprechend zu erhöhen.

2.14.2 Amitriptylin – Phenytoin

Amitriptylin (Amitriptylin-neuraxpharm® 75 mg) ist ein trizyklisches Antidepressivum. Es hat eine stimmungsaufhellende Wirkung und ein bipolares Wirkungsspektrum, wodurch es gleichzeitig einen ausgeprägten psychomotorisch stimulierenden und sedierenden (antriebsdämpfenden) Effekt hat. Trizyklische Antidepressiva setzen die Wirksamkeit eines Antiepileptikums herab, da sie selbst krampfinduzierend wirken. Der krampfinduzierende Effekt wird durch eine Erniedrigung der Krampfschwelle ausgelöst. Hohe Amitriptylin-Dosen können sogar bei Nichtepileptikern Krampfanfälle auslösen. Daher stellt auch eine „erhöhte Krampfbereitschaft“ in der Anamnese eine Kontraindikation dar. Es handelt sich nicht um eine pharmakokinetische Interaktion, da die Pharmakokinetik des Phenytoins (Phenhydan® 100 mg) durch Amitriptylin nicht beeinflusst wird.

Klassifikation: Vorsichtshalber überwachen.

Empfehlung
Die Einstellung von Herrn Mühleisen auf Phenytoin durch den Arzt muss besonders sorgfältig erfolgen. Der Arzt wird erwägen, die Dosis des Antikonvulsivums bei gleichzeitiger Anwendung von Amitriptylin zu erhöhen. Das gilt auch für andere trizyklische Antidepressiva.

2.14.3 Phenytoin – Prednison

Das Glucocorticoid Prednison wird aufgrund seiner immunsuppressiven und antiinflammatorischen Wirkung zur Unterdrückung von Entzündungsreaktionen eingesetzt. Diese erfolgt über die Hemmung der unspezifischen und spezifischen Abwehr. Glucocorticoide besitzen sowohl genomische (DNA-Ablesung) als auch nichtgenomische Effekte (direkte Wirkung auf Entzündungsmediatoren). In Kombination mit Phenytoin wird einerseits die Wirkung der Glucocorticoide abgeschwächt. Der therapeutische Effekt der Glucocorticoide kann vermindert werden oder ausbleiben, wobei sich die Grunderkrankung wieder verschlechtern kann. Das gilt auch für endogene Glucocorticoide. Der Mechanismus liegt darin, dass Phenytoin das Cytochrom-P-450-abhängige Enzym CYP3A4 induziert, welches für den Metabolismus der Glucocorticoide verantwortlich ist und so die Plasmakonzentrationen gemindert werden.

Klassifikation: Überwachung bzw. Anpassung nötig.

Empfehlung
Die Apothekerin klärt Herrn Mühleisen darüber auf, dass der therapeutische Effekt des Prednisons überwacht werden muss. Die Symptome des Morbus Addison (Nebennierenrindeninsuffizienz mit Anämie, Amyloidose) dürfen nicht wieder auftreten. Eventuell muss die Glucocorticoidmenge auf das Zweifache oder mehr erhöht werden. Weiterhin ist die Phenytoin-Plasmakonzentration zu überprüfen und auch diese Dosis gegebenenfalls anzupassen. Bei der Bestimmung der Phenytoin-Konzentration ist darauf zu achten, dass nur der nicht an Proteine gebundene Anteil aussagefähig ist.

2

2.15 Adsorbenzien, Antazida, Antiepileptika, Diuretika, herzwirksame Glykoside

Privat

Name, Vorname des Versicherten

Bauer Marianne
Mozartstraße 44
99999 Musterstadt

geb. am 04.10.1934

Unfall

Versicherungsnummer 1234567890

Personennummer

4567123

Karte gültig bis 1234567

Datum 11.01.2010

Bezugsdatum | Apotheken-Nummer | Gesamt-Brutto | Arzneimittel-/Hilfsmittel-/Heilmittel-Nr. | Faktor | Taxe

Rp. (Bitte Leerräume durchstreichen)

aut idem Digimerck 0,1 mg 100 Tabl.
aut idem Furosemid Sandoz 40 mg 100 Tabl.
aut idem Maaloxan 25 mVal 20 Kautabl.

PKVH

1234567
Dr. med. Michael Interactio
Facharzt für
Allgemeinmedizin
Lindenallee 88
99999 Musterstadt

Interactio
Unterschrift des Arztes

MEDIKATION

- Frau Marianne Bauer legt dem Apotheker ein Privatrezept vor.
- Sie leidet an einer Herzinsuffizienz und nimmt deshalb eine Tablette Digimerck® 0,1 mg pro Tag ein.
- Ferner ist eine eingeschränkte Nierenleistung festgestellt worden. Zur Behandlung eines Ödems erhält sie Furosemid Sandoz® 40 mg.
- Gegen eine Gastritis hat der Hausarzt Maaloxan® 25 mVal verschrieben.
- Frau Bauer legt außerdem noch ein Rezept mit Phenobarbital neuraxpharm® 100 mg Tabletten vor, womit ihre Epilepsie behandelt wird.
- Sie fragt den Apotheker, ob sie bei gelegentlich auftretendem Durchfall Kohle-Compretten® einnehmen darf.

2.15.1 Algeldrat/Magnesiumhydroxid – Digitoxin

Algeldrat, eine Verbindung aus Aluminiumoxid und Magnesiumhydroxid (Maaloxan® 25 mVal) bindet in vitro Digitoxin (Digimerck® 0,1 mg). Daraus kann abgeleitet werden, dass Lösungsgeschwindigkeit und Wirkstärke von Digitoxin vermindert sind. Digoxin stellt keine Alternative dar, da die gleiche Wechselwirkung beschrieben ist. Frau Bauer wurde wegen der verminderten Nierenleistung Digitoxin verordnet, da aufgrund der geringen täglichen Elimination des Digitoxins und seiner geringen Nierenpflicht eine Dosisanpassung an den Grad der Niereninsuffizienz im Gegensatz zu anderen herzwirksamen Glykosiden nicht notwendig ist.

Nach einer Untersuchung an einer kleinen Patientengruppe führte Aluminiumoxid (Algeldrat), nicht zu einer verminderten Resorptionsgeschwindigkeit und Resorptionsquote von Digitoxin. Diese In-vivo-Untersuchung steht also in gewissem Widerspruch zur oben genannten In-vitro-Untersuchung. Eine abschließende Beurteilung der klinischen Relevanz ist aufgrund der geringen Zahl der Untersuchungen für Digitoxin nicht möglich. Für Digoxin ist eine derartige Wechselwirkung belegt.

Klassifikation: Vorsichtshalber überwachen.

Empfehlung
Der Apotheker sollte mit Frau Bauer über die aufgetretenen früheren Symptome ihrer Herzinsuffizienz sprechen und ihr erklären, dass sie auf diese Symptome zu achten hat. Eine verminderte Glykosidwirkung ist z. B. an erneuten Dekompensationserscheinungen, blauen Lippen, Ansteigen der Herzfrequenz oder Schwierigkeiten bei körperlicher Aktivität, wie Treppensteigen, zu erkennen. Trotz der Widersprüche zwischen in In-vitro- und In-vivo-Untersuchungen sollte die Möglichkeit einer verminderten Glykosidwirkung im Auge behalten werden. Außerdem rät der Apotheker Frau Bauer, das Antazidum ein bis zwei Stunden nach dem herzwirksamen Glykosid einzunehmen.

2.15.2 Digitoxin – Medizinische Kohle

Durch Medizinische Kohle (Kohle-Compretten®) kann die Resorption aller herzwirksamen Glykoside nach oraler Zufuhr vermindert sein. Die klinische Relevanz dieser Interaktion kann daran gemessen werden, dass Adsorbenzien sogar zur Behandlung von Glykosid-Vergiftungen eingesetzt werden können: Digitoxin (Digimerck® 0,1 mg) unterliegt einem enterohepatischen Kreislauf und wird mit der Gallenflüssigkeit in den Darm ausgeschieden und von dort wieder resorbiert. Deshalb kann im Darm durch Adsorbenzien eine erneute Resorption verhindert und lange nach der Einnahme, und schon erfolgter Resorption, eine Vergiftung noch günstig beeinflusst werden.

Klassifikation: Schwerwiegende Folgen wahrscheinlich – kontraindiziert.

Empfehlung
Der Apotheker erklärt Frau Bauer, dass der therapeutische Effekt der herzwirksamen Glykoside nicht gefährdet werden darf und Adsorbenzien nicht gleichzeitig eingenommen werden können.

2.15.3 Digitoxin – Phenobarbital

Phenobarbital (Phenobarbital neuraxpharm® 100 mg) ist als potenter Enzyminduktor bekannt. Er stimuliert die mischfunktionellen Oxidasen der Leberzelle und beschleunigt auch die Metabolisierung von Digitoxin (Digimerck® 0,1 mg) zu Digoxin (Hydroxylierung in C 12). Die Halbwertzeit des Digitoxins ist nach einer Untersuchung bei gleichzeitiger täglicher Gabe von 320 mg Phenobarbital von 7,8 auf 4,5 Tage verkürzt. Die mit Phenobarbital eingenommene Dosis ist zwar geringer als in einigen Untersuchungen, dies schließt die Wechselwirkung wahrscheinlich jedoch nicht aus. Man könnte einwenden, dass die Metabolisierung zu einer biologisch aktiven Substanz (Digoxin) erfolgt und von daher eine Beschleunigung dieses Vorgangs durch eine Wechselwirkung ohne klinische Folgen bleiben müsste. Jedoch hat der Metabolit Digoxin mit 30 bis 50 Stunden eine viel kürzere Halbwertzeit im Vergleich zu Digitoxin mit acht bis neun Tagen. Ein Wirkungsverlust aufgrund dieser Enzyminduktion ist auf jeden Fall möglich.

Klassifikation: Vorsichtshalber überwachen.

Empfehlung

Frau Bauer kann Phenobarbital nicht gleichzeitig mit Digitoxin einnehmen. Die Umstellung auf ein anderes Antiepileptikum kann vom Arzt vorgenommen werden, wobei der Epilepsietyp ausschlaggebend ist. Andere GABA-verstärkende Antiepileptika sind Primidon, Vigabatrin, Tiagabin und Benzodiazepine.

2.15.4 Digitoxin – Furosemid

Das Schleifendiuretikum Furosemid kann die Kaliumausscheidung so weit erhöhen, dass man in den Bereich einer Hypokaliämie gelangt. Die Hypokaliämie verstärkt sekundär die Hemmwirkung der Glykoside auf die Na^+-K^+-ATPase, an der K^+ und das Glykosid konkurrierend wirken. Aufgrund der geringen therapeutischen Breite des Digitoxins entsteht leicht eine Intoxikation. Die gleichzeitige Anwendung von Digitoxin und Furosemid verstärkt eine Intoxikation mit dem herzwirksamen Glykosid. Hier wirkt sich die positiv bathmotrope Wirkung (Beschleunigung der Erregungsbildung) nachteilig aus, wodurch es zu Herzrhythmusstörungen und Kammerflimmern kommen kann.

Klassifikation: Überwachung bzw. Anpassung nötig.

Empfehlung

Der Apotheker erklärt Frau Bauer, dass bei der Einnahme von Furosemid und Digitoxin eine engmaschige Überwachung des Kaliumspiegels und vielleicht eine Kalium-Substitution nötig ist. Da bei alleiniger Gabe von kaliumsparenden Diuretika als Alternative wiederum die Möglichkeit einer Hyperkaliämie (◘ Tab. 2.1) besteht, sollten bevorzugt Kombinationspräparate aus kaliumsparenden Diuretika und Schleifendiuretika (oder Hydrochlorothiazid) wie z. B. Amilorid bei zusätzlicher Kontrolle des Kaliumspiegels verwendet werden.

2.16 Alkohol, Analgetika, Antidiabetika, Beta-Rezeptoren-Blocker, Beta-2-Sympathomimetika, Laxanzien

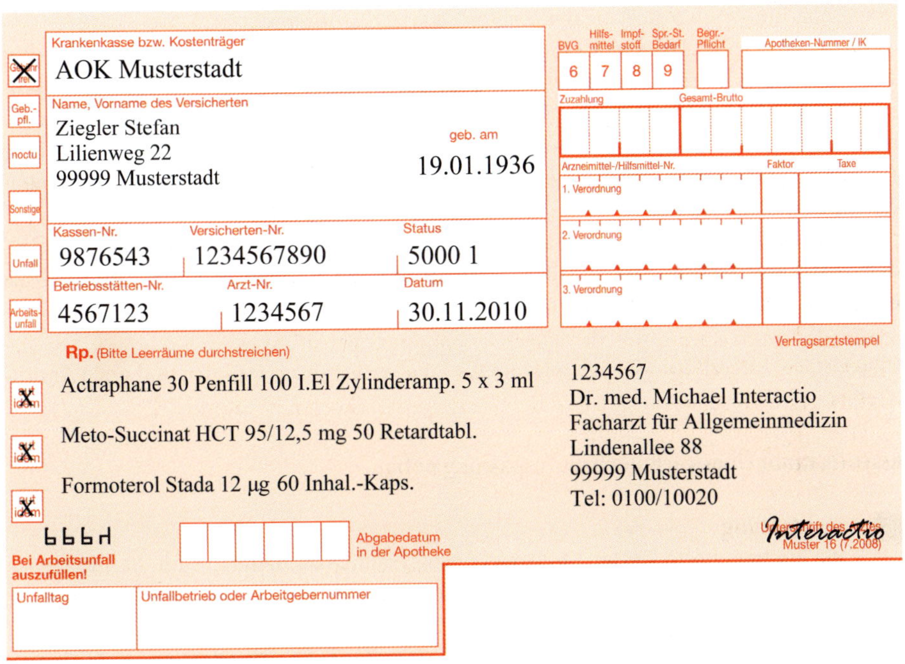

Krankenkasse bzw. Kostenträger
AOK Musterstadt
Name, Vorname des Versicherten
Ziegler Stefan
Lilienweg 22
99999 Musterstadt
geb. am 19.01.1936
Kassen-Nr. 9876543 | Versicherten-Nr. 1234567890 | Status 5000 1
Betriebsstätten-Nr. 4567123 | Arzt-Nr. 1234567 | Datum 30.11.2010
Gebühr frei (X) | Geb.-pfl. | noctu | Sonstige | Unfall | Arbeitsunfall
BVG | Hilfsmittel | Impfstoff | Spr.-St. Bedarf | Begr.-Pflicht | Apotheken-Nummer / IK
6 | 7 | 8 | 9
Zuzahlung | Gesamt-Brutto
Arzneimittel-/Hilfsmittel-Nr. | Faktor | Taxe
1. Verordnung
2. Verordnung
3. Verordnung
Rp. (Bitte Leerräume durchstreichen)
aut idem (X) Actraphane 30 Penfill 100 I.E/ Zylinderamp. 5 x 3 ml
aut idem (X) Meto-Succinat HCT 95/12,5 mg 50 Retardtabl.
aut idem (X) Formoterol Stada 12 µg 60 Inhal.-Kaps.
6664
Abgabedatum in der Apotheke
Bei Arbeitsunfall auszufüllen!
Unfalltag | Unfallbetrieb oder Arbeitgebernummer
Vertragsarztstempel
1234567
Dr. med. Michael Interactio
Facharzt für Allgemeinmedizin
Lindenallee 88
99999 Musterstadt
Tel: 0100/10020
Unterschrift des Arztes Interactio
Muster 16 (7.2008)

■ **MEDIKATION**

- Das Kassenrezept von Herrn Stefan Ziegler nimmt die PTA entgegen.
- Der Kunde ist Typ-2-Diabetiker und wurde wegen eines schlechten Therapieerfolgs auf täglich 28 I. E. des Humaninsulins Actraphane® 30 Penfill 100 I. E./ml eingestellt.
- Wegen einer Hypertonie bekommt er Meto-Succinat HCT Sandoz® 95 mg, das einen Beta-Rezeptoren-Blocker und ein Thiazid enthält.
- Zur Behandlung von Asthma bronchiale ist Formoterol Stada® 12 µg verordnet.
- Herr Ziegler verlangt von der PTA das Laxans Depuran® und gegen Kopfschmerzen Alka Seltzer® Classic Brausetabletten.

2.16.1 Insulin – Metoprolol

Metoprolol (in Meto-Succinat HCT Sandoz® mit Hydrochlorothiazid) ist ein Beta-Rezeptoren-Blocker. Es kann die periphere Glucosekonzentration senken, was aber nur beim Diabetiker zu Komplikationen führt. Metoprolol verstärkt die Wirkung des Insulins und führt zu Hypoglykämie. Bei der Anwendung ist Vorsicht geboten; es handelt sich aber nicht um eine Kontraindikation. Vermutlich spielen verschiedene Wirkungsmechanismen eine Rolle. Der wichtigste Mechanismus scheint die Hemmung der Gluconeogenese, des Muskels und der Glucosebildung aus Glykogen sowie der Glucosefreisetzung aus der Leber durch die adrenerge Blockade zu sein. Metoprolol verdrängt Catecholamine kompetitiv von ihren Rezeptoren (Sympatholyse). Da diese Wechselwirkung wegen des zugrunde liegenden Mechanismus auch bei anderen Beta-Rezeptoren-Blockern zu erwarten ist, kommt ein Wechsel zu einem anderen Betablocker zur Vermeidung der Wechselwirkung nicht infrage. Bei den einigermaßen kardioselektiven Betablockern wie Metoprolol dürfte diese Wechselwirkung allerdings im Gegensatz zu z. B. Propranolol weniger stark ausgeprägt sein. Eine Neueinstellung der Insulin-Dosis ist erforderlich.

Diese Wechselwirkung ist deshalb so gefährlich, weil hierbei der Diabetiker die ihm sonst geläufigen Warnsymptome eines hypoglykämischen Zustands nicht erkennt. Warnsymptome, wie Heißhunger oder Nervosität mit Zittern, werden durch adrenerge Mechanismen vermittelt. Durch Betablocker werden diese Symptome jedoch unterdrückt. Eine Ausnahme sind Schweißausbrüche, da sie durch Acetylcholin an Sympathikusnervenendigung vermittelt werden.

In Einzelfällen sind bei dieser Kombination auch Hyperglykämien aufgetreten. Außerdem tritt diese Wechselwirkung (siehe Mechanismus) auch mit allen oralen Antidiabetika auf. Die klinische Relevanz dieser Interaktion ist schwer.

Hinweis: Die Interaktion ist auch relevant für Betablocker-Augentropfen und orale Antidiabetika.

Klassifikation: Überwachung bzw. Anpassung nötig.

Empfehlung

Die PTA fragt Herrn Ziegler, ob bereits Hypoglykämien aufgetreten sind. Bei zusätzlicher Gabe von Beta-Rezeptoren-Blockern muss die Insulin-Dosis neu eingestellt werden. Eine enge Blutzucker-Kontrolle ist notwendig. Als Alternative bieten sich z. B. Prazosin (Minipress®) und Clonidin (Catapresan®) an, die allerdings nicht First-Line-Therapeutika sind. Erwogen werden kann auch, die Gabe von Insulin und Beta-Rezeptoren-Blocker zeitlich versetzt durchzuführen oder einen Beta-Rezeptoren-Blocker mit kurzer $T_{1/2}$ zu wählen.

2.16.2 Acetylsalicylsäure – Insulin

Acetylsalicylsäure (Alka Seltzer® Classic) senkt den Blutzuckerspiegel bei Diabetikern. Plasmasalicylatkonzentrationen von 200–300 µg/ml entsprechen etwa der Gabe von 4–6 g Salicylat bzw. Acetylsalicylsäure und wirken eindeutig blutzuckersenkend. Der Mechanismus besteht darin, dass die Salicylate in den Kohlenhydratstoffwechsel eingreifen. Die Wirkung wird wahrscheinlich durch eine Hemmung der Lipolyse und durch die Erhöhung der Glucosetoleranz hervorgerufen. Acetylsalicylsäure besitzt aber auch eine eigene insulinotrope Wirkung. Wenn beim mit Insulin behandelten Diabetiker eine geringe Restkapazität von Insulin in der Bauchspeicheldrüse und eine funktionelle Restantwort auf einen physiologischen Glucosereiz noch bestehen, kann der Insulinbedarf durch Acetylsalicylsäure verringert sein. Nach einer Untersuchung war bei Patienten mit einer Plasmasalicylatkonzentration von etwa 350 bis 450 µg/ml der Insulinbedarf sogar um bis zu 48 Einheiten erniedrigt, sodass einige Patienten kein Insulin mehr benötigten. Eine solche Interaktion wirkt sich aber nur wenig auf die Insulinwirkung (Insulinbehandlung des Typ-1-Diabetikers) aus. Die Interaktion ist mittelschwer. Sie ist nur dann relevant, wenn Salicylate in Dosen von 2–3 g pro Tag angewendet werden (nicht geringe Dosen zur Hemmung der Blutplättchenaggregation). Niedrigere Dosen Acetylsalicylsäure (unter 2 g pro

Tag) sind unproblematisch. Jedoch ist ein Hinweis auf eine mögliche Hypoglykämie bei Dosissteigerung nötig.

Hinweis: Bei Typ-2-Diabetikern ist eine deutliche Interaktionen nachweisbar. Eine Interaktion zwischen Acetylsalicylsäure und oralen Antidiabetika bei Typ-2-Diabetes ist problematisch.

Klassifikation: In bestimmten Fällen Überwachung bzw. Anpassung nötig.

Empfehlung
Möchte Herr Ziegler auf Acetylsalicylsäure unter keinen Umständen verzichten, muss die Insulin-Dosis sorgfältig überwacht und gegebenenfalls anhand der Blutglucosekonzentration reduziert werden. Dies gilt besonders für den Beginn und das Ende einer Acetylsalicylsäure-Anwendung. Von insulinpflichtigen Diabetikern sollte Acetylsalicylsäure nur dann angewendet werden, wenn es unbedingt erforderlich ist. Die PTA bietet Herrn Ziegler Ibuprofen oder Paracetamol als Alternative an.

2.16.3 Acetylsalicylsäure, Insulin – Anthranoide

In der Standardliteratur ist keine Wechselwirkung zwischen Sennesfrüchte-Trockenextrakt (Depuran®) und Acetylsalicylsäure (Alka Seltzer® Classic) bzw. Insulin beschrieben.

Klassifikation: In der Regel keine Maßnahmen erforderlich.

Empfehlung
Nicht erforderlich.

2.16.4 Formoterol – Metoprolol

Das Beta-2-Sympathomimetikum Formoterol (Formoterol Stada® 12 µg) bewirkt eine lang andauernde Bronchodilatation. Es bindet relativ selektiv an Beta-2-Adrenozeptoren und wird bei mittelschwerem bis schwerem Asthma bronchiale eingesetzt. Eine Anwendung gleichzeitig mit dem Beta-Rezeptoren-Blocker Metoprolol (Meto-Succinat HCT Sandoz®) vermindert die bronchodilatatorische Wirkung des Formoterols. Bei Asthmatikern kann hierdurch die Atemtätigkeit erschwert und ein Asthmaanfall ausgelöst werden. Diese Effekte beruhen darauf, dass Beta-Rezeptoren-Blocker kompetitiv die Wirkung des Formoterols an den Beta-2-Rezeptoren in den Bronchien (und am Herzen) antagonisieren. Dieser Antagonismus ist bei kardioselektiven (beta-1-selektiven) Beta-Rezeptoren-Blockern wie Metoprolol weniger stark ausgeprägt als bei nicht selektiven. Zu beachten ist jedoch, dass die Selektivität der Beta-1-Blocker bei steigender Dosis abnimmt. Die Interaktion mit unselektiven Beta-Rezeptoren-Blockern ist als schwer, mit kardioselektiven Beta-Rezeptoren-Blockern als mittelschwer einzustufen.

Klassifikation: Überwachung bzw. Anpassung nötig.

Empfehlung
Die PTA ruft den Arzt an oder sie gibt Herrn Ziegler eine schriftliche Information mit. Der Arzt wird gebeten werden, die Kombination der beiden Medikamente zu vermeiden. Auf andere Antihypertensiva kann umgestiegen werden, wobei sich ACE-

Hemmer anbieten. Ist die Gabe eines Beta-Rezeptoren-Blockers unter bestimmten Umständen unumgänglich, so sollte ein optimal kardioselektiver Beta-1-Blocker in möglichst niedriger Dosierung gewählt werden.

2.16.5 Alkohol – Insulin

Alkohol verstärkt die blutzuckersenkende Wirkung von Insulin und es besteht die Gefahr einer Hypoglykämie. Alkohol fördert die Lactatbildung und verstärkt eine hypoglykämische Wirkung. Die Bildung von $NADH_2$ (Cofaktor des alkoholabbauenden Enzyms Alkohol-Dehydrogenase) fördert die Reduktion von Pyruvat zu Lactat. Pyruvat wird dadurch der Gluconeogenese entzogen (▸ Kap. 2.1.3). Darüber hinaus beschleunigt Alkohol die Glykolyse.

Es handelt sich um additive hypoglykämische Effekte. Der Effekt tritt mehrere Stunden nach dem Alkoholgenuss auf. Auf die Warnsymptome einer Hypoglykämie (▸ Kap. 2.1.3) ist zu achten. Diese Interaktion tritt auch bei oralen Antidiabetika auf.

Klassifikation: Überwachung bzw. Anpassung nötig.

Empfehlung

Die PTA informiert Herrn Ziegler darüber, dass ein oder zwei Gläser Getränke mit nicht übermäßig hohem Alkoholgehalt (z. B. Wein) zu einer Mahlzeit erlaubt sind. In kleinen Mengen ist Alkohol mit einer kohlenhydratreichen Mahlzeit kombinierbar, ohne dass eine Stoffwechselentgleisung befürchtet werden muss. Etwas übertrieben wäre die Empfehlung an Diabetiker, komplett auf Alkohol zu verzichten. Eine enge Blutzuckerkontrolle ist notwendig. Der Alkoholkonsum darf nicht unkontrolliert erfolgen (auch an Arzneimittel mit Alkoholgehalt ist zu denken). Nach (versehentlichem) stärkerem Alkoholkonsum sollte bewusst noch kohlenhydratreich gegessen werden (vor allem vor dem Schlafen).

Hinweis: Besonderheiten bei Metformin als Antidiabetikum siehe ▸ Kap. 2.1.3.

2.17 Antiarrhythmika, Ionenaustauscher, Kontrazeptiva, Rauchen, Tetracycyline, Vitamine

Privat

Name, Vorname des Versicherten
Schulze Sarah
Katzensteige 5
99999 Musterstadt

geb. am 29.03.1972

Unfall

Versicherungsnummer 1234567890
Personennummer

4567123
Karte gültig bis 1234567
Datum 21.12.2010

Bezugsdatum
Apotheken-Nummer
Gesamt-Brutto
Arzneimittel-/Hilfsmittel-/Heilmittel-Nr. | Faktor | Taxe

Rp. (Bitte Leerräume durchstreichen)

aut idem Colestyramin-ratiopharm 50 Pulv.
Vitamin A 30000 I.E. Jenapharm 20 Kaps.
aut idem Sotalol 80 1A-Pharma 100 Tabl.
aut idem Tetracyclin Wolff 500 mg 30 Kaps.

PKVH

1234567
Dr. med. Michael Interactio
Facharzt für
Allgemeinmedizin
Lindenallee 88
99999 Musterstadt

Interactio
Unterschrift des Arztes

MEDIKATION

- Frau Sarah Schulze legt der PTA ein Privatrezept vor.
- Sie leidet an einer Hyperlipidämie, die mit Colestyramin-ratiopharm® behandelt wird.
- Wegen Nachtblindheit (Hemeralopie) und eines Vitaminmangels verschreibt der Arzt Vitamin A 30000 I. E. Jenapharm® Kapseln.
- Verordnet sind auch das Antiarrhythmikum Sotalol 80-1A-Pharma® und das Antibiotikum Tetracyclin Wolff® 500 mg gegen eine bakterielle Infektion.
- Frau Schulze hat noch ein zweites Privatrezept von ihrem Frauenarzt dabei. Verordnet ist das orale Kontrazeptivum Marvelon®.

2.17.1 Colestyramin – Retinol

Ein Mangel an Retinol (Vitamin A, Vitamin A 30000 I. E. Jenapharm®) kann zu Sehstörungen führen. In seiner oxidierten Form (als Aldehyd Retinal und als Dehydroretinal) wird es unter Beteiligung des Proteins Opsin zur Bildung von lichtempfindlichen Pigmenten (Sehpurpur Rhodopsin, Iodopsin) in der Retina benötigt. Wahrscheinlich durch Bindung von Kationen nach Isomerisierung des Rhodopsins wird das elektrische Potenzial verändert, was die Lichtempfindung auslöst und damit das Signal für die Nerven gibt. Obwohl es sich um einen Zyklus handelt, also die nach einer Spaltung erhaltenen Bestandteile Retinal und Opsin wieder in eine neue Synthese einmünden, wirkt sich ein Vitamin-A-Mangel negativ aus. Colestyramin (Colestyramin-ratiopharm®) ist ein Anionenaustauscherharz. Aufgrund seiner Eigenschaft, Chloridionen gegen das Anion von Gallensäuren auszutauschen, behindert es die Resorption von Fett und Cholesterol. Die Neusynthese der Gallensäuren aus Cholesterol (erhöhter Verbrauch!) wird indirekt beschleunigt. Colestyramin kann deshalb bei bestimmten Formen einer Hyperlipidämie mit Erfolg eingesetzt werden. Gleichzeitig wird aber auch die Resorption saurer Arzneistoffe und fettlöslicher Vitamine (A, D, E und K) gehemmt. Die Wirkung von Vitamin A ist vermindert.

Hinweis: Eine solche Wechselwirkung könnte auch für Vitamin E angenommen werden, ist aber in der Standardliteratur nicht beschrieben.

Klassifikation: Schwerwiegende Folgen wahrscheinlich – kontraindiziert.

Empfehlung

Ein Mangel an Vitamin A kommt als Ursache in Drittländern, aber höchst selten in Europa als Ursache der Nachtblindheit vor. Die PTA informiert den Arzt über die Interaktion. Vitamin-A-haltige Präparate und Colestyramin sollten nicht gleichzeitig eingenommen werden. Da Vitamin A therapeutisch nicht ersetzt werden kann, muss überlegt werden, ob auf ein anderes Mittel zur Behandlung der Hyperlipidämie übergegangen werden kann. Es bieten sich Statine (Wirksamkeit bei Hypercholesterolämie) an, nicht so sehr Fibrate (Bedeutung bei Hypertriglyceridämie, die hier nach Rückschluss von der Auswahl der bisherigen Therapie mit Colestyramin nicht vorliegt).

2.17.2 Ethinylestradiol/Desogestrel – Retinol

Retinol (Vitamin A 30000 I. E. Jenapharm®) und Retinolsäure wirken teratogen und können nur unter Konzeptionsschutz eingenommen werden. Werden orale Kontrazeptiva (Ethinylestradiol/Desogestrel, Marvelon®) eingenommen, kann der Blutspiegel von Vitamin A erhöht sein. Chronische A-Hypervitaminosen sind nicht ungefährlich. Sie manifestieren sich vor allem in Haut- und Schleimhautschäden. Vermutlich wird die Bindungskapazität des Retinol-Bindungs-Proteins (RBP) überfordert, und – hypothetisch – der vermehrte freie (nicht proteingebundene) Teil des Vitamin A greift Zellmembranen direkt oder indirekt über eine Verstärkung der lysosomalen Aktivitäten an. Neben Hyperkeratosen und Haarausfall können bei A-Hypervitaminosen Schädigungen von Blutzellbestandteilen auftreten, vor allem von Erythrozyten und Leukozyten.

Bisher wurden nur einzelne Fälle einer solchen Interaktion berichtet, bei denen auch zweifelhaft ist, ob die Schwere der oben angegebenen A-Hypervitaminosen zum Tragen kommt.

Klassifikation: Überwachung bzw. Anpassung nötig.

Empfehlung

Nicht erforderlich, weitere Ergebnisse bezüglich der klinischen Bedeutung der Wechselwirkung (A-Hypervitaminose) müssen abgewartet werden. Die kontrazeptive Maßnahme muss sichergestellt sein.

2.17.3 Ethinylestradiol/Desogestrel – Rauchen

Estrogene erhöhen die Synthese von Gerinnungsfaktoren in der Leber (Prothrombin, Faktor VII, VIII, IX und X). Die Antithrombin-III-Werte sind erniedrigt. Bei Raucherinnen ist dadurch die Gefahr des Auftretens schwerer thromboembolischer Ereignisse (Myokardinfarkt und Schlaganfall) erhöht. Die Interaktion ist schwerwiegend. Das Risiko ist überadditiv erhöht. Zusätzliche Risikofaktoren spielen eine Rolle: Alter über 35 Jahre, Zahl der Zigaretten, Adipositas, familiäre Häufung von Infarkt, Schlaganfall und Thrombose.

Ob hormonale Kontrazeptiva der dritten Generation, die als Gestagen Desogestrel oder Gestoden enthalten, weniger schwerwiegende Interaktionen hervorrufen ist umstritten. Desogestrel führt z. B. zu erniedrigten Estrogenspiegel.

Klassifikation: Schwerwiegende Folgen wahrscheinlich – kontraindiziert.

Empfehlung
Die PTA weist Frau Schulze darauf hin, dass Rauchen eine Kontraindikation ist, vor allem dann, wenn thromboembolische Krankheiten wie Myokardinfarkt und Schlaganfall zu befürchten sind (familiäre Vorbelastung). An die Bedeutung der Kontrazeption wegen der Einnahme von Retinol muss daher erinnert werden.

2

2.17.4 Colestyramin – Sotalol

Durch gleichzeitige Gabe von Colestyramin (Colestyramin-ratiopharm®) wird die Freisetzung von Sotalol (Sotalol 80 1A-Pharma®) im Gastrointestinaltrakt gestört. Die Plasmaspiegel sind erniedrigt.

Klassifikation: Überwachung bzw. Anpassung nötig.

Empfehlung
Die PTA weist Frau Schulze auf den zeitlichen Abstand der Einnahme der Medikamente von zwei Stunden hin.

2.17.5 Ethinylestradiol/Desogestrel – Tetracyclin

Estrogene sind einem enterohepatischen Kreislauf unterworfen. Darmbakterien sind daran insofern beteiligt, als sie durch Spaltung von Estrogen-Schwefelsäureestern bzw. -glucuronid erneut resorbierbare Verbindungen liefern (Unterhaltung des enterohepatischen Kreislaufs). Dieser enterohepatische Kreislauf kann durch Tetracyclin (genauso wie durch andere Antibiotika) über eine Beeinträchtigung der Darmflora gestört werden. Schwangerschaften trotz pünktlicher Einnahme von steroidalen Kontrazeptiva wurden bekannt nach Ampicillin, Tetracyclin und Co-trimoxazol, in weitaus selteneren Fällen auch nach Amoxicillin, Phenoxymethylpenicillin, Chloramphenicol, Erythromycin und Nitrofurantoin. Die Interaktion ist dennoch selten, was möglicherweise an der Gestagenkomponente liegt, die dieser Beeinflussung nicht unterliegt.

Klassifikation: Vorsichtshalber überwachen.

Empfehlung
Die PTA klärt Frau Schulze darüber auf, dass zur Erhöhung der kontrazeptiven Sicherheit bei der Einnahme von Tetracyclinen zusätzliche kontrazeptive Maßnahmen nötig sind.

2.18 Calcium-Kanal-Blocker, Diuretika, Gichttherapeutika, Lithium

Privat

Name, Vorname des Versicherten
Schuster Arnold
Anne-Frank-Platz 3
99999 Musterstadt

geb. am
28.06.1948

Bezugsdatum | Apotheken-Nummer | Gesamt-Brutto | Arzneimittel-/Hilfsmittel-/Heilmittel-Nr. | Faktor | Taxe

Unfall

Versicherungsnummer
1234567890

Personennummer

Karte gültig bis | Datum
4567123 | 1234567 | 25.10.2010

Rp. (Bitte Leerräume durchstreichen)
Colchicum Dispert 20 Tabl.
aut idem Quilonum retard 100 Retardtabl.
Hygroton 50 Tabl. 100 St.
aut idem Verapamil ratiopharm N 80 mg 100 Filmtabl.
aut idem Benzbromaron AL 100 Tabl. 100 St.

PKVH

1234567
Dr. med. Michael Interactio
Facharzt für
Allgemeinmedizin
Lindenallee 88
99999 Musterstadt
Interactio
Unterschrift des Arztes

MEDIKATION

- Herr Arnold Schuster betritt die Apotheke mit einem Privatrezept. Er erzählt der Apothekerin, dass er gerade einen akuten Gichtanfall hat.
- Der Arzt hat deshalb Colchicum Dispert® Tabletten verordnet.
- Er leidet an manisch-depressiven Verstimmungen (bipolare Störung), weswegen er seit Langem mit Quilonum® retard Tabletten behandelt wird.
- Gegen Bluthochdruck wird ihm neuerdings Hygroton® 50 verschrieben und eine verringerte Kochsalzzufuhr empfohlen.
- Verapamil ratiopharm® 80 mg erhält er wegen seiner koronaren Herzkrankheit.
- Die Harnsäurekonzentration im Plasma war bei der Diagnosestellung mit 12 mg % (ca. 700 µmol/l) sehr hoch, weshalb er mit Benzbromaron AL 100 behandelt wird.

2.18.1 Chlortalidon – Lithium

Lithiumsalze (Lithiumcarbonat, Quilonum® retard) können bei Langzeitbehandlung mit gutem Erfolg bei bestimmten Formen der Depression zur Prophylaxe manischer und depressiver Phasen oder auch bei Manie eingesetzt werden. Chlortalidon (Hygroton® 50) gehört zu den Thiaziden, die wegen ihrer natriuretischen (natriumausscheidenden) Wirkung auch als Saluretika bezeichnet werden. Bei der Kombination beider Arzneistoffe sind Intoxikationen durch Lithium aufgetreten; die Lithium-Clearance wurde zumindest bei Langzeitanwendung um mehr als 20 % gesenkt, ohne dass die Kreatinin-Clearance (Maß für die Nierenfunktion) beeinträchtigt war.

Als Mechanismus wird angenommen, dass eine vermehrte Natriumausscheidung zu einer vermehrten Rückresorption von Lithium führt und dass durch lang andauernde Anwendung von Thiaziden die Lithiumrückresorption (und die Natriumrückresorption) im proximalen Tubulus kompensatorisch ansteigt. Eine Lithiumintoxikation zeigt sich meist in neurotoxischen oder kardiotoxischen Effekten. Letztere beruhen auf einem Austausch von Kalium gegen Lithium in der Herzzelle, was zu Rhythmusstörungen des Herzens und EKG-Veränderungen führen kann. Auch wird angenommen, dass die durch Chlortalidon-Behandlung an Natrium verarmte Nervenzelle Lithium aufnimmt. Tremor (eine unangenehme, aber nicht gefährliche Nebenwirkung), Ataxie, Konfusion und Desorientierung können auftreten. Die therapeutische Breite des Lithiums ist gering (therapeutische Serumkonzentration 0,6 bis 1,2 mÄqu/l, toxische Serumkonzentration 1,6 bis 2,0 mÄqu/l). Gegen eine Lithium-Vergiftung gibt es kein Antidot. Versucht werden könnte eine osmotische Diurese, Harnalkalisierung und Wiederherstellung der normalen Serumelektrolytspiegel.

In diesem Zusammenhang muss erwähnt werden, dass andere zusätzliche Faktoren die Wechselwirkung verstärken können, wie das Ausmaß der Kochsalzaufnahme: Bei Natriummangel wird Lithium stark tubulär rückresorbiert. Eine verminderte Natriumaufnahme bewirkt daher eine Akkumulation von Lithium mit der Gefahr einer Lithiumvergiftung. Deshalb wird auch bei einer leichten Lithiumintoxikation von manchen Autoren oral verabreichtes Kochsalz empfohlen, was in diesem Fall jedoch nicht sinnvoll ist, da die Chlortalidon-Therapie unterlaufen würde. Es gibt außerdem Befunde, nach denen die Steigerung der Lithium-Rückresorption unter Thiazidgabe unabhängig von der Natriumausscheidung ist.

2

Hinweis: Die Verwendung anderer Thiazide stellt wegen des gemeinsamen Wirkungsmechanismus keine Alternative zur Vermeidung der Interaktion dar. Furosemid führt trotz eines älteren widersprechenden Befundes zur gleichen Wechselwirkung. Dagegen könnte zu kaliumsparenden Diuretika wie Spironolacton (Aldactone®) nach vorläufigen Untersuchungen gewechselt werden.

Die Relevanz der Wechselwirkung wird weiter unterstrichen durch die Tatsache, dass bei einer Lithiumprophylaxe versucht wird, die Dosis durch Kombination mit Thiaziden zu reduzieren, um die Nebenwirkungsgefahr eines nephrogenen Diabetes insipidus nach Lithium zu vermindern (beim Diabetes insipidus sprechen die distalen Nierentubuli nicht auf antidiuretisches Hormon an, das der Harnkonzentrierung dient).

Klassifikation: Überwachung bzw. Anpassung nötig.

Empfehlung

Die Apothekerin ruft den Arzt direkt an oder sie gibt Herrn Schuster eine schriftliche Information mit. Die kombinierte Anwendung von Lithium und Chlortalidon sollte nach Möglichkeit vermieden werden. Wenn dies nicht möglich ist, sollte die Lithiumkonzentration im Serum überwacht werden (flammenphotometrische Bestimmung) und gegebenenfalls die Lithium-Dosis reduziert werden. Auf eine adäquate, den Elektrolytbestimmungen angepasste Zufuhr von Kalium, Natrium und Flüssigkeit ist zu achten.

2.18.2 Benzbromaron – Chlortalidon

Obwohl in der Standardliteratur nicht belegt, wird von einigen Autoren eine Interaktion zwischen dem Urikosurikum Benzbromaron (Benzbromaron AL 100) und Thiaziden wie Chlortalidon (Hygroton®) in der Weise angenommen, dass die urikosurische Wirkung antagonisiert wird.

Klassifikation: Überwachung bzw. Anpassung nötig.

Empfehlung

Die Apothekerin klärt Herrn Schuster über die eventuell mögliche Interaktion auf.

2.18.3 Colchicin – Verapamil

Colchicin (Colchicum Dispert®) wird manchmal noch beim Gichtanfall angewendet. Colchicin ist ein Substrat für P-Glykoprotein und CYP3A4, die durch Verapamil (Verapamil ratiopharm® 80 mg) gehemmt sind. Vergiftungssymptome durch erhöhte Colchicinspiegel sind Erbrechen, Diarrhö, Bauchschmerzen und Blutbildschäden.

Klassifikation: Schwerwiegende Folgen wahrscheinlich – kontraindiziert.

Empfehlung

Die Apothekerin informiert den Arzt, da bei dieser Kombination schwerwiegende Folgen wahrscheinlich sind. Colchicin könnte beim akuten Gichtanfall durch Indometacin oder Phenylbutazon ersetzt werden.

2.19 Alkohol, Beta-Rezeptoren-Blocker, Calcium-Kanal-Blocker, Parkinsontherapeutika

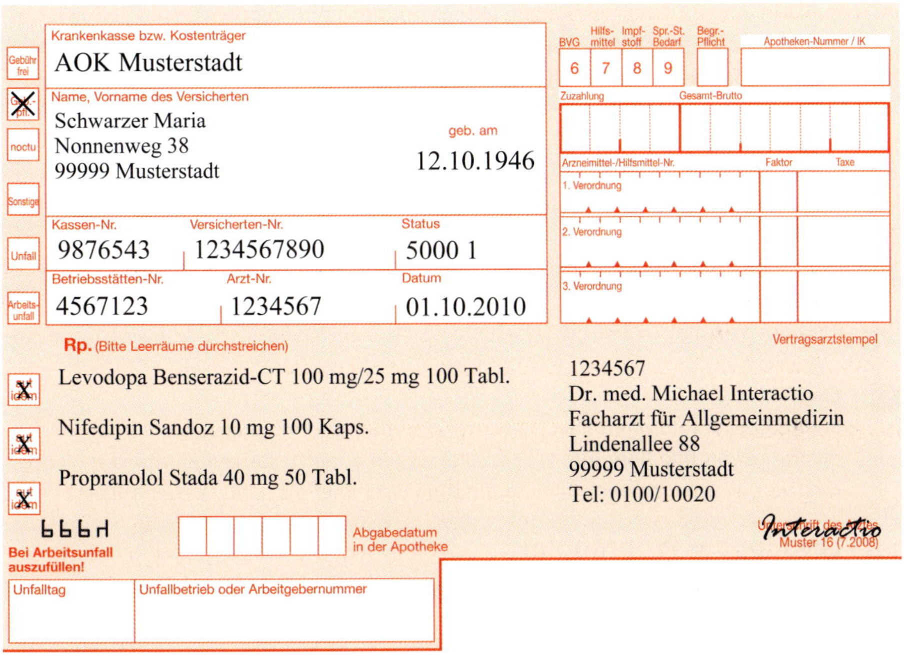
Krankenkasse bzw. Kostenträger
AOK Musterstadt
Name, Vorname des Versicherten
Schwarzer Maria
Nonnenweg 38
99999 Musterstadt
geb. am 12.10.1946
Kassen-Nr. 9876543 | Versicherten-Nr. 1234567890 | Status 5000 1
Betriebsstätten-Nr. 4567123 | Arzt-Nr. 1234567 | Datum 01.10.2010
BVG | Hilfs-mittel | Impf-stoff | Spr.-St. Bedarf | Begr.-Pflicht | Apotheken-Nummer / IK
6 | 7 | 8 | 9
Zuzahlung | Gesamt-Brutto
Arzneimittel-/Hilfsmittel-Nr. | Faktor | Taxe
1. Verordnung
2. Verordnung
3. Verordnung
Gebühr frei | Geb.-pfl. | noctu | Sonstige | Unfall | Arbeits-unfall
Rp. (Bitte Leerräume durchstreichen)
aut idem X Levodopa Benserazid-CT 100 mg/25 mg 100 Tabl.
aut idem X Nifedipin Sandoz 10 mg 100 Kaps.
aut idem X Propranolol Stada 40 mg 50 Tabl.
Vertragsarztstempel
1234567
Dr. med. Michael Interactio
Facharzt für Allgemeinmedizin
Lindenallee 88
99999 Musterstadt
Tel: 0100/10020
6664
Abgabedatum in der Apotheke
Unterschrift des Arztes
Interactio
Muster 16 (7.2008)
Bei Arbeitsunfall auszufüllen!
Unfalltag | Unfallbetrieb oder Arbeitgebernummer

MEDIKATION

- Frau Maria Schwarzer legt dem Apotheker ein Kassenrezept vor.
- Sie leidet an der Parkinsonkrankheit und erhält Levodopa/Benserazid-CT 100 mg/25 mg.
- Auf dem Rezept ist außerdem Nifedipin Sandoz® 10 mg zur Blutdrucksenkung verordnet.
- Frau Schwarzer soll zusätzlich zur besseren Einstellung des Blutdrucks Propranolol Stada® 40 mg einnehmen.
- Sie fragt den Apotheker, ob sie gelegentlich ein Glas Wein trinken darf.

2.19.1 Nifedipin – Propranolol

Der Wirkstoff Nifedipin (Nifedipin Sandoz® 10 mg) gehört zu den Calcium-Kanal-Blockern. Durch Hemmung des intrazellulären Calciumeinstroms, eines Schlüsselions für die Kontraktionsvorgänge in der Muskulatur, werden Gefäße weitergestellt, und der Blutdruck sinkt. Eine Indikation des Nifedipins ist die essenzielle Hypertonie. Es beeinflusst normalerweise die Herztätigkeit (z. B. Herzinsuffizienz) in vivo nicht, obwohl es am isolierten Herzen im Tierversuch (in vitro) negativ inotrop wirkt, also die Kontraktionskraft vermindert. In vivo wird der negativ inotrope Effekt des Nifedipins normalerweise ausgeglichen, da eine reflektorische kardiale Stimulierung über den Sympathikus erfolgt. Die Gegenregulation kann durch Beta-Rezeptoren-Blocker durchbrochen werden.

Grundsätzlich ist die Kombination von Nifedipin mit einem Beta-Rezeptoren-Blocker möglich, da Nifedipin selbst die kardiale Erregungsbildung und -leitung nicht beeinflusst. Die Kombination wird unter bestimmten Bedingungen sogar als sinnvoll angesehen. Die Kombination mit einem Beta-Rezeptoren-Blocker, z. B. Propranolol (Propranolol Stada® 40 mg), hat in einigen Untersuchungen jedoch zu schweren Hypotensionen geführt. Calcium-Kanal-Blocker verstärken die blutdrucksenkende Wirkung (Vorsicht Kreislaufkollaps) und in hoher Dosierung auch die kontraktilitätshemmende Wirkung des Propranolols. Auch die Herzfrequenz kann geringgradig reduziert sein. Beim Vergleich von Nifedipin mit dem Calcium-Kanal-Blocker Verapamil bezüglich der Wechselwirkung mit Beta-Rezeptoren-Blockern schien die Kombination mit Nifedipin zumindest bei Patienten mit linksventrikulärer Funktionsstörung und atrioventrikulärer Überleitungsstörung weniger bedenklich zu sein.

Nifedipin und blutdrucksenkende Substanzen verstärken sich gegenseitig.

Klassifikation: Vorsichtshalber überwachen.

Empfehlung

Der Apotheker informiert Frau Schwarzer darüber, dass in einigen Ausnahmefällen die Dosen von Nifedipin und Propranolol wegen einer zu starken Blutdrucksenkung reduziert werden müssen. Die Kombination wird aber als relativ sicher angesehen.

2.19.2 Levodopa – Propranolol

Levodopa (Levodopa/Benserazid-CT 100 mg/25 mg) wird bei der Parkinsonkrankheit eingesetzt, um das Ungleichgewicht zwischen dopaminergen und cholinergen Neuronen durch Dopaminsubstitution auszugleichen und über den Neurotransmitter Dopamin die Acetylcholin-Überfunktion zu hemmen. Das Symptom Tremor wird durch eine Kombination von Levodopa und Propranolol (Propranolol Stada® 40 mg) deutlich gebessert. Dies deutet darauf hin, dass Propranolol bei diesem Effekt nicht über eine Blockade der Beta-Rezeptoren, sondern aufgrund seiner membranstabilisierenden Eigenschaften wirksam ist.

Dennoch ist die Kombination Levodopa und Beta-Rezeptoren-Blocker nicht unproblematisch, da Levodopa den Blutdruck über einen nicht genau bekannten Mechanismus senken kann (Erregung peripherer präsynaptischer Dopamin-Rezeptoren?). Es gibt Beispiele in der Literatur, nach denen Levodopa allein eine Hypertension günstig beeinflusst hat. Mit einer verstärkten Blutdrucksenkung ist unter der Kombination der beiden Arzneistoffe zu rechnen.

Klassifikation: Überwachung bzw. Anpassung nötig.

Empfehlung

Im Prinzip ist keine Empfehlung erforderlich. Der Apotheker sagt Frau Schwarzer, dass sie ihren Blutdruck besonders sorgfältig beobachten sollte.

2.19.3 Alkohol – Nifedipin

Alkohol steigert den blutdrucksenkenden Effekt von Nifedipin (Nifedipin Sandoz® 10 mg). Zumindest ein Teil der Wirkung ist über eine Hemmung von ADH (antidiuretisches Hormon, Vasopressin) zu sehen. Hierüber wird die Volumenausscheidung gesteigert und der Blutdruck gesenkt.

Klassifikation: Kontraindiziert.

Empfehlung
Der Apotheker erklärt Frau Schwarzer, dass sie während der Einnahme von Nifedipin auf Alkohol verzichten sollte.

2.20 Alkohol, Antiepileptika, Antikoagulanzien, Bisphosphonate, Eisenpräparate

Privat
Name, Vorname des Versicherten
Huber Rosemarie
Burgunderstraße 8
99999 Musterstadt
geb. am 23.02.1947
Bezugsdatum | Apotheken-Nummer | Gesamt-Brutto
Arzneimittel-/Hilfsmittel-/Heilmittel-Nr. | Faktor | Taxe
Unfall
Versicherungsnummer 1234567890 | Personennummer
4567123 | Karte gültig bis 1234567 | Datum 19.01.2011
Rp. (Bitte Leerräume durchstreichen)
aut idem Coumadin 5 mg 50 Tabl.
Phenobarbital neuraxpharm 15 mg 100 Tabl.
aut idem Ferro sanol 20 Tabl.
aut idem Alendron Hexal 10 mg 56 Tabl.
PKVH

1234567
Dr. med. Michael Interactio
Facharzt für
Allgemeinmedizin
Lindenallee 88
99999 Musterstadt
Interactio
Unterschrift des Arztes

■ **MEDIKATION**

- Frau Rosemarie Huber legt der Apothekerin ein Privatrezept vor.
- Verordnet ist das Präparat Coumadin® 5 mg. Der Quick- bzw. INR-Wert wird vom Hausarzt regelmäßig kontrolliert.
- Die Kundin ist Epileptikerin und mit Phenobarbital neuraxpharm® 15 mg eingestellt.
- Wegen Eisenmangelanämie sind Ferro sanol® Tabletten verordnet, die Osteoporose wird mit Alendron Hexal® 10 mg behandelt.
- Frau Huber erzählt der Apothekerin, dass sie in zwei Wochen einen Termin für eine Zahnoperation hat.

2.20.1 Phenobarbital – Warfarin

Warfarin (Coumadin® 5 mg), ein Cumarinderivat, verringert die Gerinnungsfähigkeit des Blutes. Es stört die Vitamin-K-abhängige Synthese der Gerinnungsfaktoren II, VII, IX und X in der Leber. Bei Vitamin-K-Mangel bzw. bei der durch Cumarine hervorgerufenen Störung der enzymatischen Zyklen zur Umwandlung von Vitamin K entsteht PIVKA (protein induced by vitamin K absence). Diese „inkompletten" Gerinnungsfaktoren zeichnen sich durch ein Fehlen der calciumbindenden Struktur aus, die durch γ-Carboxyglutaminsäurereste gegeben ist. Die verminderte Calciumbindung verhindert oder verlangsamt die Umwandlung der Gerinnungsfaktoren zum aktiven Enzym.

Die gleichzeitige Einnahme des Barbiturats Phenobarbital (Phenobarbital neuraxpharm® 15 mg) vermindert die gerinnungshemmende Wirkung von Warfarin. Dies geschieht über zwei sich ergänzende Mechanismen: Die Resorption des Antikoagulans wird im Magen-Darm-Trakt herabgesetzt und durch eine Enzyminduktion wird der Abbau des Warfarins zu unwirksamen Metaboliten beschleunigt. Warfarin wird durch Hydroxylierungs-, Reduktions- und Konjugationsreaktionen in der Leber zu weitgehend gerinnungsaktiven Metaboliten abgebaut. Das gilt auch für Phenprocoumon (Marcumar®). Die Wechselwirkung ist deshalb auch für diese Cumarinderivate nicht auszuschließen, auch wenn Untersuchungen dazu in der Standardliteratur weniger häufig beschrieben sind. Dass Warfarin von allen Cumarinen am besten untersucht ist, liegt u. a. daran, dass es in den USA das am häufigsten verschriebene Cumarinderivat ist.

Der enzyminduzierende Effekt der Barbiturate tritt nur sehr langsam ein, da er an die verstärkte Neusynthese der Enzyme in der Leber gekoppelt ist. Da der Arzt ein Nachlassen der Cumarinwirkung aufgrund der Bestimmung des Quick-Werts bemerkt, würde bei Nichtbeachten der gleichzeitigen Barbiturateinnahme die Warfarin-Dosis erhöht. Schwerwiegende Komplikationen sind dann zu erwarten, wenn ein Patient aus irgendeinem Grund das Barbiturat plötzlich absetzt und so durch Nachlassen des enzyminduzierenden Effekts eine überschießende Wirkung des Cumarins heraufbeschwört. Als Folge können schwere Blutungen auftreten, wenn die Cumarin-Dosis nicht sofort angepasst wird. Blutungen treten besonders dort auf, wo Primärläsionen vorliegen. Solche Blutungskomplikationen können sich als relativ harmlose Hämaturien, aber auch als lebensbedrohliche Blutungen in Organen wie Gehirn, Darmwand, Nebenniere usw. äußern.

Klassifikation: Überwachung bzw. Anpassung nötig.

Empfehlung

Die Apothekerin weist den Arzt darauf hin, dass bei einer Antikoagulanzien-Therapie keine Barbiturate gegeben werden sollten. Andere Antiepileptika, z. B. Tranquilizer je nach Diagnose, bieten sich als Ausweichsubstanzen an. Frau Huber darf die Barbiturattherapie nicht ohne Kenntnis ihres Arztes beginnen oder vorübergehend unterbrechen.

2.20.2 Alkohol – Warfarin

Alkohol erhöht oder vermindert die Wirksamkeit von Warfarin (Coumadin® 5 mg). Dieses ist nur anscheinend ein Widerspruch, denn das Ergebnis der Interaktion richtet sich nach dem Einnahmemodus: Die akute Alkoholeinnahme, auch in mäßigen Mengen, verstärkt die Antikoagulanzienwirkung durch die Hemmung der Metabolisierung. Bei chronischem Alkoholkonsum (Alkoholiker) dagegen ist die Halbwertzeit des Warfarins von 41 auf 27 Stunden aufgrund einer Enzyminduktion herabgesetzt. Man könnte also voreilig ableiten, dass man die Dosis anpassen kann, sofern der Alkoholkonsum konstant ist. Jedoch kann durch Alkoholkonsum eine Leberschädigung hervorgerufen werden, welche den Gerinnungsstatus direkt beeinflusst. Da die Ergebnisse von Untersuchungen widersprüchlich sind, ist der Verzicht auf Alkohol anzuraten.

Klassifikation: Vorsichtshalber überwachen.

Empfehlung
Frau Huber wird von der Apothekerin darüber informiert, dass sie während der Therapie mit Warfarin keinen Alkohol trinken darf.

2.20.3 Alkohol – Phenobarbital

Bei Alkoholkonsum während der Behandlung mit Phenobarbital (Phenobarbital neuraxpharm® 15 mg), muss mit einer vermehrten Sedierung, Benommenheit und verminderter Aufmerksamkeit gerechnet werden. Neben der zentral depressiven Wirkung kann in Einzelfällen sogar eine lebensbedrohliche Atemdepression auftreten. Die verstärkte sedierende Wirkung entsteht durch einen synergistischen Effekt. Alkohol hemmt im zentralen Nervensystem sowohl inhibitorische als auch exzitatorische Neuronen. Die Wirkungen von zentraldämpfenden Substanzen werden deutlich verstärkt. Zusätzlich wird der Metabolismus des Phenobarbitals durch Alkohol gehemmt. Bei chronischen Alkoholikern ist der Metabolismus hingegen durch Induzierung des mikrosomalen Enzymsystems beschleunigt. Durch Abnahme der Rezeptorempfindlichkeit entsteht eine Toleranz gegenüber zentraldämpfenden Pharmaka.

Klassifikation: Überwachung bzw. Anpassung nötig.

Empfehlung
Die Apothekerin informiert Frau Huber darüber, dass sie während der Therapie mit Antiepileptika keinen Alkohol trinken darf.

2.20.4 Alendronsäure – Eisen

Bei Alendronsäure (Alendron Hexal® 10 mg) handelt es sich um ein stickstoffhaltiges Bisphosphonat, welches die Aktivität der Osteoklasten und damit die Resorption der Knochensubstanz hemmt. Deshalb eignet sich die Verbindung zur Therapie der Osteoporose. Bei gleichzeitiger Einnahme von Eisen geht die Wirksamkeit der Alendronsäure verloren und ein geringerer Aufbau der Knochendichte kann resultieren. Der Mechanismus ist in einer verminderten Absorption aus dem Gastrointestinaltrakt zu sehen. Bisphosphonate bilden mit zwei- und dreiwertigen Metallionen (Eisen, Magnesium, Calcium) schwer absorbierbare Komplexe. Da die Bioverfügbarkeit der Alendronsäure selbst auf nüchternen Magen zwei Stunden vor einer Mahlzeit mit 0,64 % sehr niedrig ist, kann nicht nur durch Einnahme von polyvalenten Kationen, sondern auch schon mit Nahrungsmitteln allein, die ohnehin extrem geringe Resorption noch weiter herabgesetzt werden.

Klassifikation: Überwachung bzw. Anpassung nötig.

Empfehlung

Die Apothekerin klärt Frau Huber darüber auf, dass Alendronsäure mindestens 30 Minuten vor dem Frühstück auf nüchternen Magen mit Leitungswasser, eingenommen werden muss und dass sie ihren Körper nach der Einnahme aufrecht halten soll. Die Einnahme von Eisen (Eisen(II)-glycin-sulfat-Komplex, Ferro sanol®) sollte zu einem getrennten Zeitpunkt erfolgen. Das gilt auch für andere Mineralstoffpräparate mit mehrwertigen Kationen. Antazida und calciumhaltige Lebensmittel sind innerhalb von zwei Stunden vor und nach der Einnahme des Bisphosphonats zu meiden.

Zahnoperationen

Beim Hinweis eines Apothekenkunden auf eine Zahnoperation ist an Interaktionen zu denken. Der Zahnarztpatient sollte keine eigenmächtigen Maßnahmen ohne Rücksprache mit dem behandelnden Arzt oder Hämatologen durchführen. Die Folge könnten tödliche Embolien mit 1 % sein. Eine Blutungsanamnese ist aufzustellen, ein Antikoagulanzienpass liegt vor. Eine Thrombozytopenie, von der eine besondere Gefahr ausgeht, ist abzuklären, ferner eine Leberzirrhose.

Die Arzneistoffprämedikation ist zu erfragen:

- Phenprocoumon (Marcumar®),
- Warfarin (Coumadin®),
- Acetylsalicylsäure (Aspirin®),
- Dipyridamol (plus Acetylsalicylsäure, Aggrenox®),
- Ticlopidin (Tiklyd®),
- Clopidogrel (Plavix®, Iscover®) und TTP-Gefahr (thrombotisch-thrombozytopenische Purpura),
- Glykoprotein-IIb/IIIa-Antagonisten wie Abciximab, Eptifibatid oder Tirofiban (Aggrastat®),
- Cephalosporine: (Vitamin-K-antagonistische Wirkung).

Eine suffiziente intraoperative Blutstillung mittels Hämostyptika ist vorzuhalten:

- Tamponaden, Thrombin/Gelatinezubereitungen (Floseal® Matrix Haemastatic), Tranexamsäure (Spülung der Wunde),
- an fibrinolytische Wirkung des Speichels ist zu denken.

INR-Wert (International normalisierten Ratio) einstellen auf 2–3 (präoperativ nochmals bestimmen):

- < 4 vor kleineren Eingriffen,
- < 3 vor größeren Eingriffen,
- die $T_{1/2}$ von Warfarin beträgt 44 h, die von Phenprocoumon sieben Tage.

Bei Cumarinen werden zwei Strategien verfolgt (keine Leitlinie erarbeitet):

- Umstellung auf niedermolekulares Heparin (Bridging): gute Steuerung mit Heparin-Perfusor,
- Weiterführung Vitamin-K-Antagonisten: Auftreten lebensbedrohlicher Nachblutungen sind eventuell überbewertet,
- Ticlopidin, Clopidogrel (irreversibel wirkend): Therapie sieben Tage vorher unbedingt absetzen,
- Clopidogrel: dieses Prodrug wird an der Umwandlung durch CYP2C19 gehindert, wenn gleichzeitig Omeprazol verabreicht wird,
- Dipyridamol: keine Empfehlungen bekannt.

Interaktionen beachten: Durch Vasokonstriktorzusatz zu Lokalanästhetika werden Blutungen nicht immer sofort erkannt.

Hinweis: Die Meinungen gehen in diesem Fall weit auseinander. Während sich Zahnärzte in der Praxis sicherer fühlen auf dem Gebiet der Blutstillung und sagen, sie hätten dies in jedem Fall „im Griff" weil das Problem auch bei nicht marcumarisierten Patienten auftreten kann, warnen Internisten davor, vor Operationen die Therapie mit Antikoagulanzien nicht abzusetzen.

2.21 Antazida, Alkohol-Aversivum, Antibiotika, Antiepileptika, Antikoagulanzien

Gebühr frei | X Geb.-pfl. | noctu | Sonstige | Unfall | Arbeitsunfall

Krankenkasse bzw. Kostenträger: AOK Musterstadt

Name, Vorname des Versicherten: Schlosser Franz, Buchenweg 68, 99999 Musterstadt — geb. am 08.10.1945

Kassen-Nr. 9876543 | Versicherten-Nr. 1234567890 | Status 5000 1

Betriebsstätten-Nr. 4567123 | Arzt-Nr. 1234567 | Datum 24.01.2011

BVG | Hilfsmittel | Impfstoff | Spr.-St. Bedarf | Begr.-Pflicht | Apotheken-Nummer / IK: 6 7 8 9

Zuzahlung | Gesamt-Brutto

Arzneimittel-/Hilfsmittel-Nr. | Faktor | Taxe

1. Verordnung
2. Verordnung
3. Verordnung

Rp. (Bitte Leerräume durchstreichen)

X aut idem: Coumadin 5 mg 100 Tabl.

X aut idem: Metronidazol AL 400 mg 14 Tabl.

X aut idem: Antabus 0,1 g Dispergetten 50 Tabl.

Vertragsarztstempel:
1234567
Dr. med. Michael Interactio
Facharzt für Allgemeinmedizin
Lindenallee 88
99999 Musterstadt
Tel: 0100/10020

6661 | Abgabedatum in der Apotheke | Unterschrift des Arztes: Interactio | Muster 16 (7.2008)

Bei Arbeitsunfall auszufüllen! Unfalltag | Unfallbetrieb oder Arbeitgebernummer

MEDIKATION

- Herr Franz Schlosser kommt mit zwei Kassenrezepten und begrüßt den Apotheker.
- Der Hausarzt verordnet Coumadin® 5 mg zur Prophylaxe thromboembolischer Erkrankungen.
- Metronidazol AL 400 mg wird zur Behandlung einer Protozoeninfektion eingesetzt.
- Zusätzlich sind Antabus® 0,1 g Dispergetten® verschrieben.
- Das zweite Rezept ist vom Facharzt für Neurologie, der Phenhydan® Tabletten zur Prophylaxe gegen Grand-mal-Anfälle (Epilepsie) verordet.
- Herr Schlosser verlangt vom Apotheker Maaloxan® Kautabletten, die er ab und zu gegen Sodbrennen nimmt.

2.21.1 Phenytoin – Warfarin

Phenytoin (Phenhydan® 100 mg) ist ein prophylaktisch wirksames Antiepileptikum, speziell gegen Grand-mal-Anfälle. Bei gleichzeitig gegebenem Warfarin (Coumadin® 5 mg) sind Phenytoin-Intoxikationen aufgetreten. Die Halbwertzeit des Phenytoins, die normalerweise etwa neun Stunden beträgt, kann auf das Vierfache verlängert sein. Entsprechend sind nach etwa 5–6 Halbwertzeiten (Faustregel für das Einstellen des Steady states) die Plasmakonzentrationen auf das neue, höhere Niveau angestiegen. Die therapeutische Konzentration im Plasma liegt für Phenytoin bei etwa 20 µg/ml. Bei höherer (toxischer) Konzentration treten Ataxie (Bewegungsstörungen) und Nystagmus (Augenzittern) auf (30 bzw. 40 µg/ml). Weitere Symptome können verschwommenes Sehen, Lethargie und verringerter Muskeltonus sein. Phenytoin besitzt insgesamt eine geringe therapeutische Breite. Aufgrund der Interaktion muss mit einer starken Zunahme von Nebenwirkungen gerechnet werden.

Aus ○ Abb. 2.4 ist zu erkennen, dass die Anwendung von Phenytoin für sich allein schon recht schwierig ist. Während bei einer Dosierung von 225 mg/Tag eine therapeutisch wirksame Konzentration im Blut erreicht ist, wird diese bereits bei minimaler Dosiserhöhung extrem überschritten. Die Ursache ist in einer Sättigung des abbauenden Enzyms in der Leber zu sehen, durch das Phenytoin para-hydroxyliert wird. Eine geringe Dosiserhöhung führt bereits zur Überforderung des Enzymsystems. Daher ist es leicht begreiflich, dass ein genügender Abbau der Substanz verhindert wird, wenn ein Zweitpharmakon wie Warfarin gegeben wird, das den gleichen Abbauweg beansprucht. Warfarin wird auch hydroxyliert, neben weiteren Metabolismuswegen, z. B. Reduktion der Seitenkette.

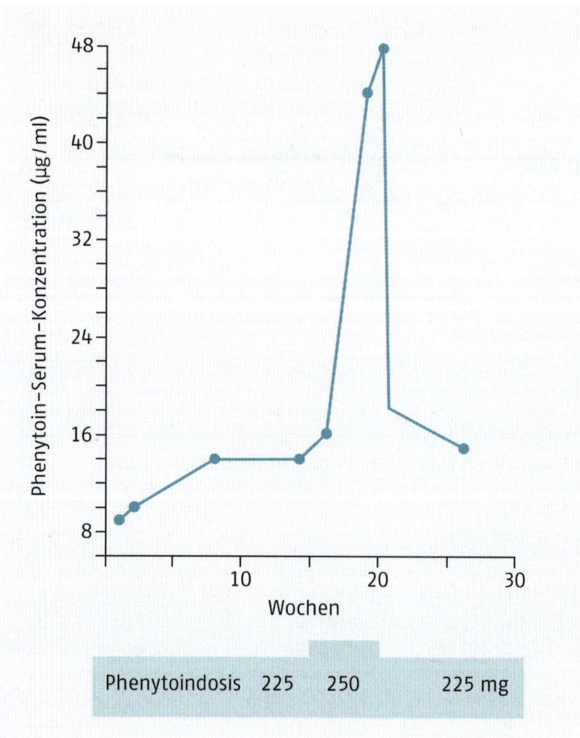

○ **Abb. 2.4** Dosisabhängige Biotransformation von Phenytoin

Umgekehrt gibt es Hinweise, dass der Metabolismus des Warfarins durch Phenytoin beschleunigt werden kann und damit seine Wirksamkeit aufgrund einer Enzyminduktion herabgesetzt wird. Gleichzeitig ist es theoretisch möglich, dass aufgrund der Verdrängung des Warfarins von den Proteinbindungsstellen der freie, biologisch wirksame Anteil des Warfarins erhöht wird. Bei gleichzeitiger Behandlung mit Phenytoin kann die gerinnungshemmende Wirkung zunächst verstärkt werden, was die Blutungsgefahr erhöht, bevor die Warfarinwirkung im Verlauf von ein bis zwei Wochen abnehmen kann.

Klassifikation: Überwachung bzw. Anpassung nötig.

Empfehlung

Der Apotheker klärt den Arzt darüber auf, dass wegen komplexer Wechselwirkungen auf eine gleichzeitige Einnahme verzichtet werden sollte. Mindestens müssen bei einer gleichzeitigen Anwendung von Warfarin und Phenytoin die Blutgerinnungsparameter sorgfältig überwacht und gegebenenfalls die Dosierung des Warfarins angepasst werden. Gerade nach Beginn oder Ende der gleichzeitigen Behandlung mit Phenytoin hat diese Überwachung besonders engmaschig zu erfolgen. Außerdem sollte auf Nystagmus, Ataxie und Tremor als Symptome einer Phenytoin-Intoxikation geachtet werden und bei Bedarf die Dosis gesenkt werden. Aufgrund eines ähnlichen Metabolismusweges bei anderen Cumarinderivaten wie Phenprocoumon können diese nicht ausgetauscht werden. Der Arzt wird wahrscheinlich ein anderes Antiepileptikum gegen Grand-mal-Anfälle verschreiben.

2.21.2 Algeldrat/Magnesiumhydroxid – Warfarin

Maaloxan® Kautabletten enthalten Algeldrat (Aluminiumoxid) und Magnesiumhydroxid. Vereinzelte Beobachtungen deuten auf eine verminderte Resorption von Cumarin-Antikoagulanzien bei gleichzeitiger Gabe von Antazida hin. Der Grund für die verminderte Resorption liegt wahrscheinlich nicht darin, dass mehrwertige Ionen wie Al^{3+} oder Mg^{2+} Warfarin direkt binden. Warfarin ist eine schwache Säure. Durch die „Alkalisierung" liegt ein größerer Anteil des Antikoagulans in ionisierter Form vor und die Resorption kann vermindert sein. Die klinische Relevanz der Interaktion ist nicht nachgewiesen. Weitere Befunde müssen abgewartet werden, um ein abschließendes Urteil abzugeben.

Klassifikation: Überwachung bzw. Anpassung nötig.

Empfehlung

Der Apotheker erklärt Herrn Schlosser, dass er den Einnahmezeitpunkt von Antazida und Antikoagulanzien aus Vorsichtsgründen zeitlich trennen sollte.

2.21.3 Metronidazol – Warfarin

Imidazol-Derivate wie Metronidazol (Metronidazol AL 400 mg) werden als Antibiotika gegen anaerobe Bakterien und viele Protozoen eingesetzt. Sie hemmen Enzyme der Cytochrom-P-450-Familie (CYP2C9, CYP3A4) und dadurch den oxidativen Metabolismus der oralen Antikoagulanzien vom Cumarintyp (Warfarin, Phenprocoumon). Hierdurch wird die gerinnungshemmende Wirkung bereits unmittelbar nach Beginn einer Therapie mit Nitroimidazolen verstärkt. Die Konzentration von Warfarin im Plasma ist erhöht und es besteht Blutungsgefahr. Bei dermaler Anwendung von Metronidazol ist die Interaktion weniger zu erwarten, da sehr viel geringere Plasmaspiegel erreicht werden.

Klassifikation: Überwachung bzw. Anpassung nötig.

Empfehlung
Der Apotheker weist Herrn Schlosser darauf hin, dass während einer Therapie mit oralen Antikoagulanzien und Metronidazol engmaschig Laboruntersuchungen zum Gerinnungsstatus (Prothrombinzeit, INR-Wert) durchgeführt werden sollten. Darüber hinaus kann es Sinn machen, Herrn Schlosser für Symptome wie übermäßige Blutergüsse und schlecht heilende Wunden zu sensibilisieren. Die nötige Antikoagulanzien-Dosis ist neu abzuschätzen und wahrscheinlich zu reduzieren.

2.21.4 Disulfiram – Metronidazol

Der Wirkstoff Disulfiram (Antabus® 0,1 g Dispergetten®) wird zur Entwöhnung von Alkoholkranken eingesetzt. Es handelt sich hierbei um einen Aldehyddehydrogenase-Hemmer, durch den eine Alkoholunverträglichkeit (Acetaldehydsyndrom) erzeugt wird. Diese äußert sich bereits beim Konsum kleiner Alkoholmengen durch Übelkeit, Erbrechen, Kreislaufstörungen, pochenden Kopfschmerz und Flush und kann bis zu zwei Wochen nach Absetzen von Disulfiram auftreten (Aversivum). Auch die Nitroimidazole selber hemmen die Aldehyd-Dehydrogenase und bewirken somit eine Alkoholunverträglichkeit wie in der Behandlung mit Disulfiram. Bei gleichzeitiger Behandlung mit Nitroimidazolen wie Metronidazol (Metronidazol AL 400 mg) kann Disulfiram akute Psychosen und Verwirrtheit hervorrufen. Der Mechanismus ist abhängig von der genannten Enzymhemmung (Aldehyd-Dehydrogenase), aber nicht genau geklärt. Auch bei alleiniger Behandlung mit Disulfiram können psychotische Symptome auftreten.

Klassifikation: Überwachung bzw. Anpassung nötig.

Empfehlung
Der Apotheker informiert den Arzt darüber, dass eine gleichzeitige Therapie mit Metronidazol und Disulfiram zu vermeiden ist. Dies müsste möglich sein, weil Disulfiram generell nur versuchsweise am Anfang einer Phase der versuchten Alkoholabstinenz (kontrollierter Entzug) eingesetzt werden sollte. Ist es dennoch zu gleichzeitiger Anwendung und in der Folge zu Psychosen gekommen, sind beide Medikamente abzusetzen. Therapiert man Alkoholkranke mit Metronidazol, ist sowohl Alkoholkonsum als auch eine Disulfiram-Behandlung strikt verboten. Weiterhin würde eine Disulfiram-Behandlung zu hier nicht erwähnten Interaktionen mit Warfarin und Phenytoin führen. Da Propylenglykol dem gleichen Abbau über die Alkohol-Dehydrogenase unterliegt, dürfen während und bis 14 Tage nach Absetzen einer Disulfiram- oder Metronidazol-Behandlung auch keine Arzneimittel mit (hohem) Gehalt an Propylenglykol eingenommen werden (z. B. ambroxolhaltige Säfte und Tropfen).

2.22 Analgetika, Gastrokinetika, herzwirksame Glykoside, Parkinsontherapeutika

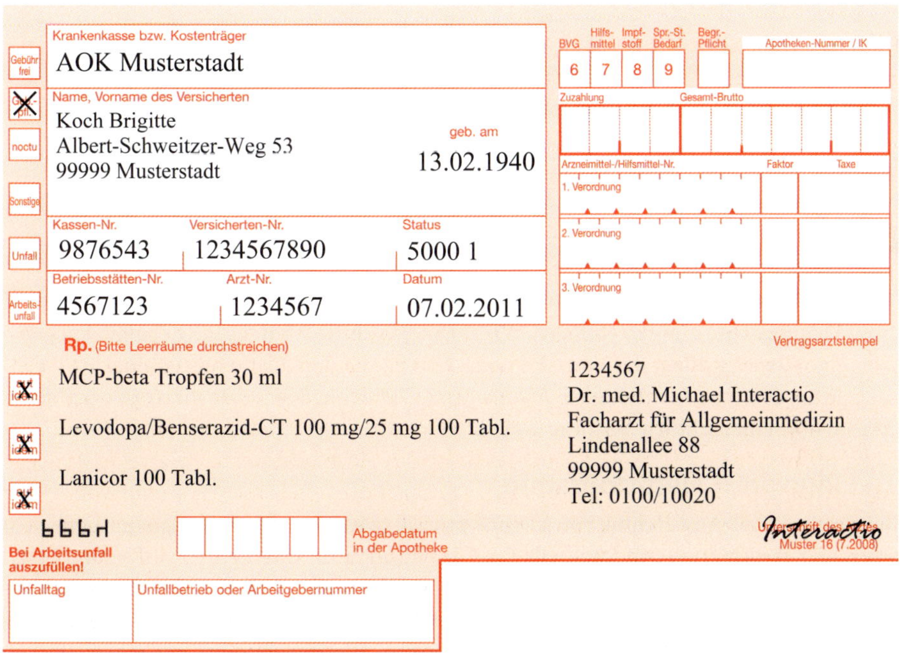
Krankenkasse bzw. Kostenträger
AOK Musterstadt
Name, Vorname des Versicherten
Koch Brigitte
Albert-Schweitzer-Weg 53
99999 Musterstadt
geb. am
13.02.1940
Kassen-Nr. 9876543
Versicherten-Nr. 1234567890
Status 5000 1
Betriebsstätten-Nr. 4567123
Arzt-Nr. 1234567
Datum 07.02.2011
Gebühr frei
Geb.-pfl.
noctu
Sonstige
Unfall
Arbeitsunfall
BVG | Hilfsmittel | Impfstoff | Spr.-St. Bedarf | Begr.-Pflicht | Apotheken-Nummer / IK
6 | 7 | 8 | 9
Zuzahlung
Gesamt-Brutto
Arzneimittel-/Hilfsmittel-Nr. | Faktor | Taxe
1. Verordnung
2. Verordnung
3. Verordnung
Rp. (Bitte Leerräume durchstreichen)
aut idem
MCP-beta Tropfen 30 ml
Levodopa/Benserazid-CT 100 mg/25 mg 100 Tabl.
Lanicor 100 Tabl.
Vertragsarztstempel
1234567
Dr. med. Michael Interactio
Facharzt für Allgemeinmedizin
Lindenallee 88
99999 Musterstadt
Tel: 0100/10020
6664
Bei Arbeitsunfall auszufüllen!
Abgabedatum in der Apotheke
Unterschrift des Arztes
Interactio
Muster 16 (7.2008)
Unfalltag
Unfallbetrieb oder Arbeitgebernummer

MEDIKATION

- Frau Brigitte Koch besucht die Apotheke mit einem Kassenrezept.
- Der Hausarzt verschreibt MCP-beta® Tropfen gegen einen nervösen Reizmagen.
- Zur Beseitigung der Symptome der Parkinsonkrankheit erhält sie Levodopa/Benserazid-CT 100 mg/25 mg.
- Sie ist wegen einer Herzinsuffizienz auf täglich eine Tablette Lanicor® eingestellt.
- Frau Koch wünscht von der Apothekerin ein Packung Ben-u-ron® Tabletten.

2.22.1 Levodopa – Metoclopramid

Metoclopramid (MCP-beta®) besitzt einen zentralen und einen peripheren antidopaminergen Angriffspunkt. Peripherer erhöht es den Tonus und die Peristaltik des oberen Gastrointestinaltrakts und führt zu einer beschleunigten Magenentleerung und Dünndarmpassage. Die Wirkung von Levodopa (Levodopa/Benserazid-CT 100 mg/25 mg) wird bei gleichzeitiger Einnahme von Metoclopramid verstärkt. Als Mechanismus liegt eine erhöhte Resorptionsgeschwindigkeit und eventuell auch Resorptionsquote von Levodopa zugrunde. Diese Wechselwirkung ist nur dadurch verständlich, dass Levodopa zum Teil im Magen bereits metabolisiert und zerstört wird, sodass jede Abkürzung dieses Vorgangs durch die von Metoclopramid hervorgerufene beschleunigte Magenentleerung, zu einer verminderten Zerstörung des Levodopa führen muss. Nach Gabe von Anticholinergika kann auch das Umgekehrte, ein verstärkter Levodopa-Metabolismus durch verzögerte Magenentleerung, auftreten. Metoclopramid ist darüber hinaus quasi ein Neuroleptikum (antidopaminerge Wirkung und Übergang über die Blut-Hirn-Schranke). Deshalb ist es nicht erstaunlich, dass im ZNS ein pharmakodynamischer Antagonismus besteht.

Hinweis: Anticholinergika sind in vielen (neurotrop wirksamen) Spasmolytika enthalten z. B. Buscopan® und Spasmex®. Das Gleiche gilt für Opioid-Analgetika wie Morphin, die zu einer spastischen Obstipation führen, sowie für Codein und Pethidin.

Klassifikation: Vorsichtshalber kontraindiziert.

Empfehlung

Die Apothekerin informiert den Arzt darüber, dass er diese Kombination vermeiden muss. Bei der Interaktion mit Metoclopramid muss mit verstärkten Levodopa-Wirkungen und stärkeren Nebenwirkungen gerechnet werden. Die Nebenwirkungen betreffen vor allem das Herz-Kreislauf-System und den Gastrointestinaltrakt. Umgekehrt besteht gleichzeitig ein Antagonismus der Wirkungen, was die Angelegenheit sehr unübersichtlich macht.

2.22.2 Digoxin – Metoclopramid

Bei gleichzeitiger Anwendung von Metoclopramid (MCP-beta®) wird Digoxin (Lanicor®) schlechter resorbiert, vermutlich gilt das Gleiche auch für andere herzwirksame Glykoside. Der Mechanismus ist in einer Steigerung der Darmmotilität und der damit verbundenen Verkürzung der Passagezeit im Darm zu sehen. Aufgrund des engen Beieinanderliegens von therapeutisch wirk- und unwirksamem Blutspiegel muss mit einem starken Wirkungsverlust des Glykosids gerechnet werden.

Klassifikation: Vorsichtshalber überwachen.

Empfehlung

Die Apothekerin erklärt Frau Koch, dass der Arzt die Dosierung von Digoxin sehr sorgfältig einstellen sollte. Die Blutspiegel des herzwirksamen Glykosids sind eventuell radioimmunologisch zu kontrollieren.

2.22.3 Metoclopramid – Paracetamol

Paracetamol (Ben-u-ron®) wird bei gleichzeitiger Gabe von Metoclopramid (MCP-beta®) schneller resorbiert. Dass auch das Ausmaß der Resorption vergrößert ist, zeigt sich zumindest nach einer Untersuchung an den gesteigerten Wirkspiegeln von Paracetamol (ca. 1,5-fach). Man nimmt an, dass aufgrund der beschleunigten Magenentleerung die Resorption des Paracetamols verbessert wird. Die Bedeutung der Interaktion (Auswirkung für den Patienten) ist umstritten. Betont werden muss aber, dass Schmerzmittel (auch Paracetamol) beim Migräneanfall besser wirken, wenn die durch die Schmerzen (Migräne-Schmerzen) verlangsamten Propulsionen im Magen und Darm durch Metoclopramid verbessert werden können.

Hinweis: Paracetamol ist in Resorptionsstudien eine Art Modellsubstanz, da es als schwache Säure im Magensaft fast ausschließlich undissoziiert vorliegt und seine Resorptionsrate beim Menschen direkt im Zusammenhang mit der Magenentleerung zu sehen ist.

Klassifikation: In der Regel keine Maßnahmen erforderlich.

Empfehlung
Nicht erforderlich.

2.23 Antiepileptika, Beta-Rezeptoren-Blocker, Nahrungsmittel, Neuroleptika, Tetracyclin, Trigeminus-Neuralgie-Therapeutika

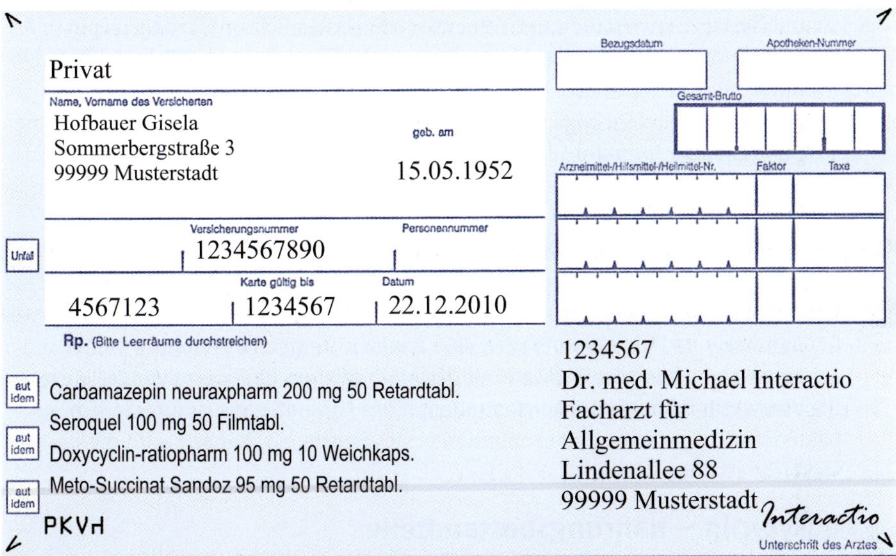
Privat
Name, Vorname des Versicherten
Hofbauer Gisela
Sommerbergstraße 3
99999 Musterstadt
geb. am 15.05.1952
Unfall
Versicherungsnummer 1234567890
Personennummer
4567123
Karte gültig bis 1234567
Datum 22.12.2010
Bezugsdatum
Apotheken-Nummer
Gesamt-Brutto
Arzneimittel-/Hilfsmittel-/Heilmittel-Nr.
Faktor
Taxe
Rp. (Bitte Leerräume durchstreichen)
aut idem Carbamazepin neuraxpharm 200 mg 50 Retardtabl.
Seroquel 100 mg 50 Filmtabl.
aut idem Doxycyclin-ratiopharm 100 mg 10 Weichkaps.
aut idem Meto-Succinat Sandoz 95 mg 50 Retardtabl.
PKVH
1234567
Dr. med. Michael Interactio
Facharzt für
Allgemeinmedizin
Lindenallee 88
99999 Musterstadt
Interactio
Unterschrift des Arztes

MEDIKATION

- Frau Gisela Hofbauer legt ein Privatrezept auf den HV-Tisch.
- Gegen Trigeminus-Neuralgie erhält sie Carbamazepin neuraxpharm® 200 mg.
- Seroquel® 100 mg wird mit Carbamazepin kombiniert zur Therapie einer bipolaren affektiven und schizoaffektiven Störung (manisch-depressive Erkrankung).
- Wegen einer nicht abgeklärten Infektion wird als Breitbandantibiotikum Doxycyclin-ratiopharm® 100 mg verordnet.
- Gegen Angina pectoris erhält die Kundin Meto-Succinat Sandoz® 95 mg.
- Frau Hofbauer bittet den Apotheker um Rat, ob sie die Medikamente vor, zum oder nach dem Essen einnehmen soll.

2.23.1 Carbamazepin – Doxycyclin

Das Dibenzazepin Carbamazepin (Carbamazepin neuraxpharm® 200 mg) war lange der „Primus inter Pares" (Goldstandard) in der Therapie der fokalen Epilepsie. Carbamazepin vermindert die Wirkung von Doxycyclin. Der Mechanismus der Wechselwirkung besteht darin, dass Carbamazepin die Metabolisierung von Doxycyclin (Doxycyclin-ratiopharm® 100 mg) beschleunigt und dadurch seine Halbwertzeit auf etwa die Hälfte verringert. Obwohl nicht exakt nachgewiesen, kann man eine klinische Relevanz der Interaktion aufgrund der starken Reduzierung der Halbwertzeit und der damit zwangsläufig verbundenen starken Erniedrigung der Plasmakonzentrationen annehmen. Bezüglich dieser Wechselwirkung sind andere Tetracycline nicht untersucht worden. Eine entsprechende Wechselwirkung wird aber angenommen.

Carbamazepin gilt als starker Enzyminduktor. Neben Doxycyclin wird auch der Metabolismus von Phenytoin, oralen Antikoagulanzien, Clonazepam, Glucocorticoiden, Estrogenen und Gestagenen beschleunigt, ferner der Metabolismus von Carbamazepin selbst. Weniger interaktionsrelevant ist das Nachfolgeprodukt Eslicarbazepin (Zebinix®). In Dosen zumindest bis 800 mg besitzt es kein nennenswertes Interaktionspotenzial, was vor allem im Hinblick auf andere begleitend verabreichte Antiepileptika wichtig zu erwähnen ist. Es ist ein schwacher Induktor für CYP3A4 (▫ Tab. 2.2) und UDP-Glucuronyltransferasen.

Klassifikation: Überwachung bzw. Anpassung nötig.

Empfehlung

Der Apotheker erklärt Frau Hofbauer, dass bei gleichzeitiger Anwendung beider Arzneimittel die klinische Wirksamkeit des Antibiotikums überwacht werden muss. Die Überwachung der Serumkonzentrationen des Antibiotikums ist erforderlich, um bakteriostatisch wirksame Konzentrationen sicherzustellen. Der Arzt wird die Dosis vielleicht erhöhen müssen.

2.23.2 Doxycyclin – Nahrungsbestandteile

Doxycyclin (Doxycyclin-ratiopharm® 100 mg) kann, wie Minocyclin (Minocyclin-ratiopharm® 50 mg), zu den Mahlzeiten eingenommen werden. Für Tetracycline, mit Ausnahme von Doxycyclin, gilt allgemein die Empfehlung, sie eine Stunde vor oder zwei Stunden nach dem Essen einzunehmen, da dann die Bindung an Polykationen ungleich höher ist. Die Ursache ist in einer Komplexbildung mit mehrwertigen Ionen im Nahrungsbrei zu sehen.

Klassifikation: In der Regel keine Maßnahmen erforderlich.

Empfehlung

Der Apotheker erklärt Frau Hofbauer, dass eine Berücksichtigung des Einnahmezeitpunkts bei Doxycyclin nicht notwendig ist.

2.23.3 Metoprolol – Nahrungsbestandteile

Metoprolol (Meto-Succinat Sandoz® 95 mg) ist ein Beta-Rezeptoren-Blocker. Er unterliegt wie Propranolol einem ausgeprägten First-pass-Effekt. Das bedeutet, dass sich die im systemischen (großen) Kreislauf erscheinenden Arzneistoffkonzentrationen nicht proportional zur Dosis verhalten, weil offensichtlich nach der Resorption, aber noch vor Erreichen des großen Kreislaufs, ein Teil der Substanz durch Metabolisierung in der Leber unwirksam wird (sog. nichtlineare Pharmakokinetik). Wenn Metoprolol zum Essen eingenommen wird, kann der Blutspiegel erhöht sein. Sowohl die maximalen Konzentrationen im Serum als auch die Fläche unter der Serumspiegelkurve werden vergrößert. Dabei ist die enterale Resorption nicht verändert, aber wahrscheinlich der First-pass-Effekt gehemmt. Die erhöhte Bioverfügbarkeit wäre also möglicherweise durch eine „Beschäftigung“ der Leber mit resorbierten Nahrungsbestandteilen zu erklären.

Klassifikation: In der Regel keine Maßnahmen erforderlich.

Empfehlung

Der Apotheker erklärt Frau Hofbauer, dass sie wahrscheinlich keine Interaktionsprobleme bekommt, da die Bedeutung der Wechselwirkung nicht sehr groß ist. Um die Bioverfügbarkeit nicht zu verändern, sollte die Kundin das Metoprolol-Präparat immer zur gleichen Tageszeit und im gleichen Abstand zu den Mahlzeiten einnehmen.

Hinweis: Ein größeres Problem besteht für Propranolol und hatte auch für Metoprolol bestanden, als es noch nicht als Zok-Formulierung (zero order kinetics) im Handel war.

2.23.4 Carbamazepin – Quetiapin

Carbamazepin (Carbamazepin neuraxpharm® 200 mg) induziert die meisten CYP-Enzyme, u. a. CYP3A4 und P-Glykoprotein. Beim Drug-Monitoring fiel auf, dass bei der Kombination in einzelnen Fällen trotz höchster Dosierung von Quetiapin (Seroquel® 100 mg) keine Serumspiegel messbar waren, sodass von einer Unwirksamkeit ausgegangen werden muss.

Klassifikation: Vorsichtshalber überwachen.

Empfehlung

Der Apotheker informiert den Arzt über die Interaktion, die nur der Arzt beurteilen kann. Da die genetische Ausstattung des Menschen meist nicht bekannt ist (genetischer Polymorphismus), sollten im Drug-Monitoring die Quetiapin-Spiegel bestimmt werden. Ein Absetzen von Carbamazepin ist kaum möglich, da es als Mittel der 1. Wahl gilt und nur im akuten Zustand durch eine intravenöse Infusion von Phenytoin ersetzt werden kann.

2.24 Analgetika, Antidiabetika, Diuretika, Nahrungsmittel

Krankenkasse bzw. Kostenträger
AOK Musterstadt

Name, Vorname des Versicherten
Schneider Peter
Industriestraße 246
99999 Musterstadt

geb. am 17.04.1932

Kassen-Nr.	Versicherten-Nr.	Status
9876543	1234567890	5000 1

Betriebsstätten-Nr.	Arzt-Nr.	Datum
4567123	1234567	24.01.2011

BVG | Hilfsmittel | Impfstoff | Spr.-St. Bedarf | Begr.-Pflicht | Apotheken-Nummer / IK
6 | 7 | 8 | 9

Zuzahlung | Gesamt-Brutto

Arzneimittel-/Hilfsmittel-Nr. | Faktor | Taxe
1. Verordnung
2. Verordnung
3. Verordnung

Gebühr frei | Geb.-pfl. (X) | noctu | Sonstige | Unfall | Arbeitsunfall

Rp. (Bitte Leerräume durchstreichen)

aut idem (X) HCT-gamma 25 mg 100 Tabl.

aut idem (X) Starlix 120 mg 120 Filmtabl.

aut idem (X)

6664

Bei Arbeitsunfall auszufüllen!

Abgabedatum in der Apotheke

Unfalltag | Unfallbetrieb oder Arbeitgebernummer

Vertragsarztstempel

1234567
Dr. med. Michael Interactio
Facharzt für Allgemeinmedizin
Lindenallee 88
99999 Musterstadt
Tel: 0100/10020

Unterschrift des Arztes: Interactio

Muster 16 (7.2008)

MEDIKATION

- Herr Peter Schneider besucht die Apotheke mit einem Kassenrezept.
- Er wird wegen einer leichten Hypertonie mit HCT-gamma® 25 mg behandelt.
- Aufgrund seines Diabetes wird er mit Diät und Starlix® 120 mg eingestellt.
- Er verlangt von der PTA gegen seine gelegentlich auftretenden Kopfschmerzen Aspirin® Tabletten und fragt nach möglichen Wechselwirkungen seiner Medikamente mit Nahrungsbestandteilen.

2.24.1 Hydrochlorothiazid – Nahrungsbestandteile

Die Resorption von Hydrochlorothiazid (HCT-gamma® 25 mg) kann durch Nahrungsaufnahme verbessert werden. Vermutlich wird diese Wechselwirkung dadurch hervorgerufen, dass Hydrochlorothiazid längere Zeit Kontakt mit der resorbierenden Fläche im oberen Duodenum hat.

Klassifikation: In der Regel keine Maßnahmen erforderlich.

Empfehlung

Eine Empfehlung an Herrn Schneider ist nicht notwendig, da eventuell eine stärkere Wirkung in Betracht gezogen werden muss, ohne dass extreme Nebenwirkungen zu befürchten sind.

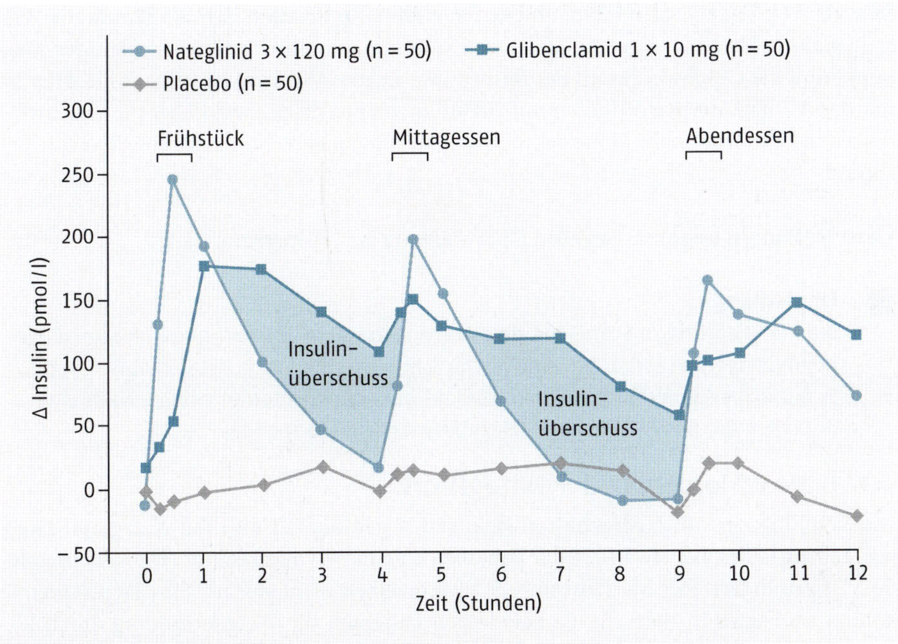

Abb. 2.5 Delta-Insulinspiegel nach Gabe von Nateglinid, Glibenclamid und Placebo

2.24.2 Nahrungsbestandteile – Nateglinid

Eine Wechselwirkung zwischen Nahrungsbestandteilen und Nateglinid (Starlix® 120 mg) besteht nicht. Die Bioverfügbarkeit ist nicht beeinträchtigt. Dies gilt auch für die meisten anderen Sulfonylharnstoffe. Dennoch ist eine Berücksichtigung der disziplinierten Nahrungsaufnahme im Verhältnis zur Einnahme oraler Antidiabetika für den Therapieplan von Bedeutung. Die Einnahme sollte eine halbe Stunde vor den Mahlzeiten erfolgen.

Klassifikation: Überwachung bzw. Anpassung nötig.

Empfehlung
Die PTA erklärt Herrn Schneider, dass er Nateglinid kurz vor den Mahlzeiten einnehmen sollte, da der Arzneistoff dann besser resorbiert wird und die Wirkung schneller eintritt.

2.24.3 Acetylsalicylsäure – Nahrungsbestandteile

Die Resorption von Acetylsalicylsäure (Aspirin®) wird durch Nahrungsbestandteile verlangsamt. Dies kann zu einem nicht ausreichenden Spiegel führen (entsprechend einer niedrigeren Dosierung von Acetylsalicylsäure) oder zu einer verspäteten therapeutischen Konzentration (normale Dosierung von Acetylsalicylsäure). Die Ursache kann in einer verzögerten Magenentleerung oder einer Adsorption an Nahrungsbestandteile liegen. Wenn aufgrund der Wechselwirkung die Serumspiegel in den ersten 20 Minuten nach der Einnahme erheblich niedriger als bei nüchternen Patienten liegen, ist dies von Bedeutung, wenn es auf eine rasche Beseitigung von akuten Schmerzen ankommt.

Hinweis: Wird Acetylsalicylsäure unter einer anderen Indikation, z. B. als Thrombozytenaggregations-Hemmer gegeben, also eine Dauertherapie durchgeführt, spielen der Zeitpunkt und die Geschwindigkeit der Resorption für die Wirksamkeit keine Rolle. Hier ist nur das Ausmaß der Resorption von Bedeutung, da nur dieses, nicht aber die Geschwindigkeit der Resorption die Höhe des Steady-State-Blutspiegels bei einer Dauertherapie bestimmt.

Klassifikation: In bestimmten Fällen Überwachung bzw. Anpassung nötig.

Empfehlung

Die PTA erklärt Herrn Schneider, dass Acetylsalicylsäure auf nüchternen Magen eingenommen werden sollte, um eine rasche Schmerzfreiheit zu erzielen (Kopfschmerz). Es muss aber darauf hingewiesen werden, dass die Nüchterneinnahme Nachteile bezüglich der Nebenwirkungen (Magenverträglichkeit) zur Folge hat.

2.24.4 Hydrochlorothiazid – Nateglinid

Die Kombination von Hydrochlorothiazid (HCT-gamma® 25 mg) mit Nateglinid (Starlix® 120 mg) führt bei etwa 10 % der Patienten zu einer Hyperglykämie. Die Glucosetoleranz ist gemindert. Der Mechanismus ist im Einzelnen nicht geklärt. Eine Hypokaliämie kommt als Faktor in Betracht, da bei einigen Patienten die Wechselwirkung durch K^+-Substitution beseitigt werden konnte. Eventuell liegt auch ein von der K^+-Konzentration unabhängiges verändertes Ansprechen der Zielorgane Muskel- und Fettgewebe auf Insulin vor. Die verminderte Glucosetoleranz scheint in Zusammenhang mit der Hypokaliämie, hervorgerufen durch die kaliuretischen Diuretika, zu stehen. Wenn der Kaliumspiegel niedrig ist, wird die Gefahr einer Hyperglykämie erhöht. Bei einer Hypokaliämie sind die Glucoseutilisation, die Insulinsekretion sowie die Wirksamkeit des Insulins vermindert. Unklar ist, ob alle beteiligten Mechanismen genügend untersucht sind.

Klassifikation: Vorsichtshalber überwachen.

Empfehlung

Die PTA erklärt Herrn Schneider, dass auf eine Hyperglykämie und Hypokaliämie geachtet werden sollte. Eventuell ist die Dosis von Nateglinid anzupassen. Bei anderen Diuretika, z. B. Schleifendiuretika, ist das Ausmaß der Interaktion geringer.

Hinweis: Zur Wechselwirkung zwischen Acetylsalicylsäure und Nateglinid siehe ▶ Kap. 2.1.2.

2.25 Antikoagulanzien, Antimykotika, Calcium-Kanal-Blocker, Koronartherapeutika, Protonenpumpen-Hemmer, Thrombozytenaggregations-Hemmer, Zytostatika

Privat

Name, Vorname des Versicherten
Müller Johannes
Tulpenweg 71
99999 Musterstadt

geb. am 21.12.1949

Unfall

Versicherungsnummer 1234567890

Personennummer

4567123

Karte gültig bis 1234567

Datum 28.11.2010

Bezugsdatum

Apotheken-Nummer

Gesamt-Brutto

Arzneimittel-/Hilfsmittel-/Heilmittel-Nr. | Faktor | Taxe

Rp. (Bitte Leerräume durchstreichen)

aut idem Omep 20 mg 30 Kaps.
DuoPlavin 75 mg/100 mg 28 Filmtabl.
aut idem HCT-gamma 25 mg 50 Tabl.
aut idem Amlodipin Stada 5 mg 50 Tabl.
PKVH

1234567
Dr. med. Michael Interactio
Facharzt für
Allgemeinmedizin
Lindenallee 88
99999 Musterstadt

Interactio
Unterschrift des Arztes

MEDIKATION

- Herr Johannes Müller begrüßt den Apotheker und übergibt mehrere Privatrezepte.
- Der Hausarzt verordnet den Protonenpumpen-Hemmer Omep® 20 mg gegen eine Refluxösophagitis und DuoPlavin® 75 mg/100 mg wegen eines zurückliegenden Myokardinfarkts. Herr Müller wird wegen einer leichten Hypertonie mit HCT-gamma® 25 mg behandelt und erhält zur Verbesserung der blutdrucksenkenden Wirkung den Calcium-Kanal-Blocker Amlodipin Stada® 5 mg.
- Er legt dem Apotheker ein Rezept mit Vincristinsulfat 2 mg Hexal Injektionslösung vor, womit das Rezidiv einer akuten lymphoblastischen Leukämie behandelt wird.
- Wegen einer Pilzinfektion erhält Herr Müller Noxafil® Suspension 40 mg/ml.
- Ranexa® 500 mg verordnet der Arzt wegen ischämischer Reaktionen im Herzbereich.
- Außerdem legt Herr Müller dem Apotheker noch ein Rezept mit 98 Marcumar® Tabletten vor.
- Er erzählt, dass er in zwei Wochen zu einer Operation ins Krankenhaus muss.

2.25.1 Clopidogrel – Omeprazol

40 % der deutschen Bevölkerung leidet an Sodbrennen und saurem Aufstoßen, den Symptomen einer Refluxerkrankung. Aufgrund der langen Wirkdauer von Omeprazol (Omep® 20 mg) ist eine einmal tägliche Anwendung ausreichend. Der Wirkungseintritt liegt bei zwei bis drei Tagen, bedingt durch den Mechanismus.

Clopidogrel (in DuoPlavin® mit Acetylsalicylsäure) ist ein Hemmstoff der Thrombozytenaggregation, der bei Patienten mit akutem Koronarsyndrom und insbesondere nach

Implantation eines Gefäßstents nach Herzinfarkt gegeben wird. Beim Prodrug, das zur Metabolisierung in seiner aktiven Form von CYP2C19 abhängig ist, bestehen Interaktionsmöglichkeiten. Auch unabhängig von Interaktionen ist die Anfangstherapie bei Patienten, die ein oder zwei defekte CYP2C19-Allele tragen, gefährdet. Etwa 30 % niedrigere wirksame Spiegel wurden gefunden, die maximale Thrombozytenhemmung ist dadurch gesenkt. Eingesetzt wird Clopidogrel (Iscover®) wegen seiner antiaggregatorischen Wirkung (Verminderung spontaner Thrombenbildung, bevorzugt im Ventrikel). Der aktive Metabolit, 2-Oxo-Clopidogrel wird durch nachfolgende Hydrolyse gebildet. Der oxidative Schritt wird durch CYP3A4, CYP2B6 und CYP2C19 katalysiert. Clopidogrel erfährt als Prodrug eine CYP-abhängige Oxidation (CYP1A2, CYP2B6, CYP2C19). Es wird in der Leber weitermetabolisiert durch teilweise die gleichen Enzyme und zusätzlich CYP3A4/5 und wirkt dann über den P2Y12 Rezeptor auf die Thrombozyten.

Im Gegensatz dazu wird Prasugrel (Efient®) als Prodrug durch Esterasen zunächst hydrolysiert und dann durch eine CYP-abhängige Oxidation weiter verstoffwechselt: CYP3A4/5, CYP2B6, CYP2C19, CYP2C9, CYP2D6 und wirkt in seiner somit aktivierten Form in gleicher Weise über P2Y12 Rezeptoren auf den Thrombozyten. Ticagrelor (Brilique®) ist bereits die aktive Verbindung, die ohne Metabolisierung in gleicher Weise wie oben beschrieben wirkt.

Omeprazol wird wie Pantoprazol (Rifun®) und Lansoprazol (Agopton®) vorwiegend in der Leber über das CYP2C19-Enzym vollständig metabolisiert (unwirksame Metaboliten), ist ein CYP2C19-Inhibitor, sodass das Prodrug Clopidogrel nicht durch CYP2C19 in seine aktive Wirkform Oxo-Clopidogrel überführt werden kann. In der Kombination erhöht sich das relative Risiko für schwere kardiovaskuläre Ereignisse um 50 %. Das relative Risiko für einen Herzinfarkt stieg im Vergleich mit den nicht mit Protonenpumpen-Hemmern behandelten Patienten um 74 %. Die klinische Relevanz der Interaktion ist mittelschwer bis schwer.

Hinweis zur Bedeutung von CYP2C19: Die Eradikationstherapie bei Ulcus ventriculi und duodeni mit Protonenpumpen-Hemmern ist bei Trägern einer Defizienz von CYP2C19 erfolgreicher.

Clopidogrel ist ein Hemmstoff der Thrombozytenaggregation, der in Kombination mit Acetylsalicylsäure bei Patienten mit akutem Koronarsyndrom und insbesondere nach Implantation eines Gefäßstents nach Herzinfarkt gegeben wird. Als Prodrug, das zur Metabolisierung in seine aktive Form von CYP2C19 abhängig ist, bestehen Interaktionsmöglichkeit. Auch unabhängig von Interaktionen ist die Anfangstherapie bei Patienten, die ein oder zwei defekte CYP2C19-Allele tragen, gefährdet, da etwa 30 % niedrigere wirksame Spiegel gefunden wurden und die maximale Thrombozytenhemmung dadurch gesenkt ist.

Eine wichtige kritische Anmerkung ist anzubringen: Auf der Basis von Messungen der Plättchenaggregation (Surrogatparameter) ist es sehr schwierig, auf die klinische Bedeutung zu schließen. In einer klinischen Studie (TIMI-38 Studie) konnte gezeigt werden, dass die Einnahme eines Protonenpumpen-Hemmers die Wirksamkeit von Clopidgrol nicht beeinflusst, und dies, obwohl ein Rote-Hand-Brief mit der gegenteiligen Aussage verschickt worden war. Die Lage ist also nicht eindeutig. Zahlreiche Interaktionen von Omeprazol, die man sich intensiv anschauen sollte, da es sehr verbreitet verschrieben wird, sind zusammengefasst worden (Klotz et al. 2003).

Klassifikation: Schwerwiegende Folgen wahrscheinlich – kontraindiziert.

Empfehlung
Der Apotheker informiert den Arzt darüber, dass diese Kombination vermieden werden sollte (FDA, Arzneimittelkommission der dt. Ärzteschaft), weil die Wirksamkeit von Clopidogrel herabgesetzt sein kann, und dadurch das Schlaganfall- und Herzinfarktrisiko steigt. Eine aktuelle Metastudie bestätigt dies aber nicht. Das hohe gastrointestinale Blutungsrisiko unter Clopidogrel ist zu beachten. Auch an die sinnvolle Kombination mit einem Protonenpumpen-Hemmer sollte gedacht werden.

2.25.2 Omeprazol – Posaconazol

Omeprazol (Omep® 20 mg) wird neben CYP2C19 auch über CYP3A4 metabolisiert. Posaconazol (Noxafil®) hemmt CYP3A4, somit ist die Bioaktivierung des Prodrugs Omeprazol gehemmt. Dadurch kommt es zur erhöhten Konzentration des Protonenpumpen-Hemmers.

Klassifikation: Überwachung bzw. Anpassung nötig.

2

Empfehlung
Der Apotheker informiert den Arzt telefonisch darüber, dass Arzneistoffe, die den Magen-pH-Wert erhöhen, nicht mit Posaconazol kombiniert werden können. Dies ist weniger durch die Wirkungslosigkeit von Posaconazol gegeben (Ausmaß ist umstritten), sondern eher durch die erhöhte Toxizität von Omeprazol.

2.25.3 Clopidogrel – Phenprocoumon

Bei dieser Kombination kann es verstärkt zur Gefahr von Blutungskomplikationen kommen, besonders aufgrund einer verstärkten antiaggregatorischen Wirkung. Als Mechanismus besteht ein additiver Effekt der Vitamin-K-antagonistischen Wirkung des Phenprocoumons und der ADP-Hemmstoffe, sodass es zu einer verstärkten antikoagulatorischen Wirkung kommt.

Klassifikation: Überwachung bzw. Anpassung nötig.

Empfehlung
Der Apotheker informiert den Arzt, dass die gleichzeitige Behandlung mit ADP-Hemmstoffen und Antikoagulanzien schwierig und daher besser zu vermeiden ist. Wenn diese Kombination trotzdem eingesetzt wird, ist streng auf Blutungen zu achten.

2.25.4 Acetylsalicylsäure – Clopidogrel

Bei Herrn Müller steht eine Operation an. Acetylsalicylsäure beeinflusst die clopidogrelvermittelte Hemmung der ADP-induzierten Thrombozytenaggregation nicht. Clopidogrel erhöht aber die Wirkung von Acetylsalicylsäure auf die kollageninduzierte Thrombozytenaggregation mit der Folge einer verlängerten Blutungszeit. Die Kombination wurde früher eher als gefährliche Interaktion eingestuft. Eine Fixkombination von Acetylsalicylsäure mit Clopidogrel ist seit 2010 im Handel (DuoPlavin® 75 mg/100 mg).

Klassifikation: Überwachung bzw. Anpassung nötig.

Empfehlung
Der Apotheker erklärt Herrn Müller, dass Acetylsalicylsäure und Clopidogrel nach Möglichkeit zehn Tage vor einem geplanten OP-Eingriff abgesetzt werden sollten. Wenn bis kurz vor dem Eingriff antikoaguliert werden muss, sollte Clopidogrel zeitig und Acetylsalicylsäure bis 24 Stunden vorher abgesetzt werden. Perioperativ werden GPIIa/IIb-Hemmstoffe gegeben. Ein Bridging mit Heparin z. B. bei Stent-Implantation bietet keinen ausreichenden Schutz vor arterieller Thrombenbildung. Die Heparinwirkung wird durch Clopidogrel nicht beeinflusst und umgekehrt auch nicht die Clopidogrel-Wirkung durch Heparin. Dies schließt nicht aus, dass die Blutungsgefahr dennoch erhöht ist (pharmakodynamische Interaktion).

2.25.5 Posaconazol – Ranolazin

Ranolazin (Ranexa® 500 mg) ist ein Mittel gegen Angina pectoris. Sein Wirkungsmechanismus ist nicht genau bekannt. Eventuell kommt es zu einer Hemmung des späten Natriumeinstroms in die Herzmuskelzellen, was eine Verminderung der Überladung der Zellen mit Natrium- und Calciumionen bedingt. Es kommt zur Förderung der myokardialen Relaxation und Verbesserung des Blutflusses zum Herzmuskel. Ranolazin ist eine sehr wechselwirkungsintensive Substanz: CYP3A4, CYP2D6, ist Substrat von P-Glykoprotein, was viele Kontraindikationen bedingt. Die CYP3A4-Hemmung durch Azol-Antimykotika wie Posaconazol (Noxafil®) bewirkt eine Steigerung der Ranolazin-Wirkung.

Klassifikation: Schwerwiegende Folgen wahrscheinlich – kontraindiziert.

Empfehlung
Der Apotheker informiert den Arzt, dass Ranolazin nicht mit Azol-Antimykotika wie Posaconazol kombiniert werden darf.

2.25.6 Posaconazol – Vincristin

Vincristin (Vincristinsulfat 2 mg Hexal Injektionslösung) ist ein Cytochrom-P-450-(CYP)3A4- und P-Glykoprotein-(P-Gp)-Substrat. Die Nebenwirkungen Neurotoxizität (periphere Neuropathie), abdominale Krämpfe und Verstopfung, eventuell auch Krämpfe und Bewusstseinsstörungen (verspätet auftretend) von Vincristin können durch gleichzeitige Gabe von CYP3A4-Hemmstoffen wie Posaconazol (Noxafil®) oder durch Blocker von P-Glykoproteinpumpen verstärkt werden. Auch seine Halbwertzeit ist dann verlängert.

Hinweis: Die Interaktion ist auch durch andere CYP3A4-Hemmstoffe gegeben (andere Azol-Antimykotika, Makrolid-Antibiotika) und betrifft alle Vinca-Alkaloide.

Klassifikation: Überwachung bzw. Anpassung nötig.

Empfehlung
Der Apotheker informiert den Arzt, dass von der Kombination eigentlich abgeraten wird. Wenn eine Kombination unvermeidlich ist, sollte auf jeden Fall die Vincristin-Dosis reduziert werden.

2.25.7 Amlodipin – Clopidogrel

Clopidogrel (Prodrug, Sekundärprävention vaskulärer Ereignisse) ist ein Substrat für CYP2C19 und P-Glykoprotein. Amlodipin (Amlodipin Stada 5 mg) geht von den untersuchten Calcium-Kanal-Blockern eine deutliche Interaktion mit Clopidogrel ein, die sich darin äußert, dass der Patient nicht ausreichend auf den Wirkstoff anspricht. Der Mechanismus ist schwer einzuordnen, da Amlodipin kein Hemmstoff von CYP2C19 oder P-Glykoprotein ist. Demgegenüber sind andere Calcium-Kanal-Blocker wie Verapamil, Nifedipin oder Diltiazem sehr wohl Hemmstoffe des P-Glykoproteins, zeigen aber merkwürdigerweise praktisch keine Interaktion mit Clopidogrel.

Klassifikation: Schwerwiegende Folgen wahrscheinlich – kontraindiziert.

Empfehlung
Der Apotheker informiert den Arzt des Kunden Müller darüber, dass von der Kombination der beiden Arzneistoffe abgeraten wird.

2.26 Antihistaminika, CSE-Hemmer, Makrolid-Antibiotika, Penicilline, Urikosurika

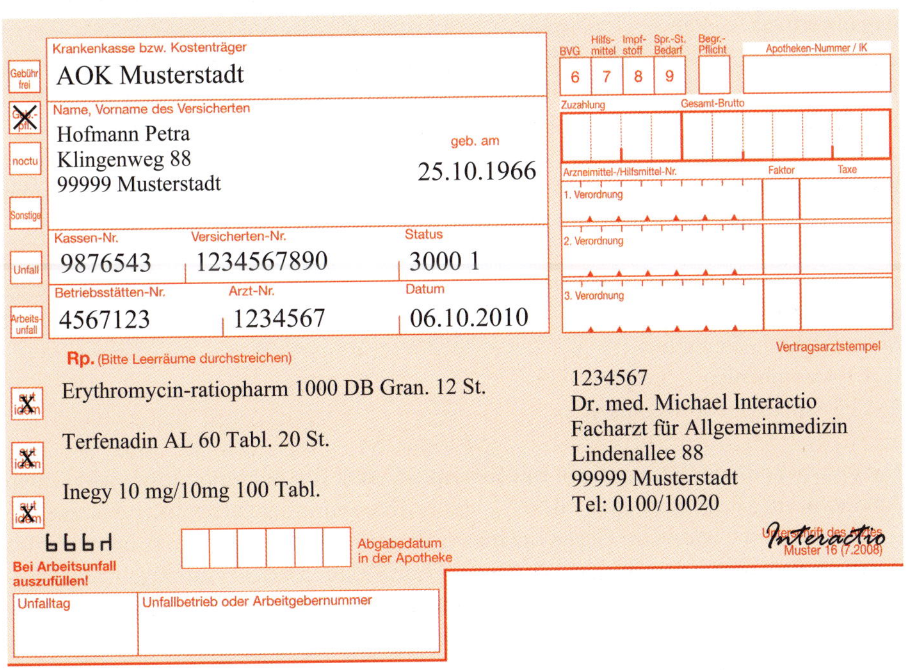
Gebühr frei
X Geb.-pfl.
noctu
Sonstige
Unfall
Arbeitsunfall
Krankenkasse bzw. Kostenträger
AOK Musterstadt
Name, Vorname des Versicherten
Hofmann Petra
Klingenweg 88
99999 Musterstadt
geb. am
25.10.1966
Kassen-Nr. 9876543
Versicherten-Nr. 1234567890
Status 3000 1
Betriebsstätten-Nr. 4567123
Arzt-Nr. 1234567
Datum 06.10.2010
BVG | Hilfsmittel | Impfstoff | Spr.-St. Bedarf | Begr.-Pflicht | Apotheken-Nummer / IK
6 7 8 9
Zuzahlung
Gesamt-Brutto
Arzneimittel-/Hilfsmittel-Nr.
Faktor
Taxe
1. Verordnung
2. Verordnung
3. Verordnung
Rp. (Bitte Leerräume durchstreichen)
X aut idem Erythromycin-ratiopharm 1000 DB Gran. 12 St.
X aut idem Terfenadin AL 60 Tabl. 20 St.
X aut idem Inegy 10 mg/10mg 100 Tabl.
Vertragsarztstempel
1234567
Dr. med. Michael Interactio
Facharzt für Allgemeinmedizin
Lindenallee 88
99999 Musterstadt
Tel: 0100/10020
6664
Bei Arbeitsunfall auszufüllen!
Abgabedatum in der Apotheke
Unterschrift des Arztes
Interactio
Muster 16 (7.2008)
Unfalltag
Unfallbetrieb oder Arbeitgebernummer

■ **MEDIKATION**

- Frau Petra Hofmann besucht die Apotheke mit einem Kassenrezept.
- Verordnet ist Erythromycin-ratiopharm® 1000 mg gegen Keuchhusten (Frühstadium).
- Außerdem sind Terfenadin AL 60 Tabletten gegen Heuschnupfen und zur Senkung des LDL-Cholesterolspiegels Inegy® 10 mg/10 mg Tabletten verordnet.
- Wegen einer langwierigen Harnwegsinfektion (*Proteus mirabilis*) wird Frau Hofmann auch vom Urologen behandelt. Er verordnet das Antibiotikum Ampicillin-ratiopharm® 1000 mg und das Urikosurikum Probenecid Weimer® 500 mg.

2.26.1 Ampicillin – Erythromycin

Erythromycin (Erythromycin-ratiopharm® 1000 mg) gehört genauso wie Spiramycin (Selectomycin®) zu den Makrolid-Antibiotika. Es wirkt vorwiegend auf grampositive Keime bakteriostatisch, indem es die Proteinsynthese an Ribosomen hemmt. Ampicillin (Ampicillin-ratiopharm® 1000 mg) ist ein Breitspektrum-Penicillin und wirkt bakterizid, indem es bei penicillinempfindlichen Bakterien, die sich in der Wachstumsphase befinden, die für den Aufbau der Bakterienzellwand notwendige Mureinsynthese und die Quervernetzung von Bausteinketten verhindert. Da die Bildung von Zytoplasma nicht beeinflusst wird, wächst die Zelle, bis es zum Riss in der Membran kommt und durch Lysis der Zelluntergang erfolgt.

Nach Meinung vieler Autoren führt die gleichzeitige Anwendung von Ampicillin und Erythromycin zu einer Beeinträchtigung der antibiotischen Wirkung des Penicillins. Durch Hemmung der Proteinsynthese wird die bakterizide Wirkung des Ampicillins gehemmt. Da Penicillin nur auf die Zellwandneubildung von sich teilenden Zellen wirkt, ist verständlich, dass jedes Antibiotikum, das die Zellteilung hemmt, die Penicillinwirkung entsprechend aufhebt. Bakteriostatika verhindern also, dass Keime in eine Wachstumsphase kommen und somit penicillinempfindlich werden. Weitere Beispiele für nicht sinnvolle Kombinationen von bakteriostatisch- und bakterizid wirksamen Antibiotika sind:

- Tetracyclin – Penicillin,
- Chloramphenicol – Streptomycin,
- Chloramphenicol – Kanamycin.

Kombinationen von Tetracyclinen mit Rifampicin oder von bakteriostatisch wirksamen Antibiotika mit Polymyxinen (Colistin®), verursachen keine derartigen Interaktionen.

In einer Studie wurde im Gegensatz hierzu festgestellt, dass je nach Mikroorganismus durchaus auch eine synergistische Wirkung bei Kombination von Erythromycin und Penicillin auftreten kann. Das könnte zum Teil daran liegen, dass Erythromycin nur in niedrigen Konzentrationen bakteriostatisch wirkt, in höheren dagegen bakterizid genauso wie Penicillin, sodass dann ein Synergismus durchaus möglich ist. Ein Kompromiss dieser einander widersprechenden Auffassungen könnte darin liegen, dass die antagonistische Wirkung, vor der gewarnt wird, bevorzugt bei niedrig gewählten Dosierungen auftritt. Somit gibt es keine sichere Vorhersage der Wirkung bei einer Kombination (antagonistisch oder synergistisch).

Klassifikation: Schwerwiegende Folgen wahrscheinlich – kontraindiziert

Empfehlung
Der Apotheker informiert die Ärzte der Kundin Petra Hofmann über die Verordnung eines bakteriostatisch und eines bakterizid wirkenden Antibiotikums, die nicht miteinander kombiniert werden sollten. Wenn eine kombinierte Anwendung dieser Antibiotikatherapie vom Arzt beabsichtigt ist (z. B. schwere Fälle einer bakteriellen Endokarditis), sollte die Wirksamkeit der Kombination im Antibiogramm getestet werden.

2.26.2 Erythromycin – Terfenadin

Terfenadin als Antihistaminikum der zweiten Generation reduziert allergische Reaktionen, ohne eine nennenswerte sedierende Wirkung hervorzurufen, da es kaum die Blut-Hirn-Schranke überwindet. Der aktive Metabolit Carboxy-Terfenadin bindet relativ selektiv an periphere Histamin-H_1-Rezeptoren und blockiert diese kompetitiv. Die gleichzeitige Behandlung mit Makrolid-Antibiotika (Erythromycin) ist kontraindiziert, da es zu einer erhöhten Kardiotoxizität kommen kann. Diese äußert sich in verlängerten QT-Intervallen, Torsade-de-pointes-Tachykardien und Herzstillstand. Als wahrscheinlicher Mechanismus gilt ein verminderter Terfenadin-Metabolismus, da Erythromycin das Cytochrom-P-450-Isoenzym-3A4 (◘ Tab. 1.3) hemmt, welches den oxidativen Metabolismus katalysiert. Da bei Terfenadin generell das Risiko einer QT-Zeit-Verlängerung besteht, handelt es sich um eine Verstärkung einer bekannten Nebenwirkung.

Klassifikation: Schwerwiegende Folgen wahrscheinlich – kontraindiziert.

Empfehlung
Die PTA informiert den Arzt telefonisch darüber, dass die gleichzeitige Behandlung mit Erythromycin und Terfenadin absolut kontraindiziert ist. Sie schlägt dem Arzt vor, auf alternative H_1-Antihistaminika wie Loratadin oder Cetirizin auszuweichen, da diese kaum oxidativ verstoffwechselt werden.

2.26.3 Erythromycin – Simvastatin

Bei Simvastatin (in Inegy® 10 mg mit Ezetimib) handelt es sich um einen Cholesterol-Synthese-Hemmer. Damit entfällt die von Cholesterol ausgehende Hemmung der Bildung von LDL-Rezeptoren, wodurch die Zellen dazu übergehen, das LDL aus dem Blut durch Endozytose aufzunehmen. Der LDL-Blutspiegel ist erniedrigt. Eine schwerwiegende Nebenwirkung der Statine ist das Risiko für Myopathien und Rhabdomyolyse, die tödlich verlaufen können. Das Risiko ist durch die Kombination mit Erythromycin (Erythromycin-ratiopharm® 1000 mg) erhöht. Es handelt sich um eine pharmakokinetische Interaktion, bei der durch eine gehemmte Metabolisierung der Statine erhöhte Plasmakonzentrationen resultieren. Makrolid-Antibiotika hemmen das Cytochrom-P-450-Isoenzym CYP3A4, durch welches Simvastatin eigentlich metabolisiert wird.

Klassifikation: Schwerwiegende Folgen wahrscheinlich – kontraindiziert.

Empfehlung

Die PTA informiert den Arzt über die Wechselwirkung. Bei zusätzlicher Anwendung von Erythromycin müsste prophylaktisch eine Unterbrechung der Statintherapie erfolgen. Da eine solche Unterbrechung die Compliance verringert, kann als Maßnahme auf ein nicht interagierendes Antibiotikum gewechselt werden. Als Alternative bietet sich das Makrolid-Antibiotikum Azithromycin an, da dieses nicht über CYP3A4 verstoffwechselt wird.

Hinweis: Eine Monotherapie mit Statinen unter Einhaltung normaler Wirkspiegel ist ohne Risiko. Erst wenn das Muskelenzym Kreatinkinase (CK) im Blut um das Zehnfache der Norm durch Interaktionen erhöht ist und bereits Muskelschmerzen auftreten, muss das Statin abgesetzt werden. Bei Muskelschmerzen, Muskelschwäche und dunklem Urin ist in Rücksprache mit dem Arzt die Statintherapie zu unterbrechen, bis die Symptome abgeklärt sind.

2.26.4 Ampicillin – Probenecid

Die gleichzeitige Anwendung eines Penicillins (Ampicillin-ratiopharm® 1000 mg) und des Urikosurikums Probenecid (Probenecid Weimer® 500 mg) führt zu höheren und länger wirksamen Penicillin-Plasmaspiegeln. Die Plasmahalbwertzeit von Penicillin wird verlängert. Die Fläche unter der Serumspiegel-Zeitkurve kann etwa zweimal größer, die maximalen Spiegel können zwischen 30 und 300 % überhöht sein. Die Wechselwirkung beruht auf einer Konkurrenzsituation bei der aktiven Sekretion durch die Niere. Das System zur aktiven Sekretion dient neben der einfachen Filtration der Ausscheidung von Arzneistoffen mit dem Harn. Der aktive Transportprozess ist in seiner Kapazität jedoch begrenzt, sodass durch gleichzeitig gegebene Arzneistoffe, die denselben Exkretionsweg beanspruchen, Störungen auftreten können. Probenecid behindert die aktive Sekretion des Penicillins durch Hemmung des Säuresekretionsmechanismus im proximalen Tubulus.

Andere Arzneistoffe, die auf die gleiche Weise die Wirkung von Penicillin verstärken, sind: Acetylsalicylsäure, Phenylbutazon, Indometacin, Thiazide, Furosemid und Sulfonamide.

Eine zweite Erklärung der Wechselwirkung besteht darin, dass Probenecid das Verteilungsvolumen von Penicillinen verringert, was zu einer größeren Penicillinmenge im zentralen Kompartiment (Blut und Extrazellulärraum) führt.

Hinweis: Es handelt sich in diesem Fall um eine Wechselwirkung, die therapeutisch sinnvoll ausgenutzt wurde, um Penicillin weniger häufig verabreichen zu müssen und um erhöhte Plasmaspiegel zu erzielen. Therapeutisch notwendig war ein solches Vorgehen jedoch nur bei der Behandlung von Geschlechtskrankheiten und wenn es sich um unzuverlässige Patienten handelte. Bei Endokarditis, Sepsis und bei einfachen bakteriellen Infektionen ist eine Dosiserhöhung des Antibiotikums völlig ausreichend.

Klassifikation: In bestimmten Fällen Überwachung bzw. Anpassung nötig.

Empfehlung

Keine Empfehlung erforderlich. Diese bewusst positiv genutzte Interaktion ist heute in den Hintergrund getreten.

2.27 Analgetika, basische Arzneistoffe, Penicilline

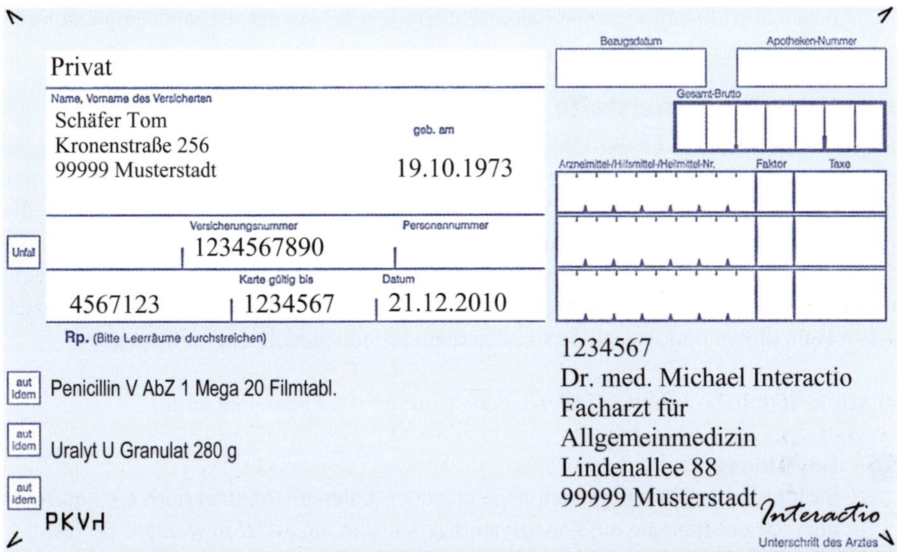
Privat
Name, Vorname des Versicherten
Schäfer Tom
Kronenstraße 256
99999 Musterstadt
geb. am 19.10.1973
Unfall
Versicherungsnummer 1234567890
Personennummer
4567123
Karte gültig bis 1234567
Datum 21.12.2010
Bezugsdatum
Apotheken-Nummer
Gesamt-Brutto
Arzneimittel-/Hilfsmittel-/Heilmittel-Nr.
Faktor
Taxe
Rp. (Bitte Leerräume durchstreichen)
aut idem Penicillin V AbZ 1 Mega 20 Filmtabl.
aut idem Uralyt U Granulat 280 g
aut idem
PKVH
1234567
Dr. med. Michael Interactio
Facharzt für
Allgemeinmedizin
Lindenallee 88
99999 Musterstadt
Interactio
Unterschrift des Arztes

MEDIKATION

- Wegen einer Staphylokokken-Infektion verschreibt der Hausarzt Herrn Tom Schäfer Penicillin V ABZ 1 Mega.
- Auf dem Privatrezept ist außerdem Uralyt-U® Granulat verordnet, um eine Neubildung von Harnsäuresteinen zu verhindern.
- Herr Schäfer wünscht von der Apothekerin noch eine Packung Aspirin®, weil er gelegentlich Kopfschmerzen hat.

2.27.1 Acetylsalicylsäure – Phenoxymethylpenicillin

Bei der Kombination hoher Dosen von Acetylsalicylsäure (Aspirin®) und Penicillinen (Penicillin V ABZ 1 Mega) sind der Serumspiegel und die Halbwertzeit der Penicilline erhöht, in manchen Fällen beinahe verdoppelt. Zwei Mechanismen scheinen hier eine Bedeutung zu besitzen. Hohe Dosen von Acetylsalicylsäure ändern das Bindungsverhalten von Albumin im Blut für Penicilline. Antibiotika werden entweder direkt aus der Albuminbindung verdrängt oder die Sekundärstruktur des Albumins wird indirekt verändert, indem Acetylsalicylsäure kovalent an die Epsilon-Aminogruppe des Lysins im Albumin bindet. Beide saure Substanzen konkurrieren außerdem um den aktiven Sekretionsprozess in der Niere.

Klassifikation: In der Regel keine Maßnahmen erforderlich.

Empfehlung
Da die klinische Relevanz dieser Wechselwirkung nicht gesichert ist (wenige kontrollierte Studien) und die Wechselwirkung nur bei dauerhaft hohen Acetylsalicylsäure-Dosen beschrieben wurde, die Herr Schäfer nicht verwendet, ist keine Empfehlung notwendig.

2.27.2 Basische Arzneistoffe – Phenoxymethylpenicillin

Basen (Alkalicitrate in Uralyt-U®) enthalten Substanzen, die den pH-Wert des Harns erhöhen. Um die Wirkung zu kontrollieren, überprüft Herr Schäfer regelmäßig mit dem beigelegtem Indikatorpapier den Urin-pH-Wert. Penicilline wie Phenoxymethylpenicillin (Penicillin V ABZ 1 Mega) sind Säuren. Ihr Ionisationsgrad nimmt bei steigendem pH-Wert zu. Deshalb ist es möglich, dass die Resorption abnimmt oder die Ausscheidung zunimmt. Die klinische Bedeutung dieser Wechselwirkung und auch der Interaktion zwischen Penicillinen und Antazida ganz allgemein ist jedoch nicht endgültig geklärt.

Klassifikation: In bestimmten Fällen Überwachung bzw. Anpassung nötig.

Empfehlung
Nach bisherigen Erkenntnissen braucht weder Uralyt-U® Granulat noch ein Antazidum vor der Therapie mit Phenoxymethylpenicillin abgesetzt zu werden. Bei nicht ausreichendem therapeutischem Erfolg (Kontrolle beim Arzt durch ein Antibiogramm) sollte aber an die Interaktion gedacht werden.

2.27.3 Acetylsalicylsäure – basische Arzneistoffe

Acetylsalicylsäure (Aspirin®) kann nach der Filtration in der Niere zum Teil aktiv rückresorbiert werden. Diese tubuläre Rückresorption hängt vom Ionisationsgrad der Substanz ab. Je stärker sie ionisiert ist, umso schlechter wird sie rückresorbiert. Daher ist es leicht verständlich, dass geringe Veränderungen des pH-Werts (Hexakalium-Hexanatrium-trihydrogenpentacitrat in Uralyt-U®) den Ionisationsgrad einer Substanz und damit seine Rückresorption verändern können. Eine Säure wie Acetylsalicylsäure wird bei ansteigendem pH-Wert stärker ionisiert, schlechter rückresorbiert und geht damit nach ihrer Filtration dem Körper verloren. Die Plasmaspiegel der Acetylsalicylsäure können deshalb niedriger sein. Es ist noch nicht abschließend geklärt, ob weitere Mechanismen eine Rolle spielen, z. B. eine veränderte Resorption aus dem Gastrointestinaltrakt. Die Erniedrigung des pH-Werts führt umgekehrt dazu, dass die Substanz vermehrt in undissoziierter Form vorliegt und damit besser rückresorbiert wird.

Klassifikation: Kontraindiziert.

Empfehlung
Die Apothekerin weist Herrn Schäfer darauf hin, dass bei gleichzeitiger Verabreichung von Acetylsalicylsäure und Arzneistoffen, die den pH-Wert des Urins erhöhen (Uralyt-U® oder Antazida), mit einem niedrigeren Serumspiegel des Analgetikums und mit einem entsprechenden Wirkungsverlust gerechnet werden muss. Da dies für alle sauren Analgetika (pK_a-Wert im Bereich von 3) gilt, zu denen Paracetamol als einzige Ausnahme nicht gehört, bietet die Apothekerin Herrn Schäfer Paracetamol als Alternative zur Behandlung der Kopfschmerzen an.

2.28 Folsäure-Antagonisten, Impfstoffe, Penicilline, Urikosurika

Gebühr frei | Krankenkasse bzw. Kostenträger: AOK Musterstadt

[X] Geb.-pfl. | Name, Vorname des Versicherten: Kleinheinz Gabriele, Nelkenweg 17, 99999 Musterstadt | geb. am 15.05.1962

noctu | Sonstige | Unfall | Arbeitsunfall

Kassen-Nr.	Versicherten-Nr.	Status
9876543	1234567890	1000 1
Betriebsstätten-Nr.	**Arzt-Nr.**	**Datum**
4567123	1234567	06.10.2010

BVG | Hilfsmittel | Impfstoff | Spr.-St. Bedarf | Begr.-Pflicht | Apotheken-Nummer / IK
6 | 7 | 8 | 9

Zuzahlung | Gesamt-Brutto

Arzneimittel-/Hilfsmittel-Nr. | Faktor | Taxe

1. Verordnung

2. Verordnung

3. Verordnung

Rp. (Bitte Leerräume durchstreichen)

[X] aut idem: Amoxicillin 500 mg Heumann 10 Tabl.

[X] aut idem: Methotrexat Hexal 25 mg/ml Infusionslös. 10 x 1 ml

[X] aut idem

6664

Bei Arbeitsunfall auszufüllen!

Abgabedatum in der Apotheke

Vertragsarztstempel

1234567
Dr. med. Michael Interactio
Facharzt für Allgemeinmedizin
Lindenallee 88
99999 Musterstadt
Tel: 0100/10020

Interactio
Unterschrift des Arztes
Muster 16 (7.2008)

Unfalltag | Unfallbetrieb oder Arbeitgebernummer

■ MEDIKATION

- Frau Gabriele Kleinheinz gibt mehrere Rezepte beim Apotheker ab.
- Sie erhält Amoxicillin 500 mg Heumann zur Behandlung einer Harnwegsinfektion und Methotrexat Hexal 25 mg/ml Infusionslösung. Die Kundin erzählt, dass sie vor einer Woche eine Chemotherapie (akute lymphatische Leukämie) mit Methotrexat hinter sich gebracht hat und im Abstand von zwei Wochen Infusionen für noch für zwei weitere Zyklen erhalten wird.
- Auf einem Privatrezept sind Typhoral L® Impfstoff-Kapseln verordnet, da Frau Kleinheinz eine Immunierung gegen Typhus benötigt. Sie plant nach Südamerika zu reisen.
- Der Urologe hat zur Verbesserung der Harnsäurewerte Probenecid Weimer® 500 mg Tabletten verordnet.

2

2.28.1 Amoxicillin – Typhus-Lebend-Impfstoff

Bei paralleler Anwendung von Amoxicillin (Amoxicillin 500 mg Heumann) und oralen, bakteriellen Lebend-Impfstoffen (Typhoral L®) kann der Impferfolg durch eine zu geringe Immunantwort gefährdet werden. Die Voraussetzung für eine ausreichende Immunisierung ist das Überleben der Impfkeime. Diese können jedoch durch die gleichzeitige Gabe von Antibiotika abgetötet werden und so eine abgeschwächte Immunantwort mit einem verminderten oder sogar fehlenden Impfschutz hervorrufen.

Hinweis: Dies gilt auch für Lebend-Impfstoffe gegen Gelbfieber, Masern, Mumps, Röteln, Varizella und Rotaviren.

Klassifikation: Überwachung bzw. Anpassung nötig.

Empfehlung

Der Apotheker erklärt Frau Kleinheinz, dass zwischen der letzten Antibiotikum-Dosis und der Einnahme des oralen, bakteriellen Lebend-Impfstoffs mindestens 24 Stunden liegen sollten, damit der Erfolg der Impfung nicht gefährdet ist.

2.28.2 Methotrexat – Typhus-Lebend-Impfstoff

Methotrexat (Methotrexat Hexal®) hemmt über einen Eingriff in den Folathaushalt die DNA-, RNA- und Proteinsynthese von Zellen. Die Immunantwort wird geschwächt. Wenn Patienten mit Lebend-Impfstoff immunisiert werden, können diese am Impfkeim teilweise lebensbedrohlich erkranken (▸ Kap. 2.58.2).

Klassifikation: Schwerwiegende Folgen wahrscheinlich – kontraindiziert.

Empfehlung

Während einer Chemotherapie (auch in Intervallen) darf keine Immunisierung mit Lebend-Impfstoff erfolgen. Der Apotheker informiert Frau Kleinheinz und den behandelnden Arzt darüber. Die Immunreaktion kann sogar noch mehrere Monate nach der Chemotherapie unterdrückt sein, sodass die literaturbekannten Empfehlungen zum zeitlichen Abstand zwischen ein und zwölf Monaten variieren. Ist eine Immunisierung dennoch nötig, kann ein Toxoid-Impfstoff eingesetzt werden, wobei auch hier die Bildung einer ausreichenden Menge von Antikörpern fraglich ist. Die Antwort kann nicht generell gegeben werden, sie bedarf bei jeder Impfaktion einer genauen ärztlichen Betrachtung (▸ Kap. 2.58.2).

2.28.3 Amoxicillin – Methotrexat

Amoxicillin (Amoxicillin 500 mg Heumann) vermindert die renale Elimination des Folsäure-Antagonisten (Methotrexat Hexal®). Das Penicillin konkurriert mit Methotrexat um die tubuläre Sekretion, wodurch aufgrund einer Behinderung eine erhöhte Methotrexat-Plasmakonzentration auftreten kann. Diese setzt durch eine resultierende Nierenfunktionsstörung die renale Ausscheidung des Folsäure-Antagonisten weiter herab. Es können toxische Plasmakonzentrationen erreicht werden. Zu den Intoxikationserscheinungen gehören Entzündungen der Mundschleimhaut, Erbrechen, Diarrhö und Fieber.

Klassifikation: Überwachung bzw. Anpassung nötig.

Empfehlung
Es muss überprüft werden, ob die Methotrexat-Behandlung während der Gabe von Amoxicillin unterbrochen werden kann oder andere Antibiotika infrage kommen. Ist die gleichzeitige Behandlung unausweichlich, so sollte die Methotrexat-Dosis vermindert und der Plasmaspiegel überwacht werden. Deutet das Blutbild auf eine Leukozytopenie oder eine Thrombozytopenie hin, so ist die Methotrexat-Behandlung abzubrechen.

2.28.4 Amoxicillin – Probenecid

Probenecid (Probenecid Weimer®) wird als Urikosurikum und wurde früher zur Antibiotikaeinsparung eingesetzt. Es verlängert über die Hemmung der aktiven renalen, tubulären Sekretion der Penicilline deren Wirkung (pharmakokinetische Interaktion). Die Plasmakonzentration des Amoxicillins (Amoxicillin 500 mg Heumann) wird um 30 bis 330 % erhöht und die Halbwertzeit verlängert. Eine erhöhte Toxizität wäre nur bei hohen intravenösen Dosen des Antibiotikums zu erwarten.

Klassifikation: In bestimmten Fällen Überwachung bzw. Anpassung nötig.

Empfehlung
Es sind keine Maßnahmen erforderlich.

Hinweis: Bis in die 1990er Jahre wurde Probenecid bewusst als Hilfstherapie zur Erhöhung der Plasmaspiegel und damit zur Penicillin-Einsparung eingesetzt. Dies wird heute aufgrund von Penicillinen mit günstiger Pharmakokinetik nicht mehr verfolgt (▶ Kap. 2.26.4).

2.28.5 Methotrexat – Probenecid

Die Kombination von Probenecid (Probenecid Weimer®) und Methotrexat (Methotrexat Hexal®) kann zu toxischen Konzentrationen von Methotrexat im Körper führen. Diese äußern sich durch Leukozytopenie, Thrombozytopenie, Knochenmarkdepression mit Infektionsbegünstigung sowie Stomatitis, Übelkeit, Diarrhö und möglichen Leberschäden. Die hohen Plasmakonzentrationen werden durch eine Hemmung der renalen Ausscheidung des Folsäure-Antagonisten, wahrscheinlich durch Konkurrenz um einen Anionentransporter, erreicht. Durch die erhöhte Plasmakonzentration können wiederum Nierenfunktionsstörungen hervorgerufen werden, welche die Elimination noch einmal herabsetzen.

Klassifikation: Überwachung bzw. Anpassung nötig.

Empfehlung
Der Apotheker informiert die Ärzte von Frau Kleinheinz über die Wechselwirkung. Es muss sorgfältig auf Zeichen einer relativen Überdosierung von Methotrexat geachtet werden. Eine Überwachung der Plasmakonzentration und Anpassung der Dosierung des Folsäure-Antagonisten ist sinnvoll. Als spezifisches Antidot bei einer Überdosierung wird Calciumfolinat verwendet.

2.29 ACE-Hemmer, Antidiabetika, Antikoagulanzien, Kontrazeptiva

Krankenkasse bzw. Kostenträger
AOK Musterstadt

Name, Vorname des Versicherten
Ackermann Susanne
Alte Landstraße 34
99999 Musterstadt
geb. am 16.02.1974

Kassen-Nr.	Versicherten-Nr.	Status
9876543	1234567890	3000 1

Betriebsstätten-Nr.	Arzt-Nr.	Datum
4567123	1234567	25.11.2010

Gebühr frei · Geb.-pfl. (X) · noctu · Sonstige · Unfall · Arbeitsunfall

BVG · Hilfsmittel · Impfstoff · Spr.-St. Bedarf · Begr.-Pflicht · Apotheken-Nummer / IK
6 7 8 9
Zuzahlung · Gesamt-Brutto
Arzneimittel-/Hilfsmittel-Nr. · Faktor · Taxe
1. Verordnung
2. Verordnung
3. Verordnung

Rp. (Bitte Leerräume durchstreichen)

- [X] aut idem: Coumadin 5 mg 20 Tabl.
- [X] aut idem: Glibenclamid AL 3,5 120 Tabl.
- [X] aut idem: CaptoHexal 6,25 mg 50 Tabl.

6 6 6 H

Bei Arbeitsunfall auszufüllen!
Abgabedatum in der Apotheke
Unfalltag · Unfallbetrieb oder Arbeitgebernummer

Vertragsarztstempel
1234567
Dr. med. Michael Interactio
Facharzt für Allgemeinmedizin
Lindenallee 88
99999 Musterstadt
Tel: 0100/10020

Unterschrift des Arztes: Interactio
Muster 16 (7.2008)

MEDIKATION

- Das Kassenrezept der Kundin Susanne Ackermann nimmt die PTA entgegen.
- Sie leidet unter einer tiefen Beinvenenthrombose und soll jetzt Coumadin® 5 mg 20 Tabletten einnehmen.
- Sie ist Diabetikerin und wird mit Glibenclamid AL 3,5 mg behandelt.
- Gegen Bluthochdruck ist CaptoHexal® 6,25 mg verordnet.
- Frau Ackermann legt ein Privatrezept von ihrem Frauenarzt mit Cilest® Tabletten vor und erzählt der PTA, dass sie eine Endometriose hat und dass eine leichte Niereninsuffizienz festgestellt wurde.

2.29.1 Glibenclamid – Warfarin

Warfarin (Coumadin® 5 mg) wird im Rahmen der Thromboseprophylaxe eingesetzt, um eine Thrombusbildung und daraus resultierenden Embolien vorzubeugen. Es verhindert die posttranslationelle Prozessierung von Gerinnungsfaktoren. Da Phenprocoumon und auch Warfarin eine sehr geringe therapeutische Breite besitzen, kann eine Kombination mit anderen Medikamenten zu schweren Wechselwirkungen führen.

Prinzipiell kann durch Sulfonylharnstoffe wie Glibenclamid (Glibenclamid AL 3,5 mg) die antikoagulatorische Wirkung von gleichzeitig gegebenem Warfarin verstärkt werden. Umgekehrt kann bei dieser Kombination auch der Sulfonylharnstoff stärker blutzuckersenkend wirken. Diese Interaktion ist aber auf Einzelfälle beschränkt. Die verstärkte blutzuckersenkende Wirkung geht wahrscheinlich auf eine Hemmung der hepatischen Elimination zurück. Weiterhin wird Glibenclamid minimal von Warfarin aus der Plasmaproteinbindung verdrängt. Der Mechanismus der erhöhten Blutungsneigung ist ungeklärt.

Klassifikation: Vorsichtshalber überwachen.

Empfehlung
Nicht erforderlich. Es wird sogar empfohlen, bei gleichzeitig mit Antikoagulanzien behandelten Personen Glibenclamid anderen Sulfonylharnstoffen wegen der vermutlich geringen Gefahr von Wechselwirkungen vorzuziehen.

2.29.2 Ethinylestradiol/Norgestimat – Glibenclamid

Eine direkte Wechselwirkung, z. B. pharmakokinetischer Art, existiert zwischen Glibenclamid (Glibenclamid AL 3,5 mg) und einer Estrogen-Gestagen-Kombination (Ethinylestradiol/Norgestimat, Cilest®) nicht. Bei gleichzeitiger Einnahme kann die Glucosetoleranz verschlechtert sein, also die Fähigkeit des Organismus, nach einer Glucosebelastung oder einem kohlenhydratreichen Frühstück, die Glucose schnell genug zu eliminieren. Leider sind die Ergebnisse nicht ganz übereinstimmend. Es gibt aber Berichte, nach denen unter der Anwendung von Estrogen-Gestagen-Kombination ein latenter Diabetes manifest wurde. Nach einer Untersuchung war bei über 80 % der Diabetiker infolge der Einnahme dieser Kombination eine Anpassung der Insulin-Dosis erforderlich.

Klassifikation: Vorsichtshalber überwachen.

Empfehlung
Die PTA erklärt Frau Ackermann, dass es möglich ist, beide Medikamente zusammen einzunehmen, wenn der Arzt die Stoffwechsellage (z. B. oraler Glucosetoleranztest) kontrolliert. Allerdings darf Frau Ackermann das Kontrazeptivum wegen der tiefen Beinvenenthrombose nicht nehmen.

2.29.3 Ethinylestradiol/Norgestimat – Warfarin

Die Einnahme oraler Kontrazeptiva (Ethinylestradiol/Norgestimat, Cilest®) steigert die Synthese von Gerinnungsfaktoren. Die durch Cumaringabe gewünschte hypothrombinämische Reaktion kann durch Estrogene enthaltende Präparate verkürzt sein. Es handelt sich um eine pharmakodynamische Interaktion (funktioneller Antagonismus). Die Pharmakokinetik (z. B. Metabolisierung des Antikoagulans) ist nicht verändert. Möglicherweise ist die Steigerung der Gerinnungsfaktorensynthese im Zusammenhang mit der diskutierten Entstehung von Thromboembolien zu sehen. Diese Wechselwirkung ist bei einer Antikoagulanzientherapie wegen tiefer Venenthrombosen von Bedeutung.

Klassifikation: Schwerwiegende Folgen wahrscheinlich – kontraindiziert.

Empfehlung
Die PTA klärt Frau Ackermann darüber auf, dass eine tiefe Beinvenenthrombose eine Kontraindikation für hormonale Kontrazeptiva ist.

2.29.4 Captopril – Glibenclamid

Captopril (CaptoHexal® 6,25 mg) ist ein ACE-Hemmer, der das Angiotensin-konvertierende Enzym hemmt. Dadurch wird verhindert, dass Angiotensin II (ein starker Vasokonstriktor) aus Angiotensin I entsteht und somit Aldosteron freigesetzt wird. Auch die Interaktion mit dem Angiotensin-Rezeptor wird dadurch unterbunden. Als Effekt stellt sich ein erniedrigter Blutdruck ein. Dies wird bei der Therapie von Herzinsuffizienz und Bluthochdruck genutzt.

Sulfonylharnstoffe wie Glibenclamid (Glibenclamid AL 3,5 mg) stimulieren die Insulinfreisetzung aus den Beta-Zellen des Pankreas unabhängig von der Blutglucosekonzentration. Durch die Kombination mit einem ACE-Hemmer wie Captopril wird die blutzuckersenkende Wirkung der Sulfonylharnstoffe erhöht. Es wird eine erhöhte Insulinempfindlichkeit diskutiert, die auch als günstiger Nebeneffekt der antihypertensiven Therapie zu bewerten ist. Dies gilt für fast alle ACE-Hemmer, die mit Sulfonylharnstoffen kombiniert werden. Da das Risiko einer Hypoglykämie gering einzustufen ist, überwiegt hier der Nutzen für den Patienten.

Captopril kann die blutzuckersenkende Wirkung des Glibenclamids besonders zu Beginn einer gleichzeitigen Anwendung erhöhen. Es besteht dann ein vergrößertes Risiko, dass eine Hypoglykämie entsteht. Diese äußert sich in Symptomen wie Tachykardie, Blässe, Tremor, Schwitzen und Verwirrung in Abhängigkeit von der erniedrigten Blutglucose-Konzentration. In einer Fallkontrollstudie waren 14 % der hypoglykämiebedingten Krankenhauseinweisungen mit einer ACE-Hemmer-Therapie verbunden.

Klassifikation: Vorsichtshalber überwachen.

Empfehlung

Die PTA weist Frau Ackermann auf die Möglichkeit hin, dass das Risiko einer Hypoglykämie besonders zu Beginn der Behandlung mit einem ACE-Hemmer in Kombination mit Glibenclamid erhöht ist. Die Blutglucosekonzentration sollte sorgfältig überwacht und der Rat des Arztes gesucht werden, da die Dosis des Antidiabetikums eventuell angepasst werden muss.

Hinweis: ACE-Hemmer haben in der Bluthochdrucktherapie von Diabetikern einen hohen Stellenwert, da sie einen günstigen Einfluss auf mögliche Sekundärschäden, z. B. den Fortschritt einer diabetischen Nephropathie, haben. Das Risiko einer Hypoglykämie bei der Kombination von Glibenclamid mit Captopril hingegen ist als gering einzustufen. Apothekenkunden sollten auf die Warnzeichen einer Hypoglykämie und auf eine regelmäßige Kontrolle der Blutzuckerwerte hingewiesen werden. Der Nutzen der Arzneimittel muss dem Kunden gegenüber betont werden.

Medikation bei Niereninsuffizienz

Bei einer graduell unterschiedlich stark ausgeprägten Niereninsuffizienz (Bestimmung der Kreatinin-Clearance) sind aus den Überlegungen nach Dettli (Jaehde et al., Klinische Pharmazie, 2010) die Q_0-Werte von Pharmaka abzugreifen und über ein Nomogramm die Faktoren für eine Dosiskorrektur von nierenpflichtigen Arzneistoffen zu ermitteln.

- Sicherer sind im Fall einer Niereninsuffizienz die nicht renal eliminierten Arzneistoffe: Gliquidon statt Glibenclamid, Metoprolol anstelle von Atenolol, Digitoxin statt Digoxin,
- ungeeignet sind Metformin, Lithium, Methotrexat,
- Dosisanpassungen sind erforderlich z. B. bei Sotalol, ACE-Hemmer,
- Dosisanpassungen sind nicht erforderlich z. B. bei Amiodaron, Calcium-Kanal-Blocker, Citalopram.

2.30 Diuretika, herzwirksame Glykoside, Tetracycline

Gebühr frei | X Geb.-pfl. | noctu | Sonstige | Unfall | Arbeitsunfall

Krankenkasse bzw. Kostenträger
AOK Musterstadt

Name, Vorname des Versicherten
Gerber Christoph
Einsteinweg 65
99999 Musterstadt
geb. am 17.10.1943

Kassen-Nr.	Versicherten-Nr.	Status
9876543	1234567890	5000 1

Betriebsstätten-Nr.	Arzt-Nr.	Datum
4567123	1234567	13.01.2011

BVG | Hilfs-mittel | Impf-stoff | Spr.-St. Bedarf | Begr.-Pflicht | Apotheken-Nummer / IK
6 | 7 | 8 | 9

Zuzahlung | Gesamt-Brutto

Arzneimittel-/Hilfsmittel-Nr. | Faktor | Taxe
1. Verordnung
2. Verordnung
3. Verordnung

Rp. (Bitte Leerräume durchstreichen)

X aut idem — Digacin 0,25 mg 6 x 14 Tabl.
X aut idem — Furosemid Sandoz 40 mg 100 Tabl.
X aut idem — Tetracyclin Wolff 500 Kaps. 30 St.

Vertragsarztstempel
1234567
Dr. med. Michael Interactio
Facharzt für Allgemeinmedizin
Lindenallee 88
99999 Musterstadt
Tel: 0100/10020

6664

Abgabedatum in der Apotheke

Unterschrift des Arztes Interactio
Muster 16 (7.2008)

Bei Arbeitsunfall auszufüllen!

Unfalltag | Unfallbetrieb oder Arbeitgebernummer

MEDIKATION

- Herr Christoph Gerber übergibt der Apothekerin ein Kassenrezept.
- Seine Herzinsuffizienz wird mit Digacin® 0,25 mg behandelt.
- Als Diuretikum nimmt er Furosemid Sandoz® 40 mg Tabletten ein.
- Gegen eine bakterielle Infektion verschreibt der Arzt Tetracyclin Wolff® 500 mg Kapseln.

2.30.1 Digoxin – Tetracyclin

Tetracycline (Tetracyclin Wolff® 500 mg) können nach noch nicht ganz ausdiskutierten Ergebnissen die Wirkspiegel und die Wirkung von Digoxin (Digacin® 0,25 mg) erhöhen. Der Wechselwirkung könnte folgender Mechanismus zugrunde liegen: Tetracycline töten Bakterien im Dickdarm ab, die den ungesättigten Lactonring des herzwirksamen Glykosids hydrieren und damit die Substanz in den unwirksamen Metaboliten Dihydrodigoxin überführen. Nach einer Untersuchung wird durch die Hemmung dieses Abbauweges bei einzelnen Patienten die Serum-Digoxinkonzentration um 40 bis 100 % erhöht.

Klassifikation: Überwachung bzw. Anpassung nötig.

Empfehlung

Die Apothekerin informiert den Arzt darüber, dass es trotz der noch nicht ausreichend geprüften Bedeutung der Wechselwirkung notwendig ist, dass Herr Gerber klinisch sorgfältig beobachtet wird und eventuell sogar zur Abklärung einer Intoxikation (Farbensehen, gastrointestinale Störungen) die Serum-Digoxinspiegel gemessen werden.

2.30.2 Digoxin – Furosemid

Furosemid ist ein stark wirksames Schleifendiuretikum. Eine längere Anwendung beeinflusst die Digoxinkonzentration im Plasma oder die renale Ausscheidung nicht. Die Angaben zur Digoxinelimination bei gleichzeitiger Furosemidgabe sind teilweise widersprüchlich. Eine Wirkungsverstärkung von Digoxin und anderen herzwirksamen Glykosiden ist aber zu erwarten, wenn durch Furosemid Serumkalium- oder Magnesiumspiegel stark abnehmen. Trotz einiger widersprüchlicher Auffassungen zum Wirkungsmechanismus der herzwirksamen Glykoside ist die Wirkungsstärke an das Elektrolytmuster (Na^+, K^+, Ca^{2+}) in der Herzmuskelzelle gebunden.

Klassifikation: Überwachung bzw. Anpassung nötig.

Empfehlung

Die Apothekerin informiert Herrn Gerber darüber, dass die K^+-Konzentration im Serum überwacht und bei Bedarf korrigiert werden sollte. Eventuell kann der Arzt einen kaliumsparenden Aldosteron-Rezeptor-Antagonisten wie Spironolacton, der selbst nur sehr schwache diuretische Effekte besitzt, verordnen (▶ Kap. 2.10.3).

2.31 ACE-Hemmer, Alkohol, Antirheumatika, Diuretika

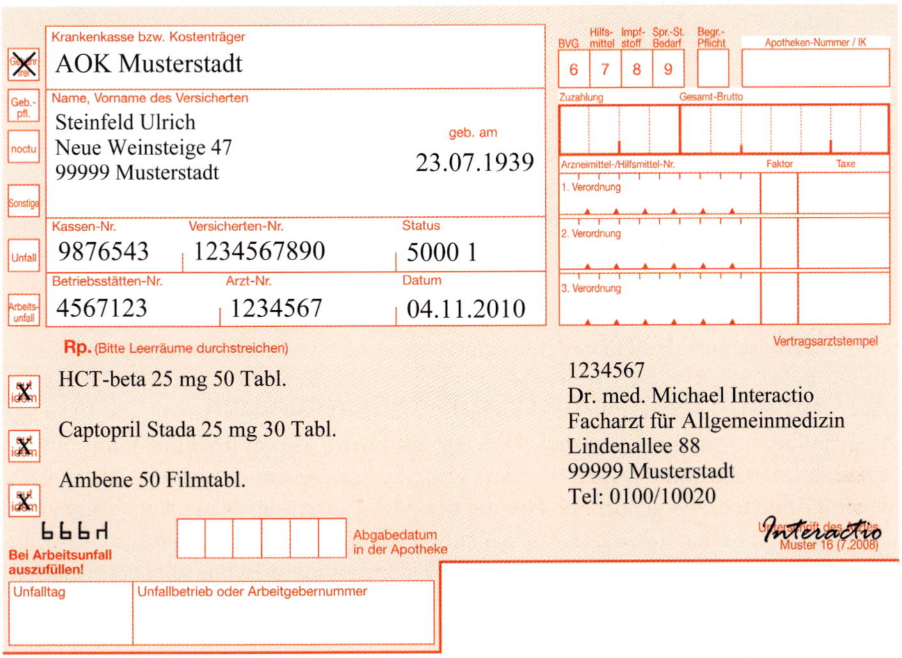
Krankenkasse bzw. Kostenträger
AOK Musterstadt
Name, Vorname des Versicherten
Steinfeld Ulrich
Neue Weinsteige 47
99999 Musterstadt
geb. am 23.07.1939
Kassen-Nr. 9876543 | Versicherten-Nr. 1234567890 | Status 5000 1
Betriebsstätten-Nr. 4567123 | Arzt-Nr. 1234567 | Datum 04.11.2010
BVG | Hilfsmittel 6 | Impfstoff 7 | Spr.-St. Bedarf 8 | 9 | Begr.-Pflicht | Apotheken-Nummer / IK
Zuzahlung | Gesamt-Brutto
Arzneimittel-/Hilfsmittel-Nr. | Faktor | Taxe
1. Verordnung
2. Verordnung
3. Verordnung
Rp. (Bitte Leerräume durchstreichen)
HCT-beta 25 mg 50 Tabl.
Captopril Stada 25 mg 30 Tabl.
Ambene 50 Filmtabl.
Vertragsarztstempel
1234567
Dr. med. Michael Interactio
Facharzt für Allgemeinmedizin
Lindenallee 88
99999 Musterstadt
Tel: 0100/10020
6664
Abgabedatum in der Apotheke
Unterschrift des Arztes
Interactio
Muster 16 (7.2008)
Bei Arbeitsunfall auszufüllen!
Unfalltag | Unfallbetrieb oder Arbeitgebernummer

MEDIKATION

- Als Antihypertensivum erhält Herr Ulrich Steinfeld gemäß Stufenplan als Grundlage der Hypertoniebehandlung das Saluretikum HCT-beta® 25 mg.
- Zusätzlich verschreibt der Arzt Captopril Stada® 25 mg, da die Wirkung des Saluretikums nicht ausreichte.
- Zur Kurzzeitanwendung beim akuten Gichtanfall sind Ambene® Filmtabletten aufgeschrieben.
- Herr Steinfeld erbittet vom Apotheker Auskunft darüber, ob sein (nicht übertriebener) Alkoholkonsum ein Problem bei der Anwendung seiner Therapeutika ist.

2.31.1 Captopril – Hydrochlorothiazid

Captopril (Captopril Stada® 25 mg) ist ein Antihypertensivum, das über eine Hemmung des Angiotensin-I-Conversions-Enzyms wirkt (ACE-Hemmer). Dadurch wird die Bildung von Angiotensin II aus Angiotensin I vermindert, das sehr stark blutdrucksteigernd wirkt. Außerdem kommt es durch das Pharmakon zu einer verminderten Aldosteronfreisetzung (= schwache diuretische Wirkung). Captopril muss mit anderen blutdrucksenkenden Mitteln kombiniert werden. Thiazide wie Hydrochlorothiazid (HCT-beta® 25 mg) verschieben das Elektrolytmuster in Richtung einer Hyponatriämie. Wenn eine Captopril-Therapie begonnen wird, kann es durch die Ausgangssituation zu einem übersteigerten, gefährlichen Blutdruckabfall zu Beginn der Kombinationsbehandlung kommen.

Klassifikation: Vorsichtshalber überwachen.

Empfehlung

Die Kombination eines ACE-Hemmers zur Blutdrucksenkung mit einem Diuretikum wie einem Thiazid oder einem Schleifendiuretikum wie Furosemid (Lasix®) an sich ist sinnvoll (zusätzliche Blutdrucksenkung). Der Apotheker sollte den Dosisplan überprüfen und gegebenenfalls mit dem Arzt darüber sprechen. Die Diuretika sollten entweder mindestens drei Tage vor Beginn der Captopril-Therapie (vorübergehend) abgesetzt oder Captopril sollte einschleichend dosiert werden (2–12 mg). Die Kombination mit kaliumsparenden Diuretika (z. B. Torasemid) würde ebenfalls Probleme mit sich bringen. ACE-Hemmer (Captopril und Enalapril) sollten außer bei sehr engmaschiger Kontrolle der Kalium-Spiegel nicht mit kaliumsparenden Diuretika (Spironolacton, Triamteren, Amilorid) kombiniert werden, da der antagonistische Effekt des Aldosterons und damit der kaliumretinierende Effekt verstärkt werden kann.

2.31.2 Captopril, Hydrochlorothiazid – Phenylbutazon

Phenylbutazon (Ambene® 200 mg) wird nur kurzfristig als Antirheumatikum und gut wirksames Analgetikum eingesetzt. Seine Hauptbedeutung hat es heute als Mittel beim akuten Gichtanfall. Es gehört zur Gruppe der NSAR (nichtsteroidale Antirheumatika). Phenylbutazon besitzt im Gegensatz zu allen anderen Antirheumatika (genauso wie Indometacin) einen leichten blutdrucksteigernden Effekt, der die Wirkung von Antihypertensiva (Captopril Stada® 25 mg) unterlaufen kann. Der Mechanismus ist nicht genau geklärt (Erhöhung des Gefäßwiderstands, erhöhte Natriumretention). Diese Wechselwirkung betrifft auch andere Arzneistoffe mit antihypertensiver Wirkung, wie Beta-Rezeptoren-Blocker, Furosemid oder Prazosin. Der Wirkungsmechanismus ist möglicherweise dadurch zu erklären, dass Phenylbutazon (und Indometacin) die Bildung solcher endogener Prostaglandine wie die des Prostacyclins hemmt, die den Blutdruck senken. Die Verminderung des blutdrucksenkenden Effekts ist unterschiedlich stark ausgeprägt (Reihenfolge nach Interaktionsstärke): ACE-Hemmer/AT_1-Rezeptor-Antagonisten > Diuretika > Beta-Rezeptoren-Blocker > Calcium-Kanal-Blocker.

Klassifikation: In bestimmten Fällen Überwachung bzw. Anpassung nötig.

Empfehlung

Der Apotheker klärt Herrn Steinfeld über die mögliche Wirkungsminderung auf. Die Abschwächung des blutdrucksenkenden Effekts sollte in den Therapieplan einbezogen werden. Herr Steinfeld sollte seinen Arzt danach fragen. Die Kombination kann beibehalten werden (kein Absetzen). Bei längerer Kombination ist ein Monitoring unbedingt anzuraten.

2.31.3 Alkohol – Hydrochlorothiazid

Alkohol besitzt vasodilatatorische Eigenschaften. Die Erweiterung z. B. der Hautgefäße wird über eine Hemmung des Vasomotorenzentrums vermittelt. Ein Blutdruckabfall kann teilweise über eine Noradrenalinverarmung in den Speichern erklärt werden. Durch Alkohol kann der antihypertensive Effekt von Hydrochlorothiazid (HCT-beta® 25 mg) verstärkt werden. Dies liegt teilweise daran, dass Alkohol über eine Hemmung der ADH-Freisetzung die Diurese fördert.

Klassifikation: Schwerwiegende Folgen wahrscheinlich – kontraindiziert.

Empfehlung

Der Apothekenkunde muss über den blutdrucksenkenden Effekt in Kenntnis gesetzt werden. Der Apotheker erklärt Herrn Steinfeld, dass der gleichzeitige Genuss von Alkohol bei einer antihypertensiven Therapie nicht zu empfehlen ist.

2.32 Anabolika, Antikoagulanzien, Antirheumatika, Zytostatika

Privat

Name, Vorname des Versicherten
Weinmann Gerald
Martin-Luther-Weg 33
99999 Musterstadt

geb. am 23.07.1939

Unfall

Versicherungsnummer 1234567890
Personennummer

4567123
Karte gültig bis 1234567
Datum 11.11.2010

Bezugsdatum | Apotheken-Nummer | Gesamt-Brutto
Arzneimittel-/Hilfsmittel-/Heilmittel-Nr. | Faktor | Taxe

Rp. (Bitte Leerräume durchstreichen)

aut idem Phenprogamma 3 mg 100 Tabl.
Andriol Testocaps 60 Kaps.
aut idem Ambene 200 mg 20 Filmtabl.
aut idem Mepact 4 mg Pulver 1 Durchstechfl.
PKVH

1234567
Dr. med. Michael Interactio
Facharzt für
Allgemeinmedizin
Lindenallee 88
99999 Musterstadt

Interactio
Unterschrift des Arztes

MEDIKATION

- Das Privatrezept von Herrn Gerald Weinmann nimmt die Apothekerin entgegen.
- Der Arzt verschreibt zur Herzinfarktprophylaxe Phenprogamma® 3 mg.
- Er erhält Andriol® Testocaps wegen einer androgenmangelbedingten Osteoporose.
- Ambene® 200 mg Filmtabletten bekommt er wegen eines akuten Gichtanfalls zur kurzfristigen Einnahme.
- Herr Weinmann hat ein Osteosarkom, das mit Mepact® 4 mg behandelt wird.

2.32.1 Phenprocoumon – Testosteron

Das Cumarinderivat Phenprocoumon (Phenprogamma® 3 mg) ist ein Antikoagulans (Wirkmechanismus siehe ▶ Kap. 2.20.1). Testosteron (Andriol® Testocaps) ist ein Steroidhormon mit androgener und anaboler Wirkung. Testosteron kann die Synthese oder den Abbau von Gerinnungsfaktoren erhöhen. Zusätzlich wird diskutiert, ob die Verfügbarkeit von Vitamin K (wichtig für Umwandlung von Vorstufen der Gerinnungsfaktoren in ihre aktiven Formen) in der Leber verringert und somit die Wirkung der Antikoagulanzien in der Leber erhöht wird. Testosteron verstärkt die Wirkung der Cumarinderivate, wodurch Blutungen auftreten können. Die gleichzeitige Anwendung sollte möglichst vermieden werden; ansonsten müssen die Gerinnungsparameter (INR-Wert, Quick-Wert, ○ Abb. 2.2) strikt kontrolliert und eine Dosiskorrektur des Antikoagulans nach unten vorgenommen werden. Die Therapie mit Phenprocoumon ist an sich schon sehr schwierig. Die übliche Dosis könnte 3,2 mg pro Tag betragen. Sie ist wesentlich niedriger, wenn ein genetischer Polymorphismus (Mutation) im CYP2C9-Gen vorliegt. Insgesamt sind ca. 30 verschiedene Punktmutationen bekannt, durch die in Einzelfällen eine verminderte Abbauleistung resultiert und damit höhere Plasmaspiegel die Folge sind. Gleichzeitig muss der Vitamin-K-Antagonismus in Betracht gezogen werden. Auch das Gen der Vitamin-K-Epoxid-Reduktase (speziell gemeint ist die Untereinheit VKORC1) kann mutiert sein. Wenn mehrere Mutationen gleichzeitig auftreten, kann eine Dosiserniedrigung von 3,2 auf 1,3 mg pro Tag notwendig sein. Diese Überlegungen sind wichtig vor dem Hintergrund, dass etwa 10–17 % der Patienten unter einer Antikoagulanzientherapie jedes Jahr eine Blutungskomplikation erleben. 2–5 % müssen in das Krankenhaus eingewiesen werden, 0,5–1 % versterben.

Klassifikation: Überwachung bzw. Anpassung nötig.

Empfehlung

Die Apothekerin informiert den Arzt darüber, dass die Kombination vermieden werden sollte oder die Phenprocoumon-Dosis in Abhängigkeit von den Laborbefunden (Quick-Wert = Thromboplastin-Zeit. bzw. INR-Wert; ○ Abb. 2.2) reduziert werden müsste.

2.32.2 Phenprocoumon – Phenylbutazon

Phenylbutazon (Ambene®) zur Behandlung des Gichtanfalls erhöht das Blutungsrisiko, indem es die Thrombozytenaggregation aufgrund seiner Prostaglandin-Synthetase-hemmenden Wirkung vermindert. Es beeinflusst den Metabolismus von Phenprocoumon (Phenprogamma® 3 mg) und verdrängt Phenprocoumon aus seiner Eiweißbindung. Die arzneimittelbedingten gastrointestinalen Schädigungen durch Phenylbutazon begünstigen Blutungen.

Klassifikation: Überwachung bzw. Anpassung nötig.

Empfehlung

Die Apothekerin weist den Arzt auf die Gefährlichkeit dieser Kombination hin. Die Kombination sollte auf jeden Fall vermieden werden. Beim Gichtanfall gibt es Ausweichsubstanzen, z. B. Colchicin, das allerdings wegen anderer Nebenwirkungen in den Hintergrund getreten ist. Colchicin hat keinen erkennbaren Einfluss auf die Phenprocoumon-Wirkung, ist aber nicht Mittel der ersten Wahl und besitzt keinen analgetischen Effekt.

2.32.3 Mifamurtid – Phenylbutazon

Mifamurtid (Mepact®) ist ein vollsynthetisches Analogon eines immunstimulierend wirkenden Membranbestandteils von *Mycobacterium sp.* Als Liposom verpackt und i. v. verabreicht wird es von Makrophagen aufgenommen. Angewendet wird es beim Osteosarkom im Rahmen einer postoperativen Kombinations-Chemotherapie.

Wahrscheinlich über einen pharmakodynamischen Mechanismus (funktioneller Antagonismus) wird die immunstimulierende Wirkung von Mifamurtid durch Phenylbutazon beeinträchtigt. COX-Hemmer (Phenylbutazon) hemmen die makrophagenaktivierende Wirkung von Mifamurtid.

Klassifikation: Vorsichtshalber kontraindiziert.

Empfehlung

Die Apothekerin ruft den Arzt an und informiert ihn darüber, dass diese Kombination kontraindiziert ist. Wenn auch heute nicht mehr so häufig verwendet, kann Colchicin in diesem Fall beim akuten Gichtanfall gegeben werden.

2.33 Antazida, Antimykotika, Eisensalze, H_2-Rezeptoren-Blocker

Krankenkasse bzw. Kostenträger: AOK Musterstadt

Name, Vorname des Versicherten: Groß Alexander, Kapellenstraße 67, 99999 Musterstadt — geb. am 18.08.1970

Kassen-Nr.: 9876543 | Versicherten-Nr.: 1234567890 | Status: 1000 1

Betriebsstätten-Nr.: 4567123 | Arzt-Nr.: 1234567 | Datum: 19.10.2010

Gebühr frei | Geb.-pfl. (X) | noctu | Sonstige | Unfall | Arbeitsunfall

BVG 6 | Hilfsmittel 7 | Impfstoff 8 | Spr.-St. Bedarf 9 | Begr.-Pflicht | Apotheken-Nummer / IK

Zuzahlung | Gesamt-Brutto

Arzneimittel-/Hilfsmittel-Nr. | Faktor | Taxe

1. Verordnung | 2. Verordnung | 3. Verordnung

Rp. (Bitte Leerräume durchstreichen)

X aut idem — Ranitidin-CT 300 mg 50 Filmtabl.

X aut idem — Nizoral Kohl 10 Tabl.

X aut idem — Ferro sanol 50 Tabl.

6664

Bei Arbeitsunfall auszufüllen! Unfalltag | Unfallbetrieb oder Arbeitgebernummer

Abgabedatum in der Apotheke

Vertragsarztstempel

1234567
Dr. med. Michael Interactio
Facharzt für Allgemeinmedizin
Lindenallee 88
99999 Musterstadt
Tel: 0100/10020

Unterschrift des Arztes: Interactio

Muster 16 (7.2008)

MEDIKATION

- Herr Alexander Groß legt in der Apotheke ein Kassenrezept vor.
- Als Ulkustherapeutikum ist Ranitidin-CT 300 mg verschrieben.
- Nizoral® erhält er wegen einer Systemmykose.
- Seine Eisenmangelanämie wird mit Ferro sanol® Tabletten behandelt.
- Herr Groß wünscht vom Apotheker ein Packung Rennie® Kautabletten, die er gelegentlich gegen Sodbrennen und Hyperazidität des Magens benötigt.

2.33.1 Ketoconazol – Ranitidin

Ranitidin (Ranitidin-CT 300 mg) ist ein H_2-Antihistaminikum (Blockade der H_2-Rezeptoren). Es stellt eine der möglichen therapeutischen Maßnahmen dar, die Magensäuresekretion zu hemmen. Dadurch erhöht sich der pH-Wert des Mageninhalts. Bei Substanzen, deren Resorption pH-abhängig verläuft, muss mit Störungen der Resorption gerechnet werden. Das Antimykotikum Ketoconazol (Nizoral® Kohl) kann nur ausreichend bei pH-Werten unterhalb von 3,5 resorbiert werden. Durch eine Erhöhung des Magen-pH-Werts kann Ranitidin die Resorption des Antimykotikums um mehr als 50 % vermindern. Ähnliches wurde auch für den H_2-Rezeptoren-Blocker Cimetidin (Cimetidin-CT 400 mg) beschrieben.

Klassifikation: Überwachung bzw. Anpassung nötig.

Empfehlung
Der Apotheker informiert Herrn Groß darüber, dass die Einnahme des H_2-Antihistaminikums mit zwei Stunden Abstand zur Einnahme von Ketoconazol erfolgen sollte. Zur Vermeidung der Wechselwirkung kann ein entsprechendes Antimykotikum (Substanzklasse Imidazole und Derivate) auch parenteral gegeben werden (z. B. Fluconazol, Diflucan® i. v.).

2.33.2 Eisensalz – Calcium-/Magnesiumsalz

Eisen wird im oberen Dünndarm resorbiert. Besser als dreiwertiges Eisen ist zweiwertiges Eisen dort verfügbar, da es dann stärker ionisiert ist (Eisen(II)-glycin-sulfat-Komplex, Ferro sanol® 40 mg). Die Resorption von Eisenpräparaten ist in Abhängigkeit von ihrer Löslichkeit besser, also besser bei Eisen(II)-Salzen einschließlich Eisen(II)-hydroxid, als z. B. bei Eisen(III)-hydroxid. Bedarfsgerecht wird es mithilfe des mukosalen Transferrins, eines spezifischen Transportsystems, resorbiert. Die bedarfsgerechte Resorption hängt vom Vorhandensein der Magensalzsäure und weiterer Faktoren ab. Eine Erhöhung des Magen-pH-Werts, egal ob durch ein Antazidum wie Rennie® (Calcium-/Magnesiumcarbonat) oder einen H_2-Rezeptoren-Blocker wie Ranitidin (Ranitidin-CT 300 mg) hervorgerufen, begünstigt die Oxidation von Fe(II)-Salzen zu Fe(III)-Salzen (= verschlechterte Resorption). Insofern vermindern Antazida und H_2-Rezeptoren-Blocker die Resorption von Eisensalzen.

Klassifikation: Überwachung bzw. Anpassung nötig.

Empfehlung
Der Apotheker informiert Herrn Groß darüber, dass Eisensalze zwei bis drei Stunden vor der Einnahme aller die Säureabgabe hemmenden Medikamente genommen werden sollten, um eine Komplexbildung zu vermeiden.

2.33.3 Calcium-/Magnesiumsalz – Ranitidin

Bisher wurde eine Wechselwirkung zwischen Calcium- und Magnesiumcarbonat (Rennie®) und Ranitidin nicht beschrieben. Lediglich für den H_2-Rezeptoren-Blocker Cimetidin ist bekannt, dass durch sehr hohe Gaben von Algeldrat und Magnesiumhydroxid (5 Esslöffel Maaloxan® 25 mVal Suspension) die Absorption von Cimetidin um 15 % vermindert war.

Klassifikation: In der Regel keine Maßnahmen erforderlich.

Empfehlung

Der Apotheker kann Herrn Groß die Packung Rennie® verkaufen, da ein Antazidum mit Ranitidin kombiniert werden kann, nicht dagegen mit Cimetidin.

2.34 Anticholinergika, Lithium, Neuroleptika, Parkinsontherapeutika

Privat

Name, Vorname des Versicherten
Binder Katharina
Fichtenweg 46
99999 Musterstadt

geb. am 19.10.1946

Unfall

Versicherungsnummer 1234567890
Personennummer

4567123
Karte gültig bis 1234567
Datum 15.12.2010

Bezugsdatum | Apotheken-Nummer
Gesamt-Brutto
Arzneimittel-/Hilfsmittel-/Heilmittel-Nr. | Faktor | Taxe

Rp. (Bitte Leerräume durchstreichen)

aut idem — Levodopa comp. B Stada 100 mg/25 mg 100 Hartkaps.
Quilonum retard 50 Tabl.
aut idem — Haloperidol Hexal 5 mg 50 Tabl.
aut idem — Scopoderm TTS Membranpflaster 5 St.

PKVH

1234567
Dr. med. Michael Interactio
Facharzt für
Allgemeinmedizin
Lindenallee 88
99999 Musterstadt

Interactio
Unterschrift des Arztes

MEDIKATION

- Frau Katharina Binder leidet an der Parkinsonkrankheit. Sie besucht ihre Stammapotheke und legt dem Apotheker ein Privatrezept vor.
- Verordnet ist Levodopa comp. B Stada® 100 mg/25 mg.
- Sie befindet sich in der manischen Phase einer Depression, die mit Quilonum® retard Tabletten behandelt wird.
- Frau Binder erhält neuerdings Haloperidol Hexal® 5 mg Tabletten gegen zwischenzeitlich auftretende Psychosen mit Wahnvorstellungen.
- Da ihre Urlaubsreise kurz bevor steht, hat sie sich gegen starke Reiseübelkeit Scopoderm TTS® Membranpflaster verschreiben lassen.

2.34.1 Haloperidol – Levodopa

Levodopa wird bei Morbus Parkinson zur Beseitigung des vorherrschenden Dopaminmangels eingesetzt (Untergang von dopaminspeichernden Zellen in der Substantia nigra). Im Gegensatz zu Dopamin selber kann die Vorstufe Levodopa die Blut-Hirn-Schranke überwinden und so das Dopamin-Angebot im Gehirn erhöhen. Aufgrund der Dopamin-

Wirkung kann Frau Binder Psychosen und Wahnvorstellungen entwickeln, gegen die Neuroleptika eingesetzt werden können. Die Wirksamkeit von Levodopa kann jedoch durch Neuroleptika herabgesetzt werden. Der Mechanismus der Interaktion ist ein kompetitiver Antagonismus am Dopamin-Rezeptor. Da über diesen sowohl die antipsychotische Wirkung des Haloperidols als auch die Antiparkinson-Wirkung vermittelt werden, erfolgt eine Wirkungsverminderung des Levodopas.

Klassifikation: Vorsichtshalber überwachen.

Empfehlung

Der Apotheker macht den Arzt darauf aufmerksam, dass sowohl Levodopa als auch Dopamin-Rezeptoragonisten nicht mit klassischen Neuroleptika wie Haloperidol kombiniert werden dürfen. Ist die Anwendung dennoch erforderlich, sollten die Symptome von Frau Binder überwacht werden und gegebenenfalls eine Dosisanpassung erfolgen.

Hinweis: Eine Ausnahme in der Behandlung der durch Levodopa induzierten Psychosen im Verlauf eines Morbus Parkinson stellt das atypische Neuroleptikum Clozapin dar (nicht Olanzapin).

2.34.2 Haloperidol – Lithium

Lithiumcarbonat (Quilonum® retard) kann die extrapyramidal-motorischen Nebenwirkungen der Neuroleptika allgemein erhöhen, insbesondere neurologische Komplikationen. Es handelt sich nicht so sehr um eine Lithiumintoxikation als vielmehr um die Entwicklung extrapyramidaler Störungen mit einer eventuellen Spätdyskinesie.

Klassifikation: Überwachung bzw. Anpassung nötig.

Empfehlung

Bei Manien kann eventuell die Kombination von Haloperidol mit Lithium angezeigt sein. Der Apotheker sollte die Haloperidol-Dosierung überprüfen, die in diesem Fall unter 40 mg pro Tag betragen sollte. Beide Arzneimittel sollten so niedrig wie möglich dosiert werden. Andere Empfehlungen gehen dahin, nur zur initialen Kontrolle der akuten manischen Symptomatik ein Neuroleptikum (z. B. Haloperidol) zu geben und dann Lithium unter Zurücknahme der Dosis des Neuroleptikums anzuwenden. Wenn Fieber, Elektrolytstörungen, vorgeschädigtes Gehirn oder ein hohes Alter vorliegen, sollte keine Kombination vorgenommen werden. Diese Aussagen gelten nur in Bezug auf einen Zustand ohne Parkinsonkrankheit.

Hinweis: Bei einer Kombination von Neuroleptika mit trizyklischen Antidepressiva werden folgende Nebenwirkungen verstärkt: kardiotoxische (QT-Zeit-Verlängerung), anticholinerge und ZNS-dämpfende Effekte. Die Kombination ist zu vermeiden, aber kundige Fachärzte setzen sie bei therapieresistenten Fällen ein.

2.34.3 Haloperidol – Scopolamin

Das in Scopoderm TTS® enthaltene Scopolamin unterdrückt den Brechreiz bei der Reisekrankheit. Die antiemetische Wirkung geht auf eine Hemmung der durch Acetylcholin vermittelten Reizübertragung an Muscarin-Rezeptoren im zentralen Nervensystem zurück. In Kombination mit Neuroleptika können diese anticholinergen Effekte so verstärkt werden, dass Akkomodationsstörungen, Mundtrockenheit, Obstipation und Miktionsstörungen auftreten. Der Mechanismus ist in der additiven anticholinergen Wirkung der Arzneistoffe zu sehen. Da bei Haloperidol die anticholinerge Wirkung erst in hohen Dosen auftritt, ist diese Interaktion für Haloperidol klinisch nicht ausgeprägt.

Klassifikation: Überwachung bzw. Anpassung nötig.

Empfehlung
Es ist keine Empfehlung erforderlich.

2.35 Antazida, Antituberkulotika, Cholelitholytika, Gyrase-Hemmer

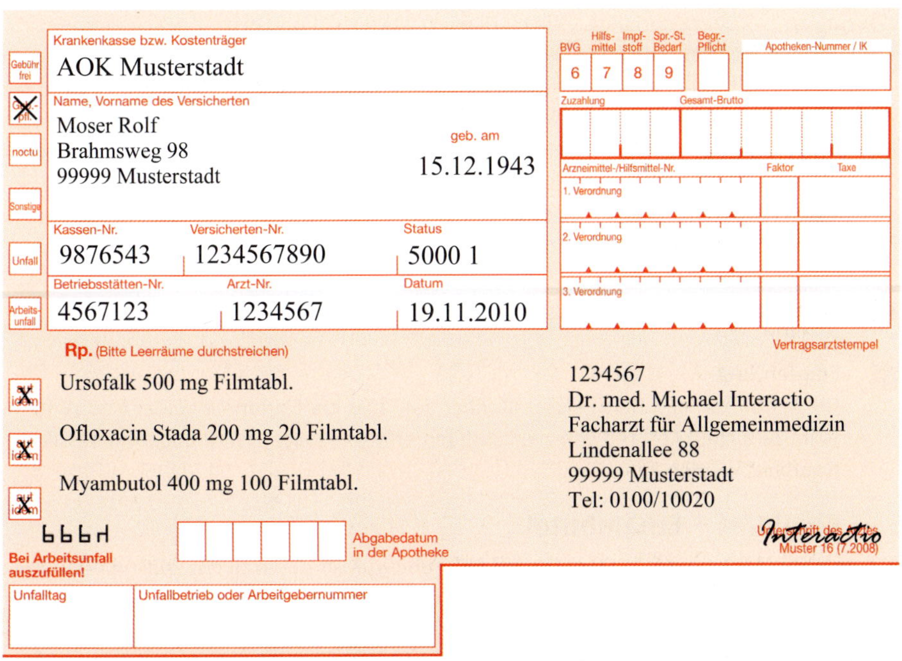
Krankenkasse bzw. Kostenträger
AOK Musterstadt
Gebühr frei
Geb.-pfl.
noctu
Sonstige
Unfall
Arbeitsunfall
Name, Vorname des Versicherten
Moser Rolf
Brahmsweg 98
99999 Musterstadt
geb. am
15.12.1943
Kassen-Nr. 9876543
Versicherten-Nr. 1234567890
Status 5000 1
Betriebsstätten-Nr. 4567123
Arzt-Nr. 1234567
Datum 19.11.2010
BVG | Hilfsmittel | Impfstoff | Spr.-St. Bedarf | Begr.-Pflicht
6 7 8 9
Apotheken-Nummer / IK
Zuzahlung
Gesamt-Brutto
Arzneimittel-/Hilfsmittel-Nr. | Faktor | Taxe
1. Verordnung
2. Verordnung
3. Verordnung
Rp. (Bitte Leerräume durchstreichen)
aut idem X Ursofalk 500 mg Filmtabl.
aut idem X Ofloxacin Stada 200 mg 20 Filmtabl.
aut idem X Myambutol 400 mg 100 Filmtabl.
Vertragsarztstempel
1234567
Dr. med. Michael Interactio
Facharzt für Allgemeinmedizin
Lindenallee 88
99999 Musterstadt
Tel: 0100/10020
Abgabedatum in der Apotheke
Unterschrift des Arztes
Interactio
Muster 16 (7.2008)
Bei Arbeitsunfall auszufüllen!
Unfalltag
Unfallbetrieb oder Arbeitgebernummer

MEDIKATION

- Herr Rolf Moser kommt mit einem Kassenrezept in die Apotheke.
- Verordnet sind Ursofalk® 500 mg Filmtabletten zur Behandlung von Gallensteinen.
- Herr Moser leidet an einer akuten Bronchitis und erhält Ofloxacin Stada® 200 mg.
- Er wird wegen Tuberkulose mit Myambutol® 400 mg behandelt.
- Herr Moser wünscht vom Apotheker eine Packung Aludrox® Tabletten und fragt, ob er alle Medikamente zu den Mahlzeiten einnehmen soll.

2.35.1 Algeldrat – Ursodeoxycholsäure

Algeldrat (Aluminiumoxid, Aludrox®) wird bei Magenübersäuerung angewendet. Der Wirkungsmechanismus von Ursodeoxycholsäure (Ursofalk®) besteht möglicherweise in einer Hemmung der Cholesterolsynthese. Die Ursache der Entstehung von Gallensteinen (Cholesterolsteine, Solitärkonkremente) kann eine lithogene Lebergalle mit vermindertem Gallensäurengehalt sein. Aluminiumoxid vermag Gallensäuren zu binden und erhöht somit deren Ausscheidung, die aus obigem Grund nicht erwünscht ist. Durch diese zusätzliche Therapie wird die Gallensteinauflösung mit Ursofalk® unsicher.

Klassifikation: Überwachung bzw. Anpassung nötig.

Empfehlung
Der Apotheker überzeugt Herrn Moser davon, dass die Kombination zu vermeiden ist und empfiehlt ein nicht aluminiumhaltiges Antazidum z. B. Rennie®, das Calcium- und Magnesiumcarbonat enthält.

2.35.2 Algeldrat – Ofloxacin

Ofloxacin (Ofloxacin Stada® 200 mg) gehört zur Gruppe der Gyrase-Hemmer der 2. Generation und ist durch Fluorsubstitution an C-6 und einen Piperazin- bzw. Methylpiperazinring an C-7 charakterisiert. Ofloxacin wirkt bakterizid und erfasst neben gramnegativen Erregern auch grampositive Keime.

Bei einer Kombination beider Präparate kann es zur Wirkungsbeeinträchtigung bis zum Therapieversagen kommen. Wahrscheinlich wird die Resorption der Gyrase-Hemmer durch Bildung schwer resorbierbarer Chelate mit mehrwertigen Kationen (Al^{3+}, Ca^{2+}, Fe^{3+}, Mg^{2+}, Zn^{2+} und solche, die in Antazida enthalten sind) sowie durch Adsorptionseffekte vermindert. Dabei hängt die Resorptionsverminderung stark von der Dosis der polyvalenten Kationen ab.

Klassifikation: Überwachung bzw. Anpassung nötig.

Empfehlung
Der Apotheker klärt Herrn Moser darüber auf, dass die Einnahme beider Medikamente im zeitlichen Abstand von zwei Stunden erfolgen sollte, damit Ofloxacin besser resorbiert werden kann.

2.35.3 Algeldrat – Ethambutol

Ethambutol (Myambutol® 400 mg) wird bei Tuberkulose mit anderen Antituberkulotika (▶ Kap. 2.11.1) kombiniert, um die für ihre schnelle Resistenzentwicklung bekannten Tuberkelbakterien wirksam zu bekämpfen. Durch Aluminiumoxid (Aludrox®) kann die Resorption von Ethambutol vermindert sein.

Klassifikation: Schwerwiegende Folgen wahrscheinlich – kontraindiziert.

Empfehlung
Der Apotheker sagt Herrn Moser, dass die Kombination zu vermeiden ist und empfiehlt ein nicht aluminiumhaltiges Antazidum z. B. Rennie®, das Calcium- und Magnesiumcarbonat enthält.

Einnahmehinweise

Folgende Ratschläge sollte der Apotheker für Herrn Moser zur Einnahme der Arzneimittel bereithalten: Ursodeoxycholsäure (Ursofalk®) sollte abends vor dem Schlafengehen unzerkaut mit etwas Flüssigkeit eingenommen werden. Ethambutol sollte zur Mahlzeit eingenommen werden, da so ohne Verminderung seiner biologischen Verfügbarkeit Magen-Darm-Störungen vermindert werden. Isoniazid und Rifampicin sollten unabhängig von den Mahlzeiten eingenommen werden. Antazida sollten zwei Stunden nach der Mahlzeit eingenommen werden, weil die Säure zur Mahlzeit physiologisch ist und erhalten bleiben soll. Bei Moxifloxacin sollte sogar ein Abstand von sechs Stunden eingehalten werden, auch Ciprofloxacin, Norfloxacin und Enoxacin sind betroffen. Auf calciumhaltige Speisen und auf Mineralwässer sollte verzichtet werden.

2.36 Antiandrogene, Antidiabetika, Antidiarrhoika, Tetracycline

Privat

Name, Vorname des Versicherten
Krüger Nicole
Lehmbrücke 5
99999 Musterstadt

geb. am 18.10.1972

Unfall

Versicherungsnummer 1234567890
Personennummer

4567123 | Karte gültig bis 1234567 | Datum 12.01.2011

Bezugsdatum | Apotheken-Nummer | Gesamt-Brutto | Arzneimittel-/Hilfsmittel-/Heilmittel-Nr. | Faktor | Taxe

Rp. (Bitte Leerräume durchstreichen)

aut idem | Tetracyclin Wolff 500 mg 30 Kaps.
aut idem | Colestyramin-ratiopharm 50 Pulv.
aut idem | Starlix 60 mg 120 Tabl.

PKVH

1234567
Dr. med. Michael Interactio
Facharzt für
Allgemeinmedizin
Lindenallee 88
99999 Musterstadt

Interactio
Unterschrift des Arztes

■ **MEDIKATION**

- Frau Nicole Krüger legt dem Apotheker ein Privatrezept von ihrem Hausarzt vor.
- Wegen einer Chlamydien-Infektion erhält sie Tetracyclin Wolff® 500 mg.
- Colestyramin-ratiopharm® Pulver wird wegen einer chologenen Diarrhö verschrieben. Nach einer Resektion des Ileums, durch das normalerweise Gallensäuren hauptsächlich rückresorbiert werden, gelangen bei Frau Krüger vermehrt Gallensäuren in das Kolon und lösen so über einen verstärkten Einstrom von Wasser und Elektrolyten in das Darmlumen Durchfälle aus.
- Sie erhält Starlix® 60 mg wegen einer leichten diabetischen Stoffwechsellage.
- Frau Krüger löst noch ein Rezept von ihrem Frauenarzt ein. Wegen Androgenisierungserscheinungen bekommt sie Diane®-35 verordnet.
- Die Kundin fragt den Apotheker, ob sie wegen möglicher Wechselwirkungen besser zu einem anderen Antibiotikum wechseln sollte.

2.36.1 Colestyramin – Tetracyclin

Tetracyclin (Tetracyclin Wolff® 500 mg) wie auch andere Tetracycline sind bezüglich Wechselwirkungen problematisch, da sie

- als Chelatbildner für mehrwertige Ionen biologisch inaktiviert werden können (▶ Kap. 2.6.1),
- über eine Beeinflussung von Darmbakterien den Metabolismus anderer Pharmaka modifizieren,
- in das Gerinnungssystem eingreifen.

Colestyramin (Colestyramin-ratiopharm®) ist ein basisches Ionenaustauscherharz mit hoher Affinität zu Gallensäuren, weshalb es bei chologener Diarrhö wirksam ist. Tetracyclin kann an Colestyramin gebunden werden. Dadurch werden seine Resorption und Wirkung vermindert.

Klassifikation: Schwerwiegende Folgen wahrscheinlich – kontraindiziert.

Empfehlung

Der Apotheker informiert Frau Krüger, dass die Einnahme von Tetracyclin in einem Abstand von zwei Stunden zu Colestyramin erfolgen sollte. Eine andere Möglichkeit ist, den Antibiotika-Typ zu wechseln z. B. auf Amoxicillin, Co-trimoxazol, Erythromycin unter Beachtung des erfassten Erregerspektrums.

2.36.2 Ethinylestradiol/Cyproteronacetat – Tetracyclin

Cyproteronacetat (mit Ethinylestradiol in Diane®-35) ist ein Antiandrogen und Gestagen. Seine gestagene Wirkung wurde früher in Kombination mit Ethinylestradiol als Mittel zur Schwangerschaftsverhütung angewendet. Heute hat Diane®-35 nur noch eine Zulassung als Mittel gegen Androgenisierungserscheinungen der Frau (Akne, Seborrhö, Hirsutismus, androgenetische Alopezie), weil es möglicherweise hepatotoxische Effekte besitzt. Auch Tetracycline werden bei Akne angewendet. Generell ist bekannt, dass Antibiotika durch Interaktionen mit Estrogen-Gestagen-Kombinationen (hormonale Kontrazeptiva) den Empfängnisschutz gefährden. Die Resorption der Hormone wird behindert. Der Mechanismus ist wahrscheinlich darin zu sehen, dass durch Veränderung der Darmflora und des enterohepatischen Kreislaufs der Metabolismus von Steroiden verändert ist. Normalerweise spalten Bakterien im Darm mithilfe einer Beta-Glucuronidase. Die Glucuronide und die dabei frei werdenden Steroide werden rückresorbiert, was einen Beitrag zur verlängerten Wirkungsdauer darstellt. Dies ist ein Vorgang, der durch Antibiotika gehemmt sein kann. Von Tetracyclin speziell ist jedoch noch kein Fall einer Hormonveränderung mitgeteilt worden. Eine minimale (theoretische) Wirkungsminderung von Diane®-35 Tabletten bei der Aknetherapie wird als unbedeutend angesehen.

Klassifikation: Vorsichtshalber überwachen.

Empfehlung

Der Apotheker erklärt Frau Krüger, dass eine Wechselwirkung in Form einer Beeinträchtigung der Wirksamkeit von Diane®-35 durch ein Tetracyclin-Präparat nicht anzunehmen ist. Die Therapie der Akne kann hiermit fortgesetzt werden. Der Konzeptionsschutz kann jedoch durch das Antibiotikum beeinträchtigt sein.

2.36.3 Ethinylestradiol/Cyproteronacetat – Nateglinid

Estrogene und Gestagene, insbesondere auch Cyproteronacetat können eine diabetische Stoffwechsellage verschlechtern. Dies zeigt sich insbesondere im verschlechterten Glucosetoleranztest (GTT).

Klassifikation: Vorsichtshalber überwachen.

Empfehlung

Der Apotheker empfiehlt Frau Krüger, den Hausarzt über die parallele Anwendung von Cyproteronacetat hinzuweisen, damit dieser die diabetische Stoffwechsellage überprüft. In diesem Fall muss wahrscheinlich die Nateglinid-Dosis erhöht werden.

2.37 Antidepressiva, Antidiabetika, Bronchospasmolytika, Glucocorticoide, Grillgut, Rauchen

Gebühr frei | Geb.-pfl. [X] | noctu | Sonstige | Unfall | Arbeitsunfall

Krankenkasse bzw. Kostenträger: AOK Musterstadt

Name, Vorname des Versicherten: Roth Sybille, Grenzweg 34, 99999 Musterstadt — geb. am 04.03.1978

Kassen-Nr.	Versicherten-Nr.	Status
9876543	1234567890	1000 1
Betriebsstätten-Nr.	**Arzt-Nr.**	**Datum**
4567123	1234567	15.12.2010

BVG | Hilfsmittel 6 | Impfstoff 7 | Spr.-St. Bedarf 8 | Begr.-Pflicht 9 | Apotheken-Nummer / IK

Zuzahlung | Gesamt-Brutto

Arzneimittel-/Hilfsmittel-Nr. | Faktor | Taxe

1. Verordnung

2. Verordnung

3. Verordnung

Rp. (Bitte Leerräume durchstreichen)

[X] aut idem — Methylprednisolon 32 mg Jenapharm 50 Tabl.

[X] aut idem — Theophyllin Hexal 300 mg 100 Retardkaps.

[X] aut idem — Actraphane 30 Penfill 100 I.E./ml 10 x 3 ml

Vertragsarztstempel

1234567
Dr. med. Michael Interactio
Facharzt für Allgemeinmedizin
Lindenallee 88
99999 Musterstadt
Tel: 0100/10020

Interactio

Unterschrift des Arztes

Muster 16 (7.2008)

6664

Abgabedatum in der Apotheke

Bei Arbeitsunfall auszufüllen!

Unfalltag | Unfallbetrieb oder Arbeitgebernummer

MEDIKATION

- Frau Sybille Roth übergibt der Apothekerin ein Kassenrezept.
- Das vom Hausarzt verschriebene Glucocorticoid Methylprednisolon 32 mg Jenapharm wirkt in sehr hoher Dosis bronchospasmolytisch (Status asthmaticus).
- Die Kundin steht unter einer Dauertherapie mit Theophyllin Hexal® 300 mg.
- Sie ist insulinpflichtige Diabetikerin und erhält Actraphane® 30 Penfill 100 I. E./ml.
- Frau Roth legt der Apothekerin auch noch ein Rezept vom Neurologen über Valdoxan® 25 mg vor. Das Medikament wird gegen Depression mit gestörtem zirkadianen Rhythmus verschrieben.
- Sie fragt, ob sie trotz der Medikamente weiter rauchen darf.

2.37.1 Insulin – Methylprednisolon

Der Name Glucocorticoid deutet an, dass die Substanz in den Glucosehaushalt eingreift und in der Rinde (Cortex) der Nebenniere gebildet wird. Glucocorticoide wie Methylprednisolon (Methylprednisolon 32 mg Jenapharm) greifen in den Zellstoffwechsel ein, unter anderem in den Kohlenhydratstoffwechsel. Sie steigern die Gluconeogenese aus Eiweiß und erhöhen dadurch den Blutglucosespiegel. Insgesamt kommt es zu einer Änderung in Richtung einer diabetischen Stoffwechsellage (eventuell Steroiddiabetes und Insulinresistenz von Zielgeweben), also ein nicht mehr in der Norm liegendes Ansprechen von Zielgewebe auf Insulin. Die veränderte Stoffwechselsituation zeigt sich in einer verminderten Glucosetoleranz. Diese Glucocorticoideffekte unterlaufen teilweise die Wirksamkeit der Insulintherapie. Der diabetogene Effekt der Glucocorticoide ist unterschiedlich ausgeprägt. Actraphane® 30 enthält zu 30 % gelöstes, schnell wirkendes Insulin, zu 70 % Isophan-Insulin. Protamin und Insulin sind so zueinander bemessen, dass beide in einem Komplex vollständig gebunden werden.

Klassifikation: Überwachung bzw. Anpassung nötig.

Empfehlung
Die Apothekerin informiert Frau Roth darüber, dass die Blutzuckerwerte unter einer Glucocorticoidtherapie engmaschiger als üblich kontrolliert werden müssen. Aus den Befunden kann sich die Notwendigkeit ergeben, dass die Insulin-Dosis erhöht werden muss. Möglicherweise mindert die auch aus anderen Gründen (Vermeidung von Nebenwirkungen) anzustrebende alternierende Therapie mit Glucocorticoiden das Interaktionsrisiko. Der diabetogene Effekt der Glucocorticoide ist unterschiedlich stark ausgeprägt.

2.37.2 Insulin – Rauchen

Durch Rauchen wird generell die kardiovaskuläre Situation (Herzkranzgefäße) verschlechtert. Hier geht es aber um die Pharmakokinetik bei einer Insulintherapie. Zigarettenrauchen wurde bisher als schädlich für den insulinpflichtigen Diabetiker (Typ-1-Diabetes) angesehen, da es die Absorption von Insulin aus seinen subkutanen Depots vermindert. Rauchen aktiviert den Sympathikus und setzt Catecholamine frei, sodass Gefäße verengt sind. Eine spätere Untersuchung konnte dies jedoch nicht bestätigen. Letztere ist vom Ergebnis her sicherer, da den Ergebnissen eine direkte Bestimmung zugrunde lag.

Beim Raucher sind die Insulinspiegel während einer Insulintherapie erhöht, weil möglicherweise der Abbau von Insulin verzögert ist.

Klassifikation: Überwachung bzw. Anpassung nötig.

Empfehlung
Die Apothekerin erklärt Frau Roth, dass Insulin eventuell bis zu 30 % höher dosiert werden muss als bei Nichtrauchern. Umgekehrt besteht bei der Raucherentwöhnung ein gesteigertes Hypoglykämierisiko. Das Rauchen sollte eingestellt werden.

2.37.3 Rauchen – Theophyllin

Theophyllin (Theophyllin Hexal® 300 mg) ist ein wirksames Bronchospasmolytikum. Seine therapeutische Breite ist gering, weshalb auf Interaktionen sorgfältig geachtet werden muss. Rauchen vermindert die Theophyllin-Halbwertzeit von sieben auf etwa vier Stunden und steigert die Gesamt-Clearance von 45 auf 100 ml/min. Theophyllin ist ein CYP1A2-Substrat. Marihuana-Rauchen erzeugt übrigens den gleichen Effekt wie Zigarettenrauchen. Das strukturell verwandte Coffein ist in gleicher Weise betroffen, die klinische Relevanz ist hier jedoch geringer.

2

Hinweis: Starker Kaffee am Abend führt beim Nichtraucher häufiger zu Einschlafstörungen als beim Raucher.

Klassifikation: Überwachung bzw. Anpassung nötig.

Empfehlung
Die Apothekerin erklärt Frau Roth, dass Dosissteigerungen von 30–50 % wegen des Rauchens notwendig sind. Für eine konstante Wirkung ist Rauchen abträglich. Die Plasmaspiegel normalisieren sich wieder, wenn drei Monate nicht geraucht wird. Zwei Wochen nach einem Rauchstopp muss, wegen schwerer dosisabhängiger Nebenwirkungen, eine Wirkspiegelbestimmung durchgeführt werden.

2.37.4 Gegrilltes Rindfleisch – Theophyllin

Beim Grillen von Rindfleisch auf dem Holzkohlegrill entstehen polyzyklische Kohlenwasserstoffe, die zu den starken Enzyminduktoren zählen. Der Genuss dieses Rindfleisches induziert Enzyme in der Darmwand und Leber, beschleunigt den Metabolismus von Theophyllin und verringert so seine Wirksamkeit. Wegen gastrointestinaler Nebenwirkungen besteht die Neigung, Theophyllin zur Mahlzeit einzunehmen. Hierzu ist zu erwähnen, dass bei einer kohlenhydratreichen Diät die Theophyllin-Plasmaspiegel ansteigen (Fläche unter der Konzentrations-Zeit-Kurve = AUC um 33 % erhöht), dagegen bei eiweißreicher Kost die Spiegel erniedrigt werden.

Klassifikation: Vorsichtshalber überwachen.

Empfehlung
Die Apothekerin klärt Frau Roth darüber auf, dass auch gegrilltes Rindfleisch die Wirkstärke von Theophyllin verändern kann.

2.37.5 Agomelatin – Raucherentwöhnung

Agomelatin (Valdoxan® 25 mg) ist ein Melatoninrezeptor-Agonist, der als Antidepressivum eingesetzt wird. Seine Wirkung besteht in einer Synchronisation des zirkadianen Rhythmus, so wie es von Melatonin selbst bekannt ist. Die Bedeutung von CYP1A2 ist schon daran zu erkennen, dass starke Inhibitoren dieses Enzyms kontraindiziert sind z. B. führen Fluvoxamin (Substrat und Inhibitor) und Ciprofloxacin zur Wirkungsverstärkung. Dosisabhängige Nebenwirkungen sind Sedierung, Benommenheit, Übelkeit und Schwindel. Rauchen induziert CYP1A2, ein plötzliches Beenden des Rauchens führt zu überhöhten Wirkspiegeln von Agomelatin.

Klassifikation: Überwachung bzw. Anpassung nötig.

Empfehlung
Die Dosis von Agomelatin sollte nicht in Erwartung der Interaktion durch Rauchen herabgesetzt werden, da gerade in der Zeit der Tabakentwöhnung Depressionen und Suizidgedanken auftreten können. Erst wenn die Entwöhnung abgeschlossen ist, kann versuchsweise eine Dosisreduktion vorgenommen werden.

Raucherentwöhnung

Einige Benzodiazepine wie Alprazolam, Lorazepam, Oxazepam und Diazepam werden von Rauchern schneller metabolisiert und bei Raucherentwöhnung werden verstärkt Hangover-Effekte beobachtet. Bei Raucherentzug sollte die Dosisreduktion von Alprazolam nur sehr langsam erfolgen, um dem Tabakentzug nicht eine weitere Entzugssymptomatik hinzuzufügen und damit den Erfolg der Entwöhnung zu gefährden.

CYP2D6 wird nicht durch Rauchen beeinflusst. Trizyklische Antidepressiva sind hauptsächlich Substrate von CYP2D6 und deshalb nicht betroffen. Einige sind jedoch in geringem Umfang vom CYP1A2-Metabolismus abhängig: Nortriptylin (Nortrilen®), Amitriptylin (Saroten®), Clomipramin (Anafranil®) und Imipramin (Tofranil®) werden zum Teil auch über CYP1A2 metabolisiert. Wenn es bei der Raucherentwöhnung zu erhöhten Wirkspiegeln kommt, sollte auf die typischen anticholinergen Merkmale der Substanzen wie Mundtrockenheit, Miktionsstörungen, Sehstörungen, Schwindel und Tachykardie geachtet werden. Die Dosis eines Antihypertensivums ist anzupassen (Erhöhung bei Rauchern, Dosisreduktion bei Raucherentzug). Im Raucherentzug sind vorübergehend höhere Beta-2-Sympathomimatika-Dosen für Asthmatiker nötig.

2.38 Antiarrhythmika, Antikoagulanzien, Beta-Rezeptoren-Blocker, herzwirksame Glykoside

Privat

Name, Vorname des Versicherten
Zimmermann Hans
Schwanenweg 17
99999 Musterstadt

geb. am 12.01.1943

Unfall

Versicherungsnummer 1234567890
Personennummer

4567123
Karte gültig bis 1234567
Datum 10.12.2010

Bezugsdatum
Apotheken-Nummer
Gesamt-Brutto
Arzneimittel-/Hilfsmittel-/Heilmittel-Nr. Faktor Taxe

Rp. (Bitte Leerräume durchstreichen)
Diltiazem AL 90 retard 100 Kaps.
aut idem Metoprolol-ratiopharm 95 mg 50 Retardtabl.
Amiodaron beta 200 mg 100 Tabl.
aut idem Phenprogamma 3 mg 100 Tabl.
aut idem Digostada 0,2 100 Tabl.
PKVH

1234567
Dr. med. Michael Interactio
Facharzt für
Allgemeinmedizin
Lindenallee 88
99999 Musterstadt

Interactio
Unterschrift des Arztes

MEDIKATION

- Das Privatrezept von Herrn Hans Zimmermann nimmt die PTA entgegen.
- Verordnet sind Diltiazem AL 90 retard Kapseln und Metoprolol-ratiopharm® 95 mg Retardtabletten wegen einer arteriellen Hypertension.
- Außerdem sind Amiodaron beta 200 mg Tabletten wegen ventrikulären Rhythmusstörungen aufgeschrieben. Herr Zimmermann hat auch paroxysmales Vorhofflimmern.
- Zur Gerinnungsprophylaxe erhält er Phenprogamma® 3 mg Tabletten.
- Außerdem enthält die Verordnung Digostada® 0,2 mg Tabletten zur Behandlung einer Herzinsuffizienz. Der Kunde erzählt der PTA, dass eine Niereninsuffizienz vorliegt.

2.38.1 Amiodaron – Diltiazem

Diltiazem (Diltiazem AL 90 retard) ist ein Calcium-Kanal-Blocker, der zwar pharmakologisch, nicht aber chemisch mit Verapamil eng verwandt ist. Er hemmt die Erregungsbildung und Erregungsleitung an Sinus- und AV-Knoten. Bei Herrn Zimmermann wird Diltiazem zur Blutdrucksenkung angewandt. Bei hohen Dosen kann ein AV-Block auftreten. Amiodaron (Amiodaron beta 200 mg) gehört zu den Klasse-III-Antiarrhythmika (hauptsächlich Verlängerung der Aktionspotenzialdauer). Da auch Amiodaron hemmend auf Sinus- und AV-Knoten wirkt, kann sich der Synergismus von Diltiazem und Amiodaron negativ auswirken.

Klassifikation: Überwachung bzw. Anpassung nötig.

Empfehlung
Die PTA ruft den Arzt an oder sie gibt Herrn Zimmermann schriftliche Informationen, dass die Kombination des Calcium-Kanal-Blockers Diltiazem mit einem Klasse-III-Antiarrhythmikum überwacht werden muss. Ein Antiarrhythmikum mit geringer Wechselwirkungsrelevanz (geringe AV-Knoten-Beeinflussung) ist das Klasse-Ia-Antiarrhythmikum Chinidin (Cordichin®), das allerdings in diesem Fall die Glykosidwirkung verstärkt. Beachtet werden muss, dass Cordichin außer Chinidin noch Verapamil enthält, weshalb Diltiazem abgesetzt werden sollte. Erwogen werden kann auch, die Behandlung des Bluthochdrucks zu ändern. Es bieten sich kaliumneutrale Diuretika wie Dytide® H oder Aldactone®, Nifedipin (Adalat®), Prazosin (Minipress®) oder Captopril (Captopril Stada®) an.

2.38.2 Beta-Acetyldigoxin – Diltiazem

Digitalisglykoside wie Beta-Acetyldigoxin (Digostada® 0,2 mg) werden zur Behandlung einer Herzinsuffizienz eingesetzt. Ihre negativ chronotrope Wirkung wird zum Teil über eine vagale Wirkung (Stimulierung des Parasympathikus) vermittelt. Sie können synergistisch zu Diltiazem wirken. Außerdem kann Diltiazem die Digoxin-Plasmaspiegel um 50 bis 80 % ansteigen lassen, ohne dass eine Beeinflussung der renalen Clearance des Glykosids die Ursache ist.

Klassifikation: Überwachung bzw. Anpassung nötig.

Empfehlung
Die PTA informiert den Arzt darüber, dass Digitalisglykoside und Diltiazem bei geringgradigem AV-Block nicht kombiniert werden sollten. Eine Kontrolle der Plasmaspiegel des Glykosids empfiehlt sich, zumal aufgrund einer Niereninsuffizienz ohnehin schon mit erhöhten Spiegeln gerechnet werden muss.

2.38.3 Amiodaron – Beta-Acetyldigoxin

Amiodaron (Amiodaron beta 200 mg) erhöht nach einigen Tagen Therapie mit Beta-Acetyldigoxin (Digostada® 0,2 mg) die Digoxin-Plasmaspiegel bis fast auf das Doppelte. Die beginnende Glykosidintoxikation kann häufig schon an den typischen gastrointestinalen und neurotoxischen Störungen erkannt werden.

Klassifikation: Überwachung bzw. Anpassung nötig.

Empfehlung
Die PTA informiert den Arzt darüber, dass die Dosis des herzwirksamen Glykosids verringert werden muss, mindestens aufgrund der Beobachtung von Nebenwirkungen oder besser, entsprechend den gemessenen Glykosidspiegeln im Plasma.

2.38.4 Amiodaron – Phenprocoumon

Amiodaron (Amiodaron beta 200 mg) und sein Metabolit Desethylamiodaron sind Inhibitoren von CYP2C9 und P-Glykoprotein. Amiodaron hemmt CYP2C9, das den oxidativen Metabolismus von Cumarin-Derivaten katalysiert. Die Hydroxylierung des stärker wirksamen S-Phenprocoumons (Phenprogamma® 3 mg) ist gehemmt, da Amiodaron eine $T_{1/2}$ von 25–100 Tagen hat und langsam in Lipidschichten übergeht (Akkumulation im Fettgewebe). Es kommt zu einer verstärkten Antikoagulanzienwirkung mit Blutungsgefahr.

Hinweis: Der Effekt der Interaktion kann mit großer Verzögerung eintreten.

Klassifikation: Überwachung bzw. Anpassung nötig.

Empfehlung
Die PTA erklärt Herrn Zimmermann, dass der INR-Wert häufig kontrolliert und die Antikoagulanzien-Dosis angepasst werden muss.

2.38.5 Amiodaron – Metoprolol

Amiodaron (Amiodaron beta 200 mg) hemmt CYP2D6 und somit den Metabolismus mehrerer Beta-Rezeptoren-Blocker. Durch additive Effekte kommt es zu einer Verdopplung der Metoprolol-Plasmakonzentration (Metoprolol-ratiopharm® 95 mg) bei Patienten mit Vorhofflimmern.

Hinweis: Bei anderen Betablockern sieht es nicht günstiger aus. Die Koadministration von Amiodaron führte zu einem Anstieg der Spiegel des (S)-Enantiomers von Carvedilol im Steady-State um das Zweifache.

Klassifikation: Überwachung bzw. Anpassung nötig.

Empfehlung
Die PTA informiert den Arzt darüber, dass aus Vorsichtsgründen von der Kombination von Amiodaron mit ebenfalls antiarrhythmisch und Herzschlag verlangsamenden Beta-Rezeptoren-Blockern abzuraten ist. Ein sehr erfahrener Arzt wird diese Kombination dennoch z. B. nach einem Herzinfarkt probeweise einsetzen.

2.39 Analgetika, Antikoagulanzien, Eisensalze, schwarzer Tee, Thrombozytenaggregations-Hemmer

Privat

Name, Vorname des Versicherten
Fischer Samuel
Enzianweg 5
99999 Musterstadt

geb. am 09.12.1928

Unfall

Versicherungsnummer 1234567890
Personennummer

4567123 | Karte gültig bis 1234567 | Datum 27.10.2010

Bezugsdatum | Apotheken-Nummer | Gesamt-Brutto | Arzneimittel-/Hilfsmittel-/Heilmittel-Nr. | Faktor | Taxe

Rp. (Bitte Leerräume durchstreichen)

aut idem Coumadin 5 mg 50 Tabl.
aut idem Aggrenox 50 Retardkaps.
Tramabeta 50 mg 30 Kaps.
aut idem Ferrogamma 50 Kaps.

PKVH

1234567
Dr. med. Michael Interactio
Facharzt für
Allgemeinmedizin
Lindenallee 88
99999 Musterstadt

Interactio
Unterschrift des Arztes

■ **MEDIKATION**

- Herr Samuel Fischer legt in der Apotheke ein Privatrezept mit Coumadin® 5 mg vor, das er zur Herzinfarktprophylaxe erhält.
- Aggrenox® 50 wird zur Thrombozytenaggregations-Hemmung und zusätzlich zur Vorbeugung eines Herzinfarkts eingesetzt. Das Präparat enthält 25 mg Acetylsalicylsäure und 200 mg Dipyridamol.
- Herr Fischer leidet durch eine Wirbelsäulenerkrankung zeitweise unter starken Schmerzen und bekommt Tramabeta® 50 mg.
- Er soll zur Behandlung seiner Anämie Ferrogamma® Kapseln einnehmen.
- Herr Fischer fragt den Apotheker, ob Wechselwirkungen bei gleichzeitigem Teegenuss zu erwarten sind.

2.39.1 Tramadol – Warfarin

Tramadol (Tramabeta® 50 mg) ist ein stark wirksames Analgetikum, dessen Wirkstärke ca. 1/10 bis 1/5 der Stärke von Morphin entspricht. Es wirkt kaum atemdepressiv, auch scheint die Gefahr der Abhängigkeit gering zu sein. Es interagiert mit Warfarin (Coumadin® 5 mg) in der Weise, dass es die Blutungsgefahr verstärkt. Vermutet wird eine Hemmung des oxidativen Metabolismus des oralen Antikoagulanz.

Klassifikation: Überwachung bzw. Anpassung nötig.

Empfehlung
Der Apotheker informiert Herrn Fischer darüber, dass die Blutgerinnungsparameter (INR-Werte) besonders sorgfältig zu überwachen sind. Es könnte auf andere gut wirksame Analgetika z. B. Metamizol (Novalgin®) oder andere Opioide gewechselt werden.

2.39.2 Dipyridamol – schwarzer Tee

Dipyridamol (in Aggrenox® mit Acetylsalicylsäure) hemmt in hoher Dosis die Thrombozytenaggregation und die Bildung von Thromben. Es erhöht über verschiedene Mechanismen die cAMP-Konzentration in Thrombozyten, die Bindung von Calcium und die Mediatorfreisetzung aus den Thrombozyten. Gleichzeitig erweitert es die Koronargefäße (adenosinpotenzierender Koronardilatator). Dieser gefäßerweiternde Effekt kann durch Xanthinderivate wie Coffein (mehr als zwei Tassen Kaffee oder schwarzer Tee) oder durch Theophyllin verringert werden.

Klassifikation: Überwachung bzw. Anpassung nötig.

Empfehlung
Der Apotheker weist Herrn Fischer darauf hin, dass die gleichzeitige Einnahme von Dipyridamol und schwarzem Tee oder Kaffee zu vermeiden ist. Der zeitliche Abstand sollte etwa zwei Stunden betragen.

2

2.39.3 Eisensalz – schwarzer Tee

Schwarzer Tee und in geringerem Ausmaß auch Kaffee enthalten Tannin. Eisensalze (Eisen(II)-sulfat, Ferrogamma®) treten in Wechselwirkung mit den phenolischen OH-Gruppen des Tannins. Es kommt zur Ausfällung und zum Unwirksamwerden des Eisenpräparats. Die gleiche Wechselwirkung haben tanninhaltige Präparate z. B. Tannalbin® Kapseln (Antidiarrhoikum).

Klassifikation: Überwachung bzw. Anpassung nötig.

Empfehlung
Der Apotheker erklärt Herrn Fischer, dass zwischen der Einnahme von Eisensalzen und tanninhaltigen Produkten (schwarzer Tee, Kaffee, Tannalbin®) mehrere Stunden liegen sollten.

2.40 Antimykotika, Antirheumatika, Beta-Rezeptoren-Blocker, H_2-Rezeptoren-Blocker, Tranquilizer

Privat

Name, Vorname des Versicherten
Kaiser Klaus
Meisengasse 3
99999 Musterstadt

geb. am 17.02.1952

Versicherungsnummer 1234567890 Personennummer

Unfall

4567123 Karte gültig bis 1234567 Datum 03.12.2010

Bezugsdatum | Apotheken-Nummer | Gesamt-Brutto | Arzneimittel-/Hilfsmittel-/Heilmittel-Nr. | Faktor | Taxe

Rp. (Bitte Leerräume durchstreichen)
Meto Hexal Succ 95 mg 50 Retardtabl.
aut idem Cimetidin AL 400 mg 50 Tabl.
Celebrex 200 mg 20 Hartkaps.
aut idem Nizoral Kohl 10 Tabl.
aut idem Diazepam Stada 5 mg 50 Tabl.
PKVH

1234567
Dr. med. Michael Interactio
Facharzt für
Allgemeinmedizin
Lindenallee 88
99999 Musterstadt

Interactio
Unterschrift des Arztes

MEDIKATION

- Herr Klaus Kaiser übergibt der Apothekerin ein Privatrezept.
- Als Antihypertensivum ist MetoHexal® Succ® 95 mg verschrieben worden.
- Er erhält als Ulkustherapeutikum seit Jahren Cimetidin AL® 400 mg.
- Celebrex® 200 mg Hartkapseln sind wegen rheumatischer Beschwerden verordnet.
- Herr Kaiser bekommt Nizoral® Kohl Tabletten gegen eine Systemmykose.
- Wegen psychosomatischer Störungen wird er mit Diazepam Stada® 5 mg behandelt.

2.40.1 Cimetidin – Metoprolol

Einige Beta-Rezeptoren-Blocker wie Metoprolol (Meto Hexal® Succ® 95 mg) unterliegen einem erheblichen Abbau bei der ersten Leberpassage (First-pass-Effekt). Von einem First-pass-Effekt spricht man auch, wenn eine Substanz in der Darmwand, im Pfortaderblut oder in der Lunge beim ersten Durchgang biologisch inaktiviert wird und dadurch verringerte Konzentrationen systemisch verfügbar sind. Die Metabolisierung von Metoprolol ist stark von der Leberdurchblutung abhängig. Cimetidin hemmt das arzneistoffabbauende Cytochrom-P-450-System der Leber und kann außerdem die Leberdurchblutung verringern. Dadurch kann der Blutspiegel von Metoprolol beträchtlich steigen.

Hinweis: Wegen deren First-pass-Effekt ist auch bei Oxprenolol (Trasicor® retard), Penbutolol (Betapressin®) und Propranolol (Dociton®) mit dieser Wechselwirkung zu rechnen.

Klassifikation: Vorsichtshalber überwachen.

Empfehlung
Die Apothekerin erklärt Herrn Kaiser, dass Beta-Rezeptoren-Blocker keine steile Dosis-Wirkungs-Kurve besitzen. Aus diesem Grund ist mit einer gravierenden Steigerung einer Nebenwirkung aufgrund der Interaktion nicht zu rechnen. Dennoch sollte der Beta-Rezeptoren-Blocker zu Therapiebeginn vorsichtig dosiert werden. Die besondere galenische Verarbeitung von Metoprolol mit der Freisetzung nach 0. Ordnung (ZOK) mindert das Interaktionspotenzial erheblich. Alternativen bestehen darin, dass Beta-Rezeptoren-Blocker ohne First-pass-Effekt (ohne präsystemische Clearance) eingesetzt werden wie Pindolol (Visken®).

2.40.2 Cimetidin – Diazepam

Diazepam (Diazepam Stada® 5 mg) wird durch das Enzym Cytochrom P450 demethyliert und zu Oxazepam oxidiert. Cimetidin (Cimetidin AL® 400 mg) verstärkt und verlängert die Wirkung von Diazepam durch Hemmung von Cytochrom P450. Hierdurch nimmt die Plasma-Clearance deutlich ab (ca. 40 %) und damit der sedierende Effekt zu. Ferner scheint auch das Verteilungsvolumen verringert zu sein (Erhöhung der Konzentration im zentralen Kompartiment). Auch die Ausscheidung des wirksamen Phase-I-Metaboliten Desmethyldiazepam ist beeinträchtigt. Außerdem muss bedacht werden, dass dieser Metabolit eventuell Konzentrationen erreicht, die geeignet sind, den Abbau der Ausgangssubstanz zu vermindern.

Klassifikation: Vorsichtshalber kontraindiziert.

Empfehlung
Trotz eindeutig belegter Daten zur pharmakokinetischen Interaktion ist die klinische Relevanz nicht sicher. Das liegt teilweise daran, dass für Benzodiazepine keine eindeutige Korrelation zwischen Blutspiegel und Wirkung besteht. Wenn man dennoch diese mögliche Wechselwirkung umgehen will, um als Kraftfahrer auch die geringste Steigerung eines sedativen Effekts zu vermeiden, sollte der Arzt gebeten werden, auf solche Benzodiazepine umzusteigen, die keiner Phase-I-Metabolisierung unterliegen, z. B. Oxazepam (Adumbran®) oder Lorazepam (Tavor®).

2.40.3 Cimetidin – Ketoconazol

H_2-Antagonisten wie Cimetidin (Cimetidin AL® 400 mg) und Ranitidin hemmen die Resorption von Ketoconazol (Nizoral® Kohl). Zur Begründung (Magen-pH-Verschiebung) siehe ▸ Kap. 2.33.1.

Klassifikation: Überwachung bzw. Anpassung nötig.

Empfehlung
Die Apothekerin informiert Herrn Kaiser darüber, dass die Einnahme des H_2-Antihistaminikums mit zwei Stunden Abstand zur Einnahme von Ketoconazol erfolgen sollte.

2.40.4 Celecoxib – Metoprolol

Der blutdrucksenkende Effekt von Metoprolol wird durch COX-2-Hemmer wie Celecoxib (Celebrex® 200 mg) oder Parecoxib (Dynastat®) vermindert. Wenn der Blutdruck (z. B. um 5 mm Hg) ansteigt, ist das Risiko für Herzinfarkt und Schlaganfall deutlich erhöht. Es kann sich hier um einen funktionellen pharmakodynamischen oder um einen pharmakokinetischen Mechanismus handeln (Hemmung des oxidativen Abbaus über CYP2D6). Der blutdrucksenkende Effekt kann auch dadurch verstärkt werden, dass gefäßerweiternd wirkende Prostaglandine in ihrer Synthese durch den COX-Hemmer beeinträchtigt werden. Die Bioverfügbarkeit von Metoprolol stieg unter Celecoxib um ca. 60 %, was sich gerade zu Therapiebeginn auswirkt.

Klassifikation: Überwachung bzw. Anpassung nötig.

Empfehlung

Die Apothekerin erklärt Herrn Kaiser, dass zu Beginn der Therapie mit einer verstärkten Betablockerwirkung zu rechnen ist, bei Dauertherapie dann aber mit einer Abnahme der Wirkung. Dementsprechend muss Herr Kaiser seinen Blutdruck besonders streng kontrollieren. Bei kurzfristiger Einnahme von NSAR und niedrig dosierter Acetylsalicylsäure sind keine Maßnahmen erforderlich. Bei längerer Kombination zeigt sich der Effekt der Blutdruckerhöhung (Wirkungsabschwächung von Metoprolol) erst mit Verzögerung und es muss darauf reagiert werden.

2.41 ACE-Hemmer, Antihistaminika, Folsäure-Antagonisten, Kontrazeptiva, Protonenpumpen-Hemmer

Privat

Bezugsdatum | Apotheken-Nummer | Gesamt-Brutto

Name, Vorname des Versicherten
Weber Simone
Rubensstraße 25
99999 Musterstadt

geb. am 12.08.1972

Arzneimittel-/Hilfsmittel-/Heilmittel-Nr. | Faktor | Taxe

Unfall

Versicherungsnummer 1234567890 | Personennummer

4567123 | Karte gültig bis 1234567 | Datum 01.11.2010

Rp. (Bitte Leerräume durchstreichen)

aut idem Methotrexat Hexal 7,5 mg 10 Tabl.
aut idem Vomex A 150 mg 10 Supp.
aut idem Quinapril Hexal 10 mg 50 Tabl.

PKVH

1234567
Dr. med. Michael Interactio
Facharzt für
Allgemeinmedizin
Lindenallee 88
99999 Musterstadt

Interactio
Unterschrift des Arztes

MEDIKATION

- Frau Simone Weber legt der PTA ein Privatrezept von ihrem Hausarzt vor.
- Sie bekommt wegen einer schweren rheumatoiden Arthritis Methotrexat Hexal® 7,5 mg Tabletten verschrieben, die sie einmal pro Woche einnehmen soll.
- Gegen Übelkeit und Erbrechen ist Vomex A® 150 mg verordnet.
- Gegen essenzielle Hypertonie nimmt die Apothekenkundin einmal täglich eine Tablette Quinapril Hexal 10 mg.
- Frau Weber löst ein zweites Rezept von ihrem Frauenarzt über Femovan® ein.
- Sie wünscht von der PTA noch Omeprazol akut 20 mg Tabletten, weil sie in der Fernsehwerbung darauf aufmerksam wurde, und fragt, ob sie Alkohol trinken darf.

2.41.1 Dimenhydrinat – Methotrexat

Methotrexat (Methotrexat Hexal® 10 mg) ist ein Folsäure-Antagonist. Der Arzneistoff besitzt eine weit höhere Affinität zur Dihydrofolat-Reduktase als Folsäure selbst und kann so über eine Verringerung der Tetrahydrofolsäure die Übertragung von Einkohlenstoff-Fragmenten verhindern. Daraus resultiert eine gestörte Nucleinsäuresynthese (Störung von DNA und RNA). Es wird deshalb als Antimetabolit bei malignen Tumoren (akute Leukämie, Chorionepitheliom usw.) und bei Autoimmunerkrankungen eingesetzt (▶ Kap. 2.28.2, ▶ Kap. 2.58). Der genaue Mechanismus bei der Indikation chronische Polyarthritis ist unbekannt. Vermutlich wird die immunsuppressive Wirkung von Methotrexat genutzt. Eine Wechselwirkung von Methotrexat mit Dimenhydrinat (Vomex A®) ist in der Standardliteratur nicht beschrieben, obwohl Dimenhydrinat ein schwacher Enzyminduktor ist.

Klassifikation: In der Regel keine Maßnahmen erforderlich.

Empfehlung

Keine Empfehlung erforderlich.

2.41.2 Methotrexat – Quinapril

Quinapril (Quinapril Hexal 10 mg) ist ein ACE-Hemmer, der die Bildung von Angiotensin II, einer stark vasokonstriktorisch und damit blutdrucksteigernden Substanz hemmt. Während Captopril direkt wirkt, ist Quinapril wie Enalapril, Perindopril und Ramipril ein Prodrug (wirksamer Metabolit Quinaprilat, Hydrolyse des Monoethylesters). Beim Zusammenwirken von Quinapril mit Immunsuppressiva wurden Leukopenien beschrieben, so auch bei Quinapril mit Methotrexat (Methotrexat Hexal® 10 mg). Eine entsprechende Wechselwirkung mit anderen ACE-Hemmern wurde bisher nicht beschrieben.

Klassifikation: Schwerwiegende Folgen wahrscheinlich – kontraindiziert.

Empfehlung

Die PTA macht den Arzt darauf aufmerksam, dass durch die Kombination ein gehäuftes Auftreten einer Leukopenie erwartet werden kann und deshalb eine Kombination von Methotrexat mit Quinapril vermieden werden sollte. Eventuell müsste Quinapril abgesetzt und durch ein anderes Antihypertensivum ersetzt werden (z. B. Nifedipin, Clonidin oder Prazosin, obwohl manche dieser Arzneistoffe nicht Mittel der 1. Wahl sind). Auch wenn die Belege nicht lückenlos sind, ist auch für alle anderen ACE-Hemmer die gleiche Nebenwirkung bzw. Interaktion anzunehmen, sodass ein Wechsel auf einen anderen ACE-Hemmer nicht sinnvoll erscheint.

2.41.3 Ethinylestradiol/Gestoden – Methotrexat, Quinapril

Interaktionen von Methotrexat bzw. Quinapril mit einem Kontrazeptivum (Ethinylestradiol/Gestoden, Femovan®) sind nicht beschrieben. Wegen der Teratogenität von Methotrexat muss eine Schwangerschaft sicher bis drei Monate nach Absetzen von Methotrexat ausgeschlossen werden. Nach der Anwendung von Quinapril (Quinapril Hexal 10 mg) sind Fälle eines fetalen Syndroms aufgetreten (mit einem breiten Bild von schweren Symptomen), weshalb in der Schwangerschaft unbedingt auf risikoärmere Antihypertensiva umgestellt werden sollte (z. B. Beta-Rezeptoren-Blocker).

Klassifikation: Überwachung bzw. Anpassung nötig.

Empfehlung
Die PTA erklärt Frau Weber, dass die kontrazeptive Maßnahme auch nach Absetzen von Methotrexat noch drei Monate weitergeführt werden muss.

2.41.4 Methotrexat – Omeprazol

Protonenpumpen-Hemmer (Omeprazol) verzögern die Ausscheidung von Methotrexat, da ein protonenabhängiger Mechanismus in die renale Elimination von Methotrexat involviert zu sein scheint. Unklar ist die mögliche Beteiligung eines anderen Mechanismus: die Hemmung der BRCP, eines Transportproteins aus der Gruppe der ABC-Transporter, das an der Ausscheidung von Methotrexat mitbeteiligt ist.

Klassifikation: Vorsichtshalber überwachen.

Empfehlung
Die PTA legt Frau Weber nahe, auf die Einnahme des Protonenpumpen-Hemmers zu verzichten. Je nach Schwere der zugrunde liegenden Erkrankung ist eine Essensumstellung eventuell ausreichend.

Interaktionen mit Alkohol

Quinapril, Dimenhydrinat und Methotrexat treten jeweils mit Alkohol in Wechselwirkung (Beeinträchtigung des Reaktionsvermögens). Frau Weber müssen die Gründe erklärt werden, weshalb Alkohol zu meiden ist.

2.42 Antidepressiva, Calcium-Kanal-Blocker, herzwirksame Glykoside, Laxanzien, Nahrungsmittel

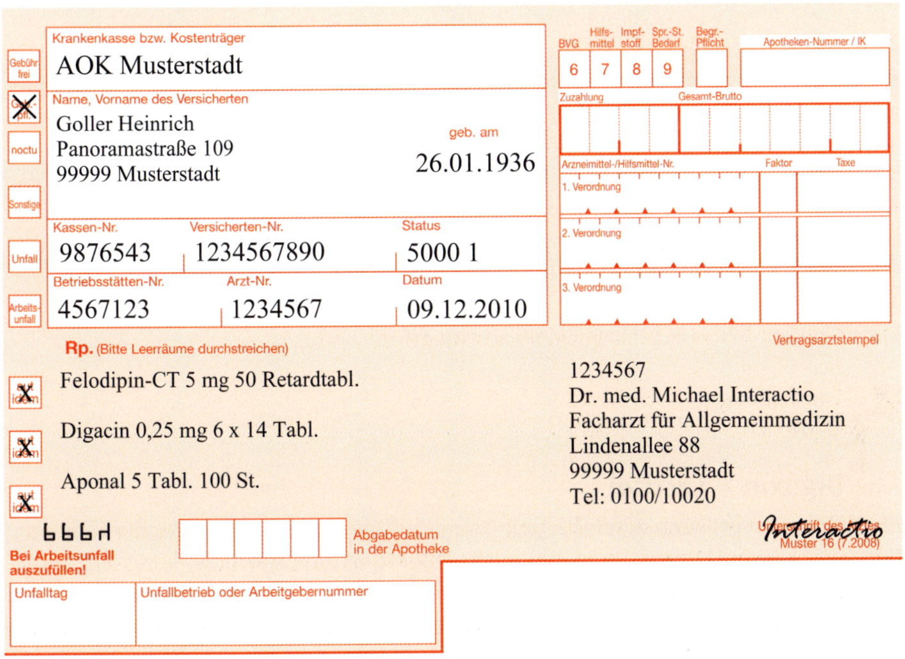
Krankenkasse bzw. Kostenträger
AOK Musterstadt
Gebühr frei
Geb.-pfl.
noctu
Sonstige
Unfall
Arbeits-unfall
Name, Vorname des Versicherten
Goller Heinrich
Panoramastraße 109
99999 Musterstadt
geb. am
26.01.1936
Kassen-Nr. 9876543
Versicherten-Nr. 1234567890
Status 5000 1
Betriebsstätten-Nr. 4567123
Arzt-Nr. 1234567
Datum 09.12.2010
BVG
Hilfs-mittel
Impf-stoff
Spr.-St. Bedarf
Begr.-Pflicht
6 7 8 9
Apotheken-Nummer / IK
Zuzahlung
Gesamt-Brutto
Arzneimittel-/Hilfsmittel-Nr.
Faktor
Taxe
1. Verordnung
2. Verordnung
3. Verordnung
Rp. (Bitte Leerräume durchstreichen)
aut idem
Felodipin-CT 5 mg 50 Retardtabl.
Digacin 0,25 mg 6 x 14 Tabl.
Aponal 5 Tabl. 100 St.
Vertragsarztstempel
1234567
Dr. med. Michael Interactio
Facharzt für Allgemeinmedizin
Lindenallee 88
99999 Musterstadt
Tel: 0100/10020
Interactio
Unterschrift des Arztes
Muster 16 (7.2008)
6664
Bei Arbeitsunfall auszufüllen!
Abgabedatum in der Apotheke
Unfalltag
Unfallbetrieb oder Arbeitgebernummer

MEDIKATION

- Herr Heinrich Goller besucht seine Stammapotheke und löst ein Kassenrezept ein.
- Verordnet sind Felodipin-CT 5 mg gegen Bluthochdruck und Digacin® 0,25 mg wegen einer Herzinsuffizienz leichten Grades.
- Aponal® 5 mg Tabletten verordnet der Arzt gegen eine ängstlich-agitierte Depression.
- Herr Goller legt noch ein grünes Rezept mit Importal® Pulver vor, weil er an einer Obstipation leidet.
- Er fragt die Apothekerin ob es stimmt, dass Grapefruitsaft Wechselwirkungen mit Arzneimitteln verursacht.

2.42.1 Felodipin – Lactitol

Lactitol (Importal® Pulver) wird zur symptomatischen Behandlung einer Obstipation und einer hepatischen Enzephalopathie eingesetzt. Es wird wie Lactulose praktisch nicht über den Magen-Darm-Trakt resorbiert. Nach der Darmpassage gelangt das Kohlenhydrat in unveränderter Form in den Dickdarm. Im Dickdarm wird Lactitol in kurzkettige organische Säuren gespalten. Diese Säuren führen aufgrund ihrer osmotischen Wirkung zu vermehrtem Wassereinstrom in den Darm und wirken aufgrund des erhöhten Stuhlvolumens laxierend. Bedingt durch den veränderten Säuregehalt im Dickdarm wird die Produktion (Inhibition der proteolytischen Aktivität von NH_3-produzierenden Bakterien) und Resorption von Ammoniak (Aktivierung von Bakterien, die NH_3 für eigene Proteinsynthese verwenden), das normalerweise durch die Leber ausgeschieden wird, verringert. Dieser Effekt wird in der Behandlung der hepatischen Enzephalopathie therapeutisch genutzt.

Felodipin (Felodipin-CT 5 mg) ist ein gefäßselektiver Calcium-Kanal-Blocker der gegen essenzielle Hypertonie eingesetzt wird. Felodipin gehört chemisch zur Gruppe der Dihydropyridine wie Nifedipin. Zum Vergleich sind in ◘ Tab. 2.2 einige pharmakokinetische Eigenschaften gegenübergestellt. ◘ Tab. 2.2 zeigt eine sehr hohe und fast identische Resorptionsrate bei allen drei Stoffen, ähnlich übereinstimmend sind die Proteinbindungen. Große Abweichungen sind bei der Zeit bis zum Erreichen maximaler Plasmawirkstoffkonzentrationen, der Bioverfügbarkeit und der maximal erreichbaren Plasmawirkstoffkonzentration zu registrieren. Die Bioverfügbarkeit z. B. ist bei Nifedipin, das zu den Dihydropyridinen der ersten Generation gehört, am besten. Die geringere Bioverfügbarkeit der anderen Stoffe liegt an ihrem hohen First-pass-Effekt. Bei der gleichzeitigen Anwendung von Lactitol und Felodipin ist keine Interaktion beschrieben.

Klassifikation: In der Regel keine Maßnahmen erforderlich.

Empfehlung

Keine.

2.42.2 Digoxin – Lactitol

Ein Kaliummangel kann durch Lactitol (Importal®) verstärkt werden. Bei der Kombination von Digoxin (Digacin® 0,25 mg) mit Lactitol kann die Glykosidwirkung durch Kaliummangel erhöht werden. Bei der Anwendung von Lactitol allein wird empfohlen, die Elektrolyte zu kontrollieren. Diese Interaktion lässt sich durch den Wirkungsmechanismus der herzwirksamen Glykoside erklären. Herzwirksame Glykoside hemmen die Na^+/K^+-aktivierbare Membran-ATPase, wodurch der aktive Transport von Natriumionen aus dem Zellinneren in den Extrazellulärraum und von Kaliumionen aus dem Extrazellulärraum in das Zellinnere teilweise blockiert wird. Dadurch sinkt der intrazelluläre Kaliumgehalt, während der Natriumgehalt steigt. Daraus ergibt sich, dass die Bindungsfähigkeit in den Speicherorganellen im Retikulum für Calciumionen abnimmt und die Konzentration an freien Calciumionen zunimmt. Letztere nehmen auch im Austausch gegen Na^+ über die Membran zu. Auch wenn dieser Interaktionsmechanismus zur Erklärung der Wirkung nicht ganz unumstritten ist, ist festzustellen, dass der Mechanismus den Intoxikationserscheinungen der herzwirksamen Glykoside zugrunde liegt. Ein Kaliummangel führt zu einer verstärkten Besetzung des Enzyms Na^+/K^+-ATPase durch herzwirksame Glykoside und damit zu deren Wirkungsverstärkung.

Klassifikation: Überwachung bzw. Anpassung nötig.

Empfehlung

Die Apothekerin macht Herrn Goller auf die Symptome einer Intoxikation aufmerksam. Die Digitalis-Dosis sollte gut eingestellt sein. Im Falle einer verstärkten Glykosidwirkung muss die Digoxin-Dosierung reduziert werden. Aufgrund des laxierenden Effekts von Lactitol kann nicht ausgeschlossen werden, dass die Resorption des herzwirksamen Glykosids vermindert wird, was eine Erhöhung der Erhaltungsdosis zur Folge hat.

2.42.3 Doxepin – Felodipin

Die Wirkung von Felodipin (Felodipin-CT 5 mg) kann durch Doxepin (Aponal® 5) verstärkt werden. Doxepin gehört zu den trizyklischen Antidepressiva. Neben der stimmungsaufhellenden Wirkung, die meist erst nach zwei bis drei Wochen deutlich wird, haben die trizyklischen Antidepressiva noch einen anticholinergen Effekt, der sofort nach Behandlungsbeginn auftritt. Der genaue Wirkungsmechanismus der Antidepressiva ist nicht bekannt. Man geht davon aus, dass bei einer endogenen Depression eine direkte oder funktionelle Balancestörung noradrenerger, dopaminerger oder serotoninerger synaptischer Übertragungsvorgänge im ZNS vorliegt. Die trizyklischen Antidepressiva hemmen die Rückspeicherung der biogenen Amine Noradrenalin und Serotonin. Eine Interaktion zwischen Calcium-Kanal-Blockern und trizyklischen Antidepressiva wird allgemein verneint. Einige Beobachtungen ergeben jedoch Hinweise, dass die Wirkung von Felodipin durch Antidepressiva verstärkt ist.

Klassifikation: Vorsichtshalber überwachen.

Empfehlung
Zurzeit keine.

2

2.42.4 Digoxin – Felodipin

Felodipin (Felodipin-CT 5 mg) kann den Plasmaspiegel von gleichzeitig verabreichtem Digoxin (Digacin® 0,25 mg) erhöhen. Diese Steigerung tritt nicht akut, sondern bei längerer Anwendung zu 11 % auf. Dies gilt weniger für Fertigarzneimittel mit Retardierung, weshalb nur noch Retardformulierungen im Handel sind. Eine Änderung der Eliminationskinetik ist nicht beteiligt. Eine solche Interaktion wurde auch für Nifedipin und Verapamil beschrieben.

Klassifikation: Vorsichtshalber überwachen.

Empfehlung
Die Apothekerin bespricht mit Herrn Goller die Anzeichen einer (relativen) Überdosierung des herzwirksamen Glykosids. Aus Vorsicht ist bei einer Rückmeldung eine Kontrolle der Digoxin-Plasmaspiegel und gegebenenfalls eine Dosisreduktion nötig.

2.42.5 Felodipin – Grapefruitsaft

Grapefruitsaft (▫ Tab. 2.2) erhöht die C_{max}, t_{max} und AUC von Felodipin (Felodipin-CT 5 mg). Die Ursache liegt in einer direkten Hemmung des Felodipin-Metabolismus, der Oxidation durch Cytochrom P450 (CYP3A4, ▫ Tab. 1.3). Eine verminderte Dehydrofelodipin/Felodipin-AUC-Ratio zeigte sich nur nach diesem flavonoidhaltigen Getränk (enthält Quercetin-, Kämpferol- und Naringeninglykoside, ferner Narirutin und Hesperidin), nicht dagegen nach Orangensaft (enthält diese Flavonoide nicht). Diskutiert wird aber auch, dass eher Psoralene (Furocumarine) im Grapefruitsaft für die Interaktion verantwortlich sind.

Tab. 2.2 Wechselwirkung einiger Calcium-Kanal-Blocker mit Grapefruitsaft (Anstiege)

Substanz	Formulierung	Dosis (mg)	Anstieg der AUC	Anstieg der C_{max} (%)
Felodipin	Tablette	5	+ 106 bis 299	+ 70 bis 203
Felodipin	Retardtabl.	5	+ 95	+ 175
Nifedipin	Kapsel	10	+ 34	+ 113
Nifedipin	Retardtabl.	20	+ 103	+ 94
Nisoldipin	Manteltabl.	20	+ 76 bis 98	+ 306
Nimodipin	Tablette	30	+ 51	+ 24
Nitrendipin	Tablette	20	+ 106 bis 230	+ 99

Klassifikation: Vorsichtshalber kontraindiziert.

Empfehlung

Die Apothekerin weist Herrn Goller darauf hin, dass Ernährungsgewohnheiten bei der Einnahme von Felodipin konstant gehalten werden müssen. Während der Therapie mit Felodipin sollte kein Grapefruitsaft getrunken werden.

2.43 Antidepressiva, Calcium-Kanal-Blocker, H_2-Rezeptoren-Blocker, Nahrungsmittel

Privat

Name, Vorname des Versicherten
Schrade Oliver
Sanddornweg 11
99999 Musterstadt

geb. am 10.06.1973

Unfall

Versicherungsnummer 1234567890 | Personennummer

4567123 | Karte gültig bis 1234567 | Datum 13.12.2010

Bezugsdatum | Apotheken-Nummer | Gesamt-Brutto | Arzneimittel-/Hilfsmittel-/Heilmittel-Nr. | Faktor | Taxe

Rp. (Bitte Leerräume durchstreichen)

aut idem Baymycard 100 Filmtabl.
Cimetidin Stada 400 mg 50 Tabl.
aut idem Moclobemid Sandoz 300 mg 50 Filmtabl.
aut idem Fluoxetin-biomo 20 mg 20 Tabl.

PKVH

1234567
Dr. med. Michael Interactio
Facharzt für
Allgemeinmedizin
Lindenallee 88
99999 Musterstadt

Interactio
Unterschrift des Arztes

■ **MEDIKATION**

- Herr Oliver Schrade begrüßt die Pharmazie-Praktikantin und legt ein Privatrezept auf den HV-Tisch.
- Er erhält gegen essenzielle Hypertonie den Calcium-Kanal-Blocker Baymycard®.
- Zur Rezidivprophylaxe einer peptischen Refluxösophagitis verordnet der Arzt Cimetidin Stada® 400 mg.
- Herr Schrade nimmt gegen Depressionen Moclobemid Sandoz® 300 mg und aktuell zusätzlich Fluoxetin-biomo® 20 mg.

2.43.1 Cimetidin – Nisoldipin

Nisoldipin (Baymycard®) ist ein Calcium-Kanal-Blocker (1,4-Dihydropyridin-Derivat). Cimetidin (Cimetidin Stada® 400 mg) gehört mit Famotidin und Ranitidin zu den H_2-Rezeptor-Antagonisten. Sie blockieren kompetitiv die H_2-Rezeptoren und hemmen die basale und die histamininduzierte Säuresekretion. Bei kombinierter Gabe von Nisoldipin und Cimetidin steigt die Dihydropyridin-Plasmakonzentration infolge einer Hemmung des Abbaus.

Klassifikation: Vorsichtshalber überwachen.

Empfehlung
Die Pharmazie-Praktikantin informiert Herrn Schrade darüber, dass bei einer Verstärkung des blutdrucksenkenden Effekts aufgrund der Wechselwirkung die Dosierung von Nisoldipin reduziert, oder auf einen anderen Arzneistoff gewechselt werden muss (z. B. Verapamil oder Diltiazem). Es kann auch auf einen nicht interaktionsrelevanten H_2-Rezeptoren-Blocker gewechselt werden. Andere H_2-Rezeptoren-Blocker wie z. B. Ranitidin besitzen im Gegensatz zu Cimetidin kein Imidazol-Grundgerüst, sondern einen Furanring und haben dadurch eine wesentlich geringere Affinität zum CYP-System. Dieses geringe Interaktionsrisiko gilt auch für andere H_2-Rezeptoren-Blocker.

Hinweis: Cimetidin ist wegen seines Interaktionspotenzials und seiner schwierigen Pharmakokinetik unbedeutend gegenüber den anderen H_2-Rezeptoren-Blockern geworden.

2.43.2 Cimetidin, Tyramin (Nahrungsbestandteil) – Moclobemid

Moclobemid (Moclobemid Sandoz® 300 mg) ist ein Benzamid-Derivat und gehört zur Gruppe der Monoaminoxidase(MAO)-Hemmer. Die MAO existiert in verschiedenen Isoenzymen (A-Form und B-Form). Während die A-Form den Abbau von Adrenalin, Noradrenalin und Serotonin katalysiert, katalysiert die B-Form den Abbau anderer biogener Amine. Moclobemid hemmt reversibel und weitgehend selektiv die A-Form der MAO. Wahrscheinlich beruht der antidepressive Effekt auf einer Erhöhung der Konzentration von Neurotransmittern wie z. B. Noradrenalin und Serotonin im Gehirn mit anschließender Rezeptorherunterregulierung.

Moclobemid hat aufgrund seiner Selektivität nur ein geringfügiges Potenzial für Wechselwirkungen mit Tyramin. Tyramin kann Moclobemid im Gegensatz zum nichtselektiven, irreversibel wirkenden MAO-Hemmer Tranylcypromin (Jatrosom®) aus seiner kompetitiven Bindung an die MAO-A verdrängen. Das Enzym kann somit Tyramin weiter inaktivieren. Die schwer wiegenden Interaktionen wie hypertensive Krise mit tyraminreichen Lebensmitteln, z. B. Käse oder Rotwein – als „Cheese-Effekt" bekannt – sind bei Einnahme von Moclobemid nach den Mahlzeiten nicht von klinischer Relevanz.

Bei gleichzeitiger Anwendung von Moclobemid und Cimetidin verändert Cimetidin die Pharmakokinetik des MAO-Hemmers Moclobemid. Verändert sind folgende Parameter:

- systemische Clearance von 46,6 auf 28,3 l/h,
- MRT (mean residence time, d. h. die mittlere Verweildauer des Arzneistoffs im Organismus) von 2,1 auf 3,2 h,
- Eliminationshalbwertzeit von 1,6 auf 2,3 h.

Insgesamt liegt eine stärkere und länger anhaltende Wirkung aufgrund der Interaktion vor. Es scheint auch die Bioverfügbarkeit von Moclobemid erhöht zu sein.

Klassifikation: Überwachung bzw. Anpassung nötig.

Empfehlung
Die Pharmazie-Praktikantin informiert Herrn Schrade und den Arzt darüber, dass bei gleichzeitiger Anwendung von Moclobemid und Cimetidin zunächst Moclobemid in niedrigster Dosis gegeben werden sollte. Die Dosierung sollte dann nach den klinischen Ergebnissen angepasst werden.

2.43.3 Fluoxetin – Moclobemid

Das Serotonin-Syndrom wird durch einen Überschuss an Serotonin-Wirkung im Gehirn ausgelöst (Überstimulation von postsynaptischen serotoninergen Rezeptoren aufgrund einer Hemmung der Serotonin-Rückaufnahme und vermehrte Freisetzung von Serotonin aus den Speichervesikeln). Symptome sind „Aufgedrehtsein“, Hitzewallungen, Schweißausbrüche und Herzrasen. Später kommen eine hypertensive Krise, Hyperthermie und Koma hinzu. Der Muskeltonus steigt bis zu Myoklonien an.

Fluoxetin ist ein SSRI, der selektiv die Wiederaufnahme von Serotonin in bestimmten Hirnarealen hemmt. Wenn der Abbau von Serotonin durch einen MAO-Hemmer vermindert ist, kann dies die Ursache für das Serotonin-Syndrom sein.

Hinweis: Auch andere Arzneistoffe können als Begleitwirkung eine MAO-Hemmung hervorrufen z. B. das Antibiotikum Linezolid. Die Rückaufnahme von Serotonin kann durch Opioid-Analgetika, Dextromethorphan, Metoclopramid und Sumatriptan gemindert sein.

Die Kombination eines Serotonin-Reuptakehemmers mit einem irreversiblen MAO-Hemmer ist zu vermeiden. Zwischen der Einnahme muss sogar mindestens ein Abstand von zwei Wochen liegen.

Klassifikation: Schwerwiegende Folgen wahrscheinlich – kontraindiziert.

Empfehlung

Eigentlich weniger schwierig als mit einem irreversiblen MAO-Hemmer ist die Kombination mit einem reversiblen MAO-Hemmer, wie hier im Fall von Herrn Schrade.

2.44 Bronchospasmolytika, Expektoranzien, Gyrase-Hemmer, Genussmittel (Kaffee)

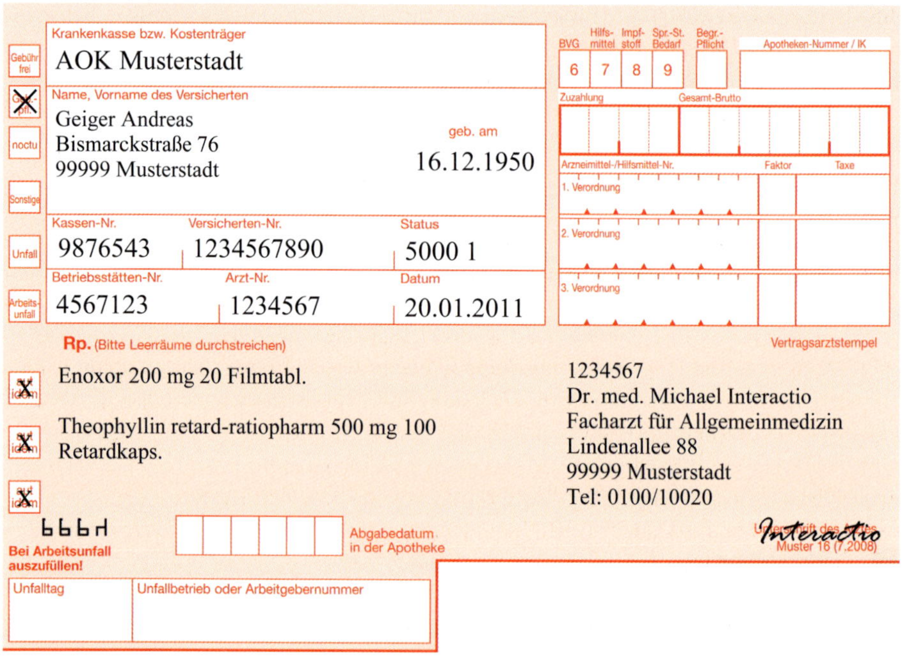
Krankenkasse bzw. Kostenträger
AOK Musterstadt
Name, Vorname des Versicherten
Geiger Andreas
Bismarckstraße 76
99999 Musterstadt
geb. am 16.12.1950
Kassen-Nr. 9876543 | Versicherten-Nr. 1234567890 | Status 5000 1
Betriebsstätten-Nr. 4567123 | Arzt-Nr. 1234567 | Datum 20.01.2011
Gebühr frei | geb.-pfl. (X) | noctu | Sonstige | Unfall | Arbeitsunfall
BVG | Hilfsmittel 6 | Impfstoff 7 | Spr.-St. Bedarf 8 | Begr.-Pflicht 9 | Apotheken-Nummer / IK
Zuzahlung | Gesamt-Brutto
Arzneimittel-/Hilfsmittel-Nr. | Faktor | Taxe
1. Verordnung
2. Verordnung
3. Verordnung
Rp. (Bitte Leerräume durchstreichen)
aut idem (X) Enoxor 200 mg 20 Filmtabl.
aut idem (X) Theophyllin retard-ratiopharm 500 mg 100 Retardkaps.
aut idem (X)
Vertragsarztstempel
1234567
Dr. med. Michael Interactio
Facharzt für Allgemeinmedizin
Lindenallee 88
99999 Musterstadt
Tel: 0100/10020
Unterschrift des Arztes
Interactio
Muster 16 (7.2008)
6664
Bei Arbeitsunfall auszufüllen!
Abgabedatum in der Apotheke
Unfalltag | Unfallbetrieb oder Arbeitgebernummer

MEDIKATION

- Herr Andreas Geiger gibt bei der Apothekerin ein Kassenrezept ab.
- Enoxor® 200 mg verschreibt der Hausarzt gegen eine leichte Harnwegsinfektion.
- Als Broncholytikum bei Asthma bronchiale ist Theophyllin retard-ratiopharm® 500 mg verordnet.
- Herr Geiger legt der Apothekerin noch ein grünes Rezept mit Bronchicum® Elixir S vor. Der Arzt hat den Hustensaft gegen Verschleimung der Bronchien empfohlen. Er erzählt außerdem, dass er viel Kaffee trinkt.

2.44.1 Enoxacin – Theophyllin

Enoxacin (Enoxor® 200 mg) ist ein Vertreter aus der Stoffklasse der Gyrase-Hemmer. Es gehört zu den neueren Fluorchinolonen. Weitere Vertreter sind Norfloxacin (Barazan®), Ofloxacin (Tarivid®) und Ciprofloxacin (Ciprobay®). Der erste Vertreter der Gyrase-Hemmer war Nalidixinsäure, die 1962 zur Behandlung von Harnwegsinfektionen eingeführt wurde. Neuere Stoffe wie z. B. Enoxacin haben eine um ein bis zwei Zehnerpotenzen höhere antibakterielle Aktivität als Nalidixinsäure, die nicht mehr im Handel ist.

Über eine Hemmung der bakteriellen DNA-Topoisomerase II, die auch als Gyrase bezeichnet wird, verhindern die Fluorchinolone die Gyrierung der chromosomalen und extrachromosomalen DNA-Stränge, mit unterschiedlicher Ausprägung des bakteriziden Effekts. Gegen grampositive Kokken haben die neuen Fluorchinolone nur eine begrenzte

Wirkung. Eine bessere Wirkung zeigen sie gegen gramnegative Bakterien mit ansteigender Aktivität von Enoxacin über Norfloxacin und Ofloxacin zu Ciprofloxacin. Auch in den pharmakokinetischen Eigenschaften sind die vier Fluorchinolone sehr unterschiedlich. Die Plasmaproteinbindung beträgt bei Norfloxacin 10 bis 30 %, bei Ciprofloxacin 25 bis 40 %, bei Ofloxacin < 5 % und bei Enoxacin 40 %.

Das Xanthin-Derivat Theophyllin (Theophyllin retard-ratiopharm®) bewirkt durch direkten Angriff eine Erschlaffung der glatten Muskulatur der Blutgefäße und bestimmter Organe, z. B. der Bronchiolen. Es erhöht auch die intrazelluläre Konzentration von cAMP und darüber den Ca^{2+}-Ausstrom und bewirkt eine Relaxation. Außerdem wirkt Theophyllin am ZNS erregend, am Herzen positiv inotrop und chronotrop und an der Niere diuretisch.

Bei gleichzeitiger Gabe von Enoxacin und Theophyllin sind Übelkeit, Schwindel, epileptische Anfälle, Halluzinationen, Tachykardie und Kopfschmerzen als Auswirkung einer Interaktion aufgetreten.

Die Theophyllin-Konzentrationen liegen normalerweise im Plasma bei 5 bis 10 mg/l (toxische Spiegel bei > 15 mg/l). Bei Patienten wurden aufgrund der Interaktion hohe Theophyllin-Konzentrationen im Bereich von 17 bis 41 mg/l gemessen. Die Nebenwirkungen verschwanden innerhalb von zwei Tagen nach Absetzen von Theophyllin. Da sich eine Verlängerung der Eliminationshalbwertzeit des Theophyllins auf etwa 20 Stunden zeigte, die Plasmaeiweißbindung (ca. 56 %) und die renale Clearance aber unverändert waren, wird vermutet, dass die überhöhten Theophyllinspiegel auf einer Veränderung des Metabolismus beruhen.

Klassifikation: Überwachung bzw. Anpassung nötig.

Empfehlung

Die Apothekerin informiert den Arzt darüber, dass bei gleichzeitiger Gabe von Enoxacin und Theophyllin die Theophyllin-Dosis halbiert werden sollte und die Plasmaspiegel täglich kontrolliert werden müssen. Da Enoxacin der stärkste Inhibitor des Theophyllinmetabolismus ist, kann versuchsweise auf Ofloxacin zurückgegriffen werden.

2.44.2 Coffein – Enoxacin

Auch der Coffeinabbau nach Kaffeekonsum wird durch Fluorchinolone wie Enoxacin, (Enoxor® 200 mg) in analoger Weise beeinflusst wie der Theophyllinmetabolismus. Bei der Gabe von Enoxacin war die Halbwertzeit des Coffeins von 3,3 auf 11,8 Stunden verlängert. Die maximalen Plasmakonzentrationen waren um 41 % von 3,9 auf 5,5 mg/l erhöht, die Gesamtclearance war um 78 % erniedrigt.

Klassifikation: Vorsichtshalber kontraindiziert.

Empfehlung

Die Apothekerin erklärt Herrn Geiger, dass er während der Therapie mit Fluorchinolonen möglichst keinen Kaffee trinken sollte.

2.44.3 Enoxacin, Theophyllin – Thymian-/Primelextrakt

Bronchicum® Elixir S Lösung enthält eine Mischung von Extrakten aus Primelwurzel und Thymiankraut. Die zugeführte Alkoholmenge pro Einzelgabe beträgt 0,05 bis 0,5 g.

Klassifikation: In der Regel keine Maßnahmen erforderlich.

Empfehlung

Eine Wechselwirkung von Enoxacin bzw. Theophyllin mit Bronchicum® Elixir S Lösung ist nicht bekannt.

2.45 Antidiabetika, Kontrazeptiva, Penicilline

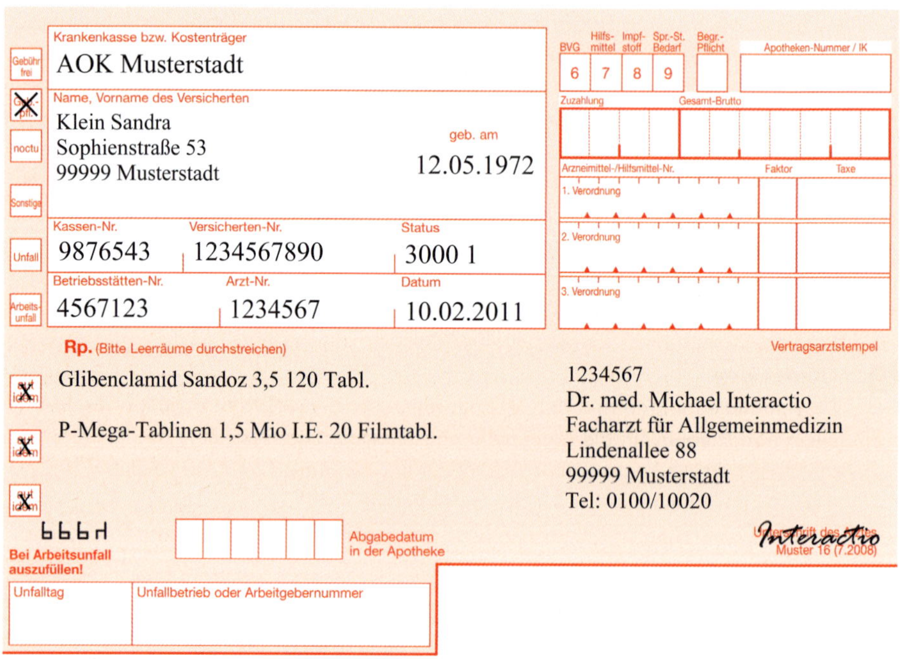

Gebühr frei | Geb.-pfl. (X) | noctu | Sonstige | Unfall | Arbeitsunfall

Krankenkasse bzw. Kostenträger: AOK Musterstadt

Name, Vorname des Versicherten: Klein Sandra, Sophienstraße 53, 99999 Musterstadt

geb. am: 12.05.1972

Kassen-Nr.: 9876543 | Versicherten-Nr.: 1234567890 | Status: 3000 1

Betriebsstätten-Nr.: 4567123 | Arzt-Nr.: 1234567 | Datum: 10.02.2011

BVG | Hilfsmittel | Impfstoff | Spr.-St. Bedarf | Begr.-Pflicht | Apotheken-Nummer / IK
6 | 7 | 8 | 9

Zuzahlung | Gesamt-Brutto

Arzneimittel-/Hilfsmittel-Nr. | Faktor | Taxe
1. Verordnung
2. Verordnung
3. Verordnung

Rp. (Bitte Leerräume durchstreichen)

aut idem (X) Glibenclamid Sandoz 3,5 120 Tabl.

aut idem (X) P-Mega-Tablinen 1,5 Mio I.E. 20 Filmtabl.

aut idem (X)

Vertragsarztstempel

1234567
Dr. med. Michael Interactio
Facharzt für Allgemeinmedizin
Lindenallee 88
99999 Musterstadt
Tel: 0100/10020

6669

Bei Arbeitsunfall auszufüllen!

Abgabedatum in der Apotheke

Unterschrift des Arztes: Interactio

Muster 16 (7.2008)

Unfalltag | Unfallbetrieb oder Arbeitgebernummer

MEDIKATION

- Frau Sandra Klein erscheint in der Apotheke mit einem Rezept von ihrem Hausarzt.
- Sie ist Diabetikerin und nimmt den Sulfonylharnstoff Glibenclamid Sandoz 3,5 ein.
- Wegen einer Infektion im Kieferbereich sind P-Mega-Tablinen® 1,5 Mio. I. E. verordnet.
- Sie legt ein Privatrezept von ihrem Frauenarzt mit dem Kontrazeptivum Minulet® vor.
- Außerdem löst sie noch ein grünes Rezept bei der Apothekerin ein, auf dem 50 Beutel Guar Verlan® Granulat verordnet sind.

2.45.1 Ethinylestradiol/Gestoden – Guar

Guar (Guar Verlan®) wird als Begleittherapie zur Behandlung des Diabetes mellitus angewendet, stellt aber keinen Ersatz für andere Therapieformen wie Insuline, Sulfonylharnstoffe oder Glinide dar. Durch Guar wird die Glucosetoleranz positiv beeinflusst, die Blutzuckerspitzen werden geglättet. Guar verzögert die Resorption von Nährstoffen, speziell von Kohlenhydraten, vermindert sie aber nicht. Der Mechanismus ist sowohl in der Adsorption der Nährstoffe als auch in einer Verdickung der „unstirred water layer" zu sehen. Vor diesem Hintergrund ist es einleuchtend, dass auch die Resorption von Pharmaka beeinflusst sein kann. Dies ist z. B. für orale Kontrazeptiva (Ethinylestradiol/Gestoden, Minulet®) beschrieben worden.

Hinweis: Auch die Resorption von bei Diabetes verwendeten Pharmaka wie Sulfonylharnstoffen (Resorptionsverzögerung) und Metformin (Wirkungseinbuße) kann beeinträchtigt sein.

Klassifikation: Vorsichtshalber überwachen.

Empfehlung
Die Apothekerin erklärt Frau Klein, dass die Guar-Medikation abzusetzen ist. Dies wird sich nicht extrem gravierend auswirken, da auch die durch Guar hervorgerufene Verbesserung der diabetischen Situation, z. B. gemessen an einer Einsparung an Insulin, häufig nur marginal ist.

2

2.45.2 Guar – Phenoxymethylpenicillin

Phenoxymethylpenicillin (P-Mega-Tablinen® 1,5 Mio. I. E.) gehört zur Gruppe der Betalactam-Antibiotika, deren Wirkungstyp bakterizid ist. Guar (Guar Verlan® Granulat) kann die Resorption (▸ Kap. 2.45.1) von Phenoxymethylpenicillin und anderer oraler Penicilline beeinträchtigen.

Klassifikation: Schwerwiegende Folgen wahrscheinlich – kontraindiziert.

Empfehlung
Die Apothekerin erklärt Frau Klein, dass sie wegen der Dringlichkeit der Anwendung eines oralen Penicillins auf Guar verzichten muss.

2.45.3 Ethinylestradiol/Gestoden – Phenoxymethylpenicillin

Während für einige Aminopenicilline (z. B. Ampicillin, Amoxicillin) die Wirksamkeit durch gleichzeitige Gabe von hormonalen Kontrazeptiva (Ethinylestradiol/Gestoden, Minulet®) beeinträchtigt ist, wurde dies für Phenoxymethylpenicillin (P-Mega-Tablinen® 1,5 Mio. I. E. Filmtabletten) nicht beschrieben.

Klassifikation: Vorsichtshalber überwachen.

Empfehlung
Die Apothekerin erklärt Frau Klein, dass eine Wirksamkeitsverminderung der oralen Kontrazeptiva nicht ausgeschlossen werden kann. Deshalb ist aus Vorsichtsgründen (Analogieschluss) zusätzlich eine nichthormonale Empfängnisverhütung nötig.

2.45.4 Ethinylestradiol/Gestoden – Glibenclamid

Hormonale Kontrazeptiva (Ethinylestradiol/Gestoden, Minulet®) können zu einer Verschlechterung der Glucosetoleranz führen, z. B. durch eine Störung des Glucosestoffwechsels oder einen Anstieg der Wachstumshormonsekretion.

Klassifikation: Vorsichtshalber überwachen.

Empfehlung

Die Apothekerin macht Frau Klein darauf aufmerksam, dass aufgrund der Kombination eventuell eine leichte Dosiserhöhung von Glibenclamid notwendig sein wird. Die Blutglucosespiegel müssen überprüft werden. Auch wenn von einigen übergeordneten Stellen die Bezahlung der Glucosemessung beim Typ-2-Diabetiker infrage gestellt wird, ist sie in besonderen Fällen und sporadisch dringend zu empfehlen.

2.46 ACE-Hemmer, Antiallergika, Bronchospasmolytika

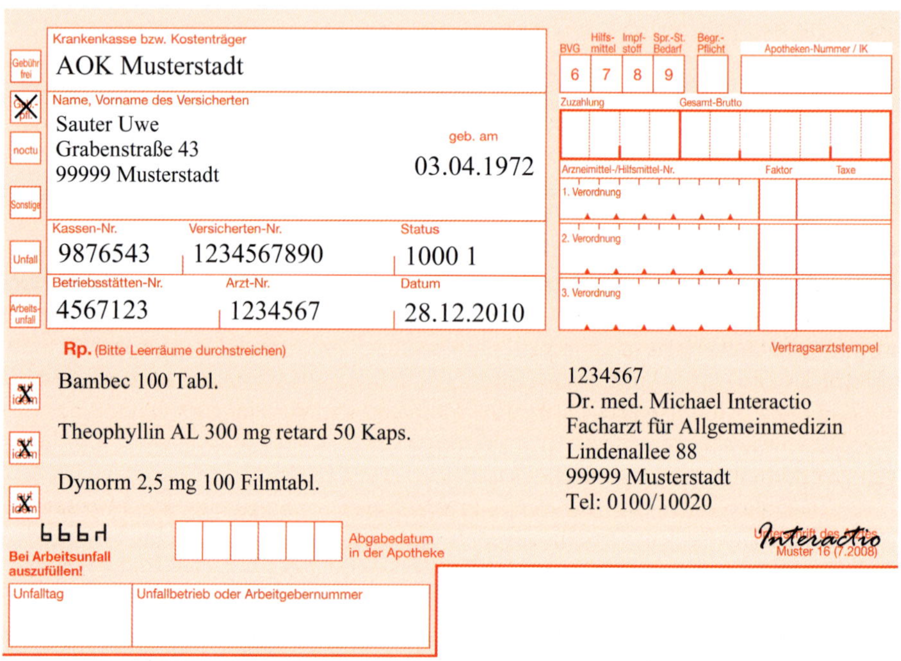
Gebühr frei
X aut idem (noctu)
Sonstige
Unfall
Arbeitsunfall
Krankenkasse bzw. Kostenträger
AOK Musterstadt
Name, Vorname des Versicherten
Sauter Uwe
Grabenstraße 43
99999 Musterstadt
geb. am 03.04.1972
Kassen-Nr. 9876543
Versicherten-Nr. 1234567890
Status 1000 1
Betriebsstätten-Nr. 4567123
Arzt-Nr. 1234567
Datum 28.12.2010
BVG 6 | Hilfsmittel 7 | Impfstoff 8 | Spr.-St. Bedarf 9 | Begr.-Pflicht
Apotheken-Nummer / IK
Zuzahlung
Gesamt-Brutto
Arzneimittel-/Hilfsmittel-Nr.
Faktor
Taxe
1. Verordnung
2. Verordnung
3. Verordnung
Rp. (Bitte Leerräume durchstreichen)
X aut idem Bambec 100 Tabl.
X aut idem Theophyllin AL 300 mg retard 50 Kaps.
X aut idem Dynorm 2,5 mg 100 Filmtabl.
Vertragsarztstempel
1234567
Dr. med. Michael Interactio
Facharzt für Allgemeinmedizin
Lindenallee 88
99999 Musterstadt
Tel: 0100/10020
6664
Abgabedatum in der Apotheke
Unterschrift des Arztes
Interactio
Muster 16 (7.2008)
Bei Arbeitsunfall auszufüllen!
Unfalltag
Unfallbetrieb oder Arbeitgebernummer

MEDIKATION

- Herr Uwe Sauter reicht dem Apotheker ein Kassenrezept über den HV-Tisch.
- Bambec® 10 mg Tabletten erhält er wegen einer chronischen Bronchitis.
- Als Asthmatiker wird er mit Theophyllin AL 300 mg retard behandelt.
- Er leidet an einer essenziellen Hypertonie, die mit Dynorm® 2,5 mg behandelt wird.
- Herr Sauter wünscht vom Apotheker eine Packung CromoHexal® sanft Nasenspray, da ihn immer wieder eine allergische Rhinitis quält.

2.46.1 Bambuterol – Theophyllin

Bambuterol (Bambec®), das Bis-N,N-Dimethylcarbamat des Terbutalins, ist ein Prodrug, aus dem über inaktive Zwischenstufen das Beta-2-Sympathomimetikum Terbutalin freigesetzt wird. Bambuterol ist wegen seiner größeren Lipophilie gewebegängiger als Terbutalin. Seine relaxierende Wirkung auf die Bronchialmuskulatur und die Blutgefäße entspricht der Wirkung von anderen Beta-2-Sympathomimetika. Der dosisabhängige Tremor als Nebenwirkung scheint geringer als bei Terbutalin (Bricanyl®) zu sein.

Theophyllin (Theophyllin AL 300 mg retard) ist ein wirksames Bronchospasmolytikum. Seine therapeutische Breite ist gering, weshalb auf Interaktionen sorgfältig geachtet werden muss. Eine Kombinationsbehandlung der beiden Stoffe ist bei Asthma der Stufe 3 indiziert. Über einen additiven Mechanismus tritt eine Zunahme der bekannten unerwünschten Wirkungen auf, z. B. Hypokaliämien und Herzrhythmusstörungen. Symptome der Hypokaliämie (Serumkonzentration < 3,6 mval/l) sind Muskelschwäche, Obstipation, Hyporeflexie, Somnolenz und typische EKG-Veränderungen. Bei systemischer Anwendung des Beta-Sympathomimetikums, können außerdem die Theophyllin-Plasmakonzentrationen vermindert sein.

Klassifikation: Vorsichtshalber überwachen.

2

Empfehlung

Die kombinierte Anwendung kann durchgeführt werden. Der Apotheker erklärt Herrn Sauter die Symptome der Tachykardie und der Hypokaliämie und rät ihm, beim Auftreten solcher Symptome sofort zum Arzt zu gehen.

2.46.2 Cilazapril – Cromoglicinsäure

Der ACE-Hemmer Cilazapril (Dynorm® 2,5 mg) ist als Ethylester ein Prodrug wie andere ACE-Hemmer, z. B. Enalapril, Perindopril, Quinapril und Ramipril. Bei der Leberpassage wird Cilazapril durch Esterhydrolyse in seine aktive Form Cilazaprilat, überführt. Seine blutdrucksenkende Wirkung entspricht der von anderen ACE-Hemmern. Vorsicht ist bei der Einnahme von Analgetika angebracht, die ebenso wie Kochsalz die Wirkung von Cilazapril abschwächen. Zu einer Leukozytopenie kommt es bei gleichzeitiger Verordnung von Allopurinol, Zytostatika, Immunsuppressiva und systemisch verabreichten Corticoiden. Cromoglicinsäure (CromoHexal® sanft Nasenspray) hemmt die aktive Freisetzung von Mediatoren wie z. B. Histamin aus Mastzellen. Die große Polarität von Cromoglicinsäure bedingt ihre schlechte Resorption, sodass sie lokal appliziert werden muss. Mit anderen Arzneimitteln sind keine Interaktionen bekannt.

Eine positiv zu bewertende Interaktion tritt zwischen Cromoglicinsäure und ACE-Hemmern auf. Der durch ACE-Hemmer verursachte schwere Husten wird gemildert. Bei 3 bis 15 % der Patienten, die ACE-Hemmer einnehmen, tritt als Nebenwirkung ein trockener Reizhusten auf, weil Bradykinin nicht mehr durch ACE gespalten wird. ACE spaltet nach Phenylalanin, sowohl Angiotensin I als auch Bradykinin. Bei 18-monatiger Behandlungsdauer nimmt die Häufigkeit der Nebenwirkung noch zu, was gelegentlich zum Therapieabbruch führt. Diskutiert wird eine Beteiligung von Prostaglandinen, da nach Einnahme von Sulindac (außer Vertrieb) experimentell die Nebenwirkung unterdrückt war. In Australien behandelt man den durch ACE-Hemmer ausgelösten Husten erfolgreich mit 3 x tägl. 2 Sprühstößen Cromoglicinsäure à 1 mg. Das lässt den Schluss zu, dass an der Entstehung des Hustens lysosomale Produkte beteiligt sind.

Klassifikation: In der Regel keine Maßnahmen erforderlich.

Empfehlung

Der Apotheker sagt Herrn Sauter, dass aufgrund der positiven Interaktionen zwischen Cilazapril und Cromoglicinsäure eine gleichzeitige Anwendung therapeutisch sinnvoll ist, um die Nebenwirkung Husten durch den ACE-Hemmer zu mildern.

2.47 Antimykotika, CSE-Hemmer, Immunsuppressiva, Kontrazeptiva

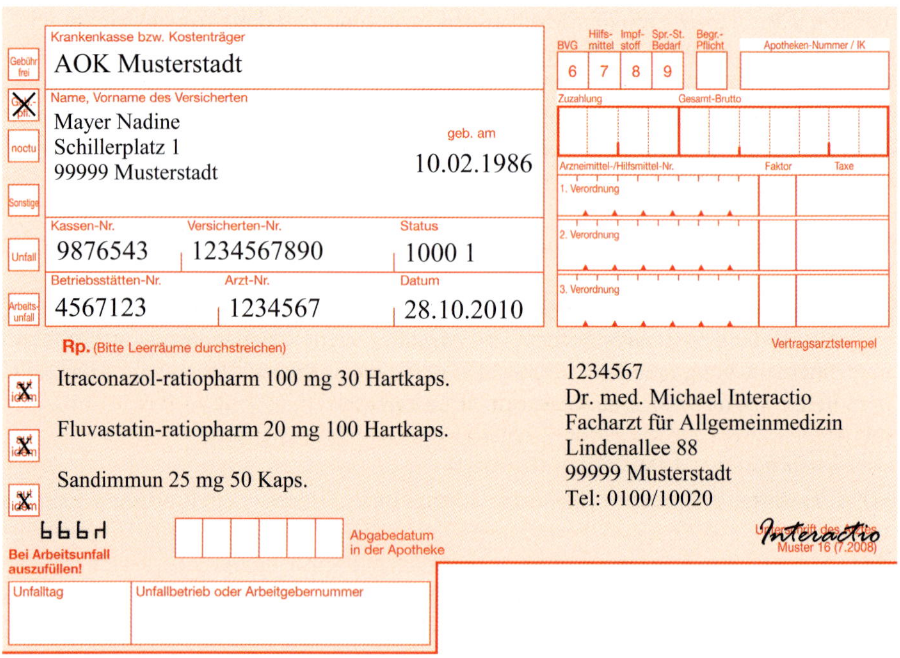

Gebühr frei
Geb.-pfl. X
noctu
Sonstige
Unfall
Arbeitsunfall

Krankenkasse bzw. Kostenträger
AOK Musterstadt

Name, Vorname des Versicherten
Mayer Nadine
Schillerplatz 1
99999 Musterstadt
geb. am
10.02.1986

Kassen-Nr. 9876543
Versicherten-Nr. 1234567890
Status 1000 1

Betriebsstätten-Nr. 4567123
Arzt-Nr. 1234567
Datum 28.10.2010

BVG | Hilfsmittel | Impfstoff | Spr.-St. Bedarf | Begr.-Pflicht | Apotheken-Nummer / IK
6 | 7 | 8 | 9

Zuzahlung | Gesamt-Brutto

Arzneimittel-/Hilfsmittel-Nr. | Faktor | Taxe
1. Verordnung
2. Verordnung
3. Verordnung

Rp. (Bitte Leerräume durchstreichen)

aut idem X Itraconazol-ratiopharm 100 mg 30 Hartkaps.

aut idem X Fluvastatin-ratiopharm 20 mg 100 Hartkaps.

aut idem X Sandimmun 25 mg 50 Kaps.

6664

Bei Arbeitsunfall auszufüllen!

Abgabedatum in der Apotheke

Unfalltag | Unfallbetrieb oder Arbeitgebernummer

Vertragsarztstempel
1234567
Dr. med. Michael Interactio
Facharzt für Allgemeinmedizin
Lindenallee 88
99999 Musterstadt
Tel: 0100/10020

Unterschrift des Arztes
Interactio
Muster 16 (7.2008)

MEDIKATION

- Frau Nadine Mayer legt der Apothekerin ein Kassenrezept vor.
- Verordnet sind Itraconazol-ratiopharm® 100 mg Kapseln, die sie zwei Wochen lang gegen eine Pilzerkrankung der Haut einnehmen muss. Die Einnahme erfolgt nach dem Essen, um eine maximale Aufnahme in den Körper zu erreichen.
- Wegen eines erhöhten Cholesterolspiegels erhält sie Fluvastatin-ratiopharm® 20 mg.
- Sandimmun® 25 mg wird gegen eine schwere nichtinfektiöse Uveitis eingesetzt.
- Frau Mayer legt der Apothekerin noch ein Privatrezept von ihrem Frauenarzt mit dem Kontrazeptivum Marvelon® vor, da bei der Behandlung mit Sempera® eine Schwangerschaft bis vier Wochen nach Ende der Behandlung ausgeschlossen werden muss.

2.47.1 Ciclosporin – Itraconazol

Itraconazol (Itraconazol-ratiopharm® 100 mg) gehört wie Ketoconazol und Fluconazol zu den Triazolderivaten. Sein antimykotisches Wirkungsspektrum ist breit, es wirkt auch gegen *Aspergillus*-Arten. Alle Azol-Antimykotika greifen an der Lanosterol-Demethylase an, einem Enzymsystem mit Beteiligung von Cytochrom P450. Anstelle des physiologischen Ergosterols werden dadurch Lanosterol oder andere 14-Methylsterole in die Zytoplasmamembran eingelagert. Das Wachstum der Pilzzelle wird durch Störung der Chitinsynthese (Regulierung der Chitin-Synthetase durch Ergosterol) und des Phospholipidstoffwechsels gehemmt, bzw. bei hohen Itraconazol-Konzentrationen werden die Zellen abgetötet. Aufgrund eines selektiven Angriffs ist Itraconazol besser verträglich als Ketoconazol.

Ciclosporin (Sandimmun® 25 mg) ist ein hydrophobes, zyklisches Polypeptid aus elf Aminosäuren. Gebildet wird es vom Pilz *Tolypocladium inflatum*. Ciclosporin unterdrückt humorale und zelluläre Immunreaktionen, indem es die Freisetzung von Interleukin-1 aus Monozyten und Interleukin-2 aus T-Helferzellen hemmt. Aufgrund des Mangels an Interleukin-1 und Interleukin-2 können die T-Zellen nicht zu zytotoxischen Zellen ausreifen. Die Phagozytoseaktivität der Zellen des RES (retikuloendotheliales System) wird allerdings kaum gehemmt und die bakterielle Abwehr nur wenig beeinflusst. Bei gleichzeitiger Verabreichung von Itraconazol und Ciclosporin kann der Ciclosporin-Blutspiegel erhöht sein.

Der Mechanismus ist wahrscheinlich in einer Hemmung des oxidativen Metabolismus zu sehen. Diese Gruppe der Antimykotika entfaltet nicht nur ihre erwünschte Wirkung über eine Hemmung von Cytochrom-P-450-abhängigen Monooxygenasen der Pilze, sondern bewirkt trotz einer relativen Spezifität für mikrobielle Enzyme auch eine Interaktion mit Arzneimitteln, die über Monooxygenasen metabolisiert werden.

Klassifikation: Überwachung bzw. Anpassung nötig.

Empfehlung

Die Apothekerin informiert den Arzt der Kundin Mayer über die Interaktion. Die Ciclosporin-Blutspiegel sollten überwacht und bei einer Erhöhung durch Itraconazol muss die Ciclosporin-Dosis eventuell reduziert werden.

2.47.2 Ciclosporin – Ethinylestradiol/Desogestrel

Ciclosporin (Sandimmun® 25 mg) wirkt zwar beim Versuchstier nicht teratogen, über die Sicherheit der Anwendung in der Schwangerschaft gibt es aber zu wenig Erfahrung. Bekannt ist, dass Ciclosporin in die Muttermilch übergeht. Deshalb sollte während einer Ciclosporin-Behandlung nicht gestillt werden.

Als Kontrazeptivum zur vorübergehenden sicheren Verhinderung einer Schwangerschaft könnte z. B. das Kombinationspräparat Marvelon® mit 30 µg Ethinylestradiol und 150 µg Desogestrel angewendet werden. Es hat einen niedrigeren Pearl-Index als andere Kontrazeptiva (= 0,86) im Vergleich zu Sequenz-Präparaten mit 1,5 (0,0–11,9). Letztere sind weniger sicher, da bei ihnen nicht in allen Fällen die Ovulation unterdrückt wird. Interaktionen von Marvelon® mit Sandimmun® sind bisher nicht erwähnt.

Klassifikation: Vorsichtshalber überwachen.

Empfehlung
Die Apothekerin informiert Frau Mayer darüber, dass eine Beeinträchtigung der Ciclosporinwirkung bisher nicht bekannt geworden ist.

2.47.3 Ciclosporin – Fluvastatin

Bei dem zur Behandlung der Hypercholesterolämie eingesetzten Cholesterol-Synthese-Enzym-Hemmer (CSE-Hemmer, HMG-CoA-Reduktase-Hemmer) handelt es sich um Fluvastatin (Fluvastatin-ratiopharm® 20 mg). Statine hemmen die HMG-CoA-Reduktase, wodurch die intrazelluläre Biosynthese von Cholesterol in der Leber vermindert wird. Aufgrund der geringeren Neusynthese gehen die Zellen dazu über, LDL-Cholesterol aus dem Blut zu verwenden, was den LDL-Spiegel im Blut senkt. Dazu trägt auch bei, dass die Zahl der LDL-Rezeptoren, die durch Cholesterol erniedrigt wird, jetzt ungebremst erhöht wird.

Während der Behandlung mit CSE-Hemmern sind Myopathien und Rhabdomyolyse mit Nierenversagen als schwerwiegende Nebenwirkungen aufgetreten. Da durch Ciclosporin (Sandimmun®) die Plasmakonzentration der Statine erhöht wird, kann dies zu einem tödlichen Ausgang führen. Der Mechanismus der Wechselwirkung mit Ciclosporin liegt in der Hemmung von Transportproteinen (OATP = Organic Anion Transporting Polypeptide), über die die Aufnahme von CSE-Hemmern in die Leber erfolgt. Die hepatische Elimination der CSE-Hemmer ist verlangsamt.

Klassifikation: Überwachung bzw. Anpassung nötig.

Empfehlung
Die Apothekerin erklärt Frau Mayer, dass CSE-Hemmer bei Patienten, die Ciclosporin erhalten, unter sorgfältiger Beobachtung von Nebenwirkungen und niedriger Dosierung angewandt werden müssen. Das hier eingesetzte Fluvastatin gilt als eines der wirkschwächeren, aber dadurch auch am besten verträglichen Statine. Es ist weniger lipophil als andere und dringt daher nicht so einfach in Muskelzellen ein. Dennoch sollte Frau Mayer über das Risiko einer Rhabdomyolyse (erste Symptome Muskelschmerzen, Schwäche) informiert werden und die Kreatinkinase-Aktivität, welche bis auf das Zehnfache ansteigen kann, überwacht werden. Bei Werten über 700 U/l Kreatinkinase-Aktivität muss der CSE-Hemmer abgesetzt werden. In Bezug auf die Nebenwirkung Rhabdomyolyse sind alle Statine qualitativ (nicht quantitativ) gleich. Verstärkte Probleme gab es bei solchen Statinen, die besonders deutliche Wechselwirkungen mit CYP3A4-Hemmstoffen (z. B. Fibraten) eingehen, weil sie selbst Substrat dafür sind.

2.48 Adsorbenzien, Makrolid-Antibiotika, Migränetherapeutika

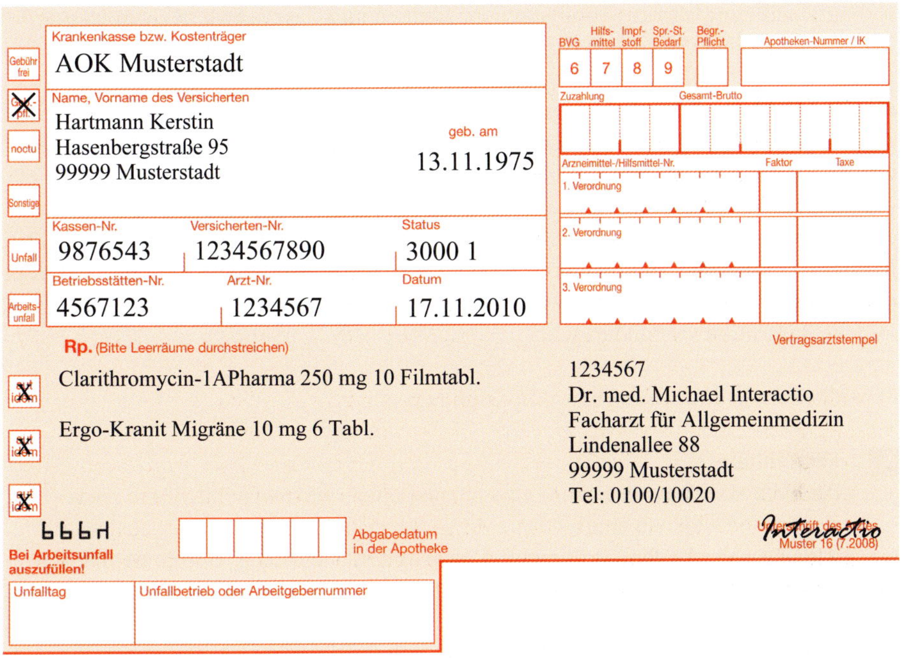
Gebühr frei
Krankenkasse bzw. Kostenträger
AOK Musterstadt
Geb.-pfl.
noctu
Sonstige
Unfall
Arbeitsunfall
Name, Vorname des Versicherten
Hartmann Kerstin
Hasenbergstraße 95
99999 Musterstadt
geb. am
13.11.1975

Kassen-Nr.	Versicherten-Nr.	Status
9876543	1234567890	3000 1

Betriebsstätten-Nr.	Arzt-Nr.	Datum
4567123	1234567	17.11.2010

BVG | Hilfsmittel | Impfstoff | Spr.-St. Bedarf | Begr.-Pflicht | Apotheken-Nummer / IK
6 7 8 9
Zuzahlung | Gesamt-Brutto
Arzneimittel-/Hilfsmittel-Nr. | Faktor | Taxe
1. Verordnung
2. Verordnung
3. Verordnung

Rp. (Bitte Leerräume durchstreichen)
aut idem
Clarithromycin-1APharma 250 mg 10 Filmtabl.
aut idem
Ergo-Kranit Migräne 10 mg 6 Tabl.
aut idem

Vertragsarztstempel
1234567
Dr. med. Michael Interactio
Facharzt für Allgemeinmedizin
Lindenallee 88
99999 Musterstadt
Tel: 0100/10020

6664
Abgabedatum in der Apotheke
Unterschrift des Arztes
Muster 16 (7.2008)
Bei Arbeitsunfall auszufüllen!
Unfalltag | Unfallbetrieb oder Arbeitgebernummer

MEDIKATION

- Der Hausarzt verordnet Frau Kerstin Hartmann Clarithromycin-1APharma 250 mg wegen einer bakterieller Infektion im HNO-Bereich.
- Ergo-Kranit® Migräne Tabletten nimmt sie zur Anfallskupierung der Migräne.
- Frau Hartmann fragt die PTA, ob sie zur Verhinderung der Nebenwirkung Diarrhö durch das Antibiotikum noch Kohle-Compretten® dazu nehmen soll.

2.48.1 Clarithromycin – Medizinische Kohle

Clarithromycin (Clarithromycin-1APharma 250 mg) ist ein basisches Makrolid-Antibiotikum, das dem Erythromycin chemisch sehr ähnlich ist. Es besitzt in 6-Stellung des 14-gliedrigen Lactonrings statt einer Hydroxylgruppe eine Methoxygruppe. Auch das Wirkungsspektrum ist mit dem des Erythromycins vergleichbar. Makrolid-Antibiotika werden an die 50S-Ribosomen-Untereinheit gebunden und blockieren in der Elongationsphase die Proteinsynthese. Daraus resultiert der bakteriostatische Effekt. Ein breites Spektrum grampositiver Bakterien wird durch Clarithromycin abgedeckt, jedoch wirkt es zusätzlich auch auf einige gramnegative Bakterien wie z. B. *Legionella pneumophila* und atypische Keime wie Mykoplasmen und Chlamydien. Die Wirkintensität des Clarithromycins ist zwei- bis viermal besser als die des Erythromycins. Außer im ZNS werden in allen Geweben schnell Konzentrationen erreicht, die deutlich über den Plasmaspiegeln liegen.

Medizinische Kohle (Kohle-Compretten®) verlangt die Kundin Frau Hartmann gegen eine eventuell auftretende Diarrhö (gelegentliche Nebenwirkung von Clarithromycin). Carbo medicinalis gehört mit Kaolin, kolloidalem Siliciumdioxid und Pektin zu den Adsorbenzien, die zur Bindung von Bakterien, Toxinen und Gasen sowie zur Verdickung des Stuhls über die Bildung einer viskösen Lösung beitragen sollen.

Hinweis: Kohle wird zur Behandlung von bestimmten Vergiftungen eingesetzt, da viele oral verabreichte Medikamente durch Kohle als Adsorbens in ihrer Aufnahme behindert werden. Für eine Adsorption an Kohle sind folgende Stoffe nicht geeignet: Blausäure, Fe^{2+}, Thallium, DDT, Alkali, Mineralsäuren und wasserunlösliche Substanzen. Adsorbiert werden z. B. Atropin, Barbiturate, Chinin, Digitoxin, Imipramin, Opioide, Paracetamol, Phenothiazine, Salicylate, Sulfonamide, ferner Cumarinderivate, herzwirksame Glykoside und trizyklische Antidepressiva, wobei die Bioverfügbarkeit und Wirkung verringert ist, weil die Resorption vermindert wird.

Klassifikation: Überwachung bzw. Anpassung nötig.

Empfehlung

Die PTA erklärt Frau Hartmann, dass Interaktionen zwischen Kohle (Carbo medicinalis) und Makrolid-Antibiotika zwar bisher nicht beschrieben sind, aber eine Wirkungseinbuße von Clarithromycin nicht auszuschließen ist. Eine Einnahme von Clarithromycin zur Mahlzeit wird empfohlen, da die Resorption geringfügig verbessert wird.

2.48.2 Clarithromycin – Ergotamin

Ergotamin (Ergo-Kranit® Migräne) gehört zu den Alpha-Sympatholytika. Es wirkt zentral gefäßerweiternd, aber an der glatten Muskulatur vasokonstriktorisch. Dihydroverbindungen werden nur noch selten zur Beseitigung einer Hypertonie angewandt. Dihydroergotamin (DHE-ratiopharm®) wird zur Migräneprophylaxe eingesetzt, Ergotamin zur Behandlung des Migräneanfalls. Obwohl bisher keine Interaktionen zwischen Clarithromycin (Clarithromycin-1APharma 250 mg) und Ergotamin beschrieben sind, kann eine gefäßverengende Wirkung mit Durchblutungsstörungen nicht ausgeschlossen werden.

Durch andere Makrolid-Antibiotika wie Erythromycin und Spiramycin wurde eine Wirkungsverstärkung von Ergotamin infolge einer Enzymhemmung ausgelöst. Die Änderung der Wirkung wird auch als Ergotismus bezeichnet. Aufgrund der Ähnlichkeit von Clarithromycin mit den anderen Makrolid-Antibiotika sollte in der Therapie ähnlich vorgegangen werden.

Klassifikation: Vorsichtshalber überwachen.

Empfehlung

Die PTA informiert Frau Hartmann über die Symptome des Ergotismus. Bei gleichzeitiger Verabreichung von Clarithromycin und Ergotamin sollte bei Verdacht eines Ergotismus die Dosis angepasst oder diese Kombination vermieden werden. Eventuell ist eine Behandlung anstelle von Ergotamin mit Sumatriptan (Imigran®) möglich. Sumatriptan als Serotoninagonist scheint bei der Behandlung der akuten Migräneattacke und des Clusterkopfschmerzes den Ergot-Alkaloiden überlegen zu sein.

2.49 Antazida, herzwirksame Glykoside, Malariatherapeutika, Neuroleptika

Krankenkasse bzw. Kostenträger
AOK Musterstadt

Name, Vorname des Versicherten
Oswald Manfred
Marienstraße 18
99999 Musterstadt
geb. am 18.03.1941

Kassen-Nr.	Versicherten-Nr.	Status
9876543	1234567890	5000 1
Betriebsstätten-Nr.	**Arzt-Nr.**	**Datum**
4567123	1234567	29.10.2010

Gebühr frei / X Geb.-pfl. / noctu / Sonstige / Unfall / Arbeitsunfall

BVG | Hilfsmittel | Impfstoff | Spr.-St. Bedarf | Begr.-Pflicht | Apotheken-Nummer / IK
6 | 7 | 8 | 9

Zuzahlung | Gesamt-Brutto

Arzneimittel-/Hilfsmittel-Nr. | Faktor | Taxe
1. Verordnung
2. Verordnung
3. Verordnung

Rp. (Bitte Leerräume durchstreichen)

X aut idem — Lanicor 100 Tabl.

X aut idem — Thioridazin-neuraxpharm 25 mg 50 Filmtabl.

X aut idem — Resochin 100 Tabl.

Vertragsarztstempel
1234567
Dr. med. Michael Interactio
Facharzt für Allgemeinmedizin
Lindenallee 88
99999 Musterstadt
Tel: 0100/10020

Unterschrift des Arztes: *Interactio*
Muster 16 (7.2008)

6664

Bei Arbeitsunfall auszufüllen!

Abgabedatum in der Apotheke

Unfalltag | Unfallbetrieb oder Arbeitgebernummer

MEDIKATION

- Herr Manfred Oswald besucht die Apotheke mit einem Kassenrezept.
- Er bekommt wegen einer leichten Herzinsuffizienz Lanicor® verschrieben.
- Gegen leichte schizophrene und depressive Zustände nimmt er Thioridazin-neuraxpharm® 25 mg ein.
- Außerdem sind Resochin® Tabletten aufgeschrieben. Herr Oswald beginnt mit der Einnahme eine Woche vor seiner Abreise nach Afrika.
- Er wünscht von der Apothekerin noch eine Packung Alkala® T Tabletten.

2.49.1 Chloroquin – Natriumhydrogencarbonat

Chloroquin (Resochin®) ist ein Antimalariamittel, das nur in Gebieten verwendet wird, in denen nachweislich keine Chloroquin-Resistenz besteht. Der Erreger der gefährlichsten Malaria, *Plasmodium falciparum*, ist meist resistent. Chloroquin vermindert die Vermehrung der Erreger.

Wegen der zu erwartenden gastralen Störungen am Urlaubsort hat sich Herr Oswald mit dem Antazidum Alkala® T (Natriumcitrat, Kalium- und Natriumhydrogencarbonat) eingedeckt. Die Resorption von Chloroquin ist bei gleichzeitiger Einnahme von Natriumhydrogencarbonat um ca. ein Drittel vermindert.

Hinweis: Häufig wird Chloroquin mit Proguanil (Paludrine®) kombiniert.

Klassifikation: Überwachung bzw. Anpassung nötig.

Empfehlung

Die Apothekerin weist Herrn Oswald darauf hin, dass er einen zeitlichen Abstand von mindestens vier Stunden zwischen der Einnahme von Chloroquin (auch Hydroxychloroquin, Quensyl®) und dem Antazidum einhalten muss.

2.49.2 Chloroquin – Thioridazin

Das Antimalariamittel Chloroquin (Resochin®) verstärkt die Wirkung von Psychopharmaka (Neuroleptika und Antidepressiva), in diesem Fall Thioridazin (Thioridazin-neuraxpharm® 25 mg). Es kommt zu einer Verlängerung des QT-Intervalls (verzögerte Kammer-Repolarisation). Für Chloroquin sind auch EKG-Veränderungen beschrieben, die dem Bild einer Myokarditis entsprechen. Es kann zu Torsade de pointes kommen, da beide Arzneistoffe (Chloroquin und Thioridazin) zu dieser Nebenwirkung neigen. Die kardiotoxischen Nebenwirkungen können sich verstärken.

Klassifikation: Überwachung bzw. Anpassung nötig.

Empfehlung

Wegen der Notwendigkeit der Therapie kann unter strikter ärztlicher Kontrolle diese Kombinationstherapie weiter durchgeführt werden. Bei Symptomen wie Ohnmacht usw. kann die Kombination nicht weiter durchgeführt werden, da die Lage sehr bedrohlich einschließlich Todesfolge werden kann. Die Apothekerin erklärt Herrn Oswald, dass er auf Nebenwirkungen während der Einnahme von Chloroquin achten soll.

2.49.3 Chloroquin – Digoxin

Die Gefahr einer Digoxin-Intoxikation besteht. Die Digoxin-Elimination ist beeinträchtigt, der Mechanismus ist allerdings nicht bekannt.

Klassifikation: In bestimmten Fällen Überwachung bzw. Anpassung nötig.

Empfehlung

Der Patient muss auf die bekannten Überdosierungsanzeichen hingewiesen werden (Übelkeit, Erbrechen, Schwindel, verändertes Farbensehen). Bei diesen Symptomen muss die Dosis reduziert werden.

2.50 ACE-Hemmer, Alkohol, Antidiabetika, Antirheumatika, Immunsuppressiva, Nahrungsmittel, Röntgenkontrastmittel, Tetracycline

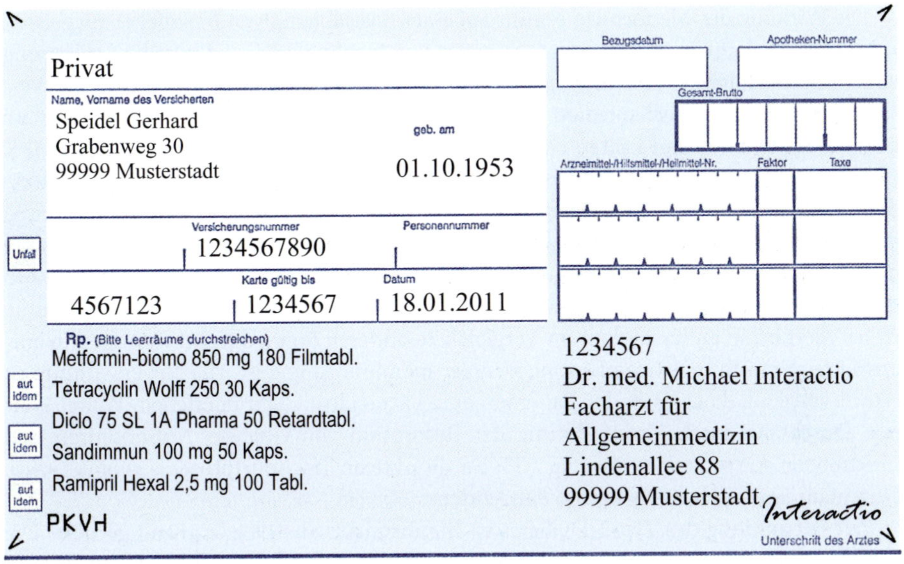

Privat

Name, Vorname des Versicherten
Speidel Gerhard
Grabenweg 30
99999 Musterstadt

geb. am 01.10.1953

Unfall

Versicherungsnummer 1234567890
Personennummer

4567123
Karte gültig bis 1234567
Datum 18.01.2011

Bezugsdatum
Apotheken-Nummer
Gesamt-Brutto
Arzneimittel-/Hilfsmittel-/Heilmittel-Nr.
Faktor
Taxe

Rp. (Bitte Leerräume durchstreichen)
Metformin-biomo 850 mg 180 Filmtabl.
aut idem Tetracyclin Wolff 250 30 Kaps.
Diclo 75 SL 1A Pharma 50 Retardtabl.
aut idem Sandimmun 100 mg 50 Kaps.
aut idem Ramipril Hexal 2,5 mg 100 Tabl.
PKVH

1234567
Dr. med. Michael Interactio
Facharzt für
Allgemeinmedizin
Lindenallee 88
99999 Musterstadt

Interactio
Unterschrift des Arztes

■ **MEDIKATION**

- Herr Gerhard Speidel ist Typ-2-Diabetiker und nimmt Metformin-biomo® 850 mg ein. Er möchte von der PTA eine Beratung bezüglich des Einnahmezeitpunktes der Metformin-Tabletten.
- Gegen einen akuten Bronchialinfekt sind Tetracyclin Wolff® 250 Kapseln verordnet.
- Seit längerer Zeit verschreibt der Arzt wegen eines entzündlich-rheumatischen Wirbelsäulenleidens regelmäßig Diclo 75 SL 1A Pharma.
- Wegen einer zurückliegenden Transplantation erhält er das Immunsuppressivum Sandimmun® 100 mg.
- Zur Blutdrucksenkung erhält er Ramipiril Hexal® 2,5 mg.
- Herr Speidel legt noch ein zweites Rezept mit dem iodierten Röntgenkontrastmittel Accupaque® 240 zur lumbalen Myelographie vor, das er zur Untersuchung in das Krankenhaus mitbringen soll.
- Er fragt die PTA außerdem noch, ob er alkoholhaltigen Hustensaft wie Neo-Tussan® Hustenlöser mit Thymian einnehmen darf.

2.50.1 Alkohol – Metformin

Metformin (Metformin-biomo® 850 mg) gehört zu der Gruppe der Biguanid Derivate. Es wird bei Diabetes Typ 2 eingesetzt, wenn diätetische Maßnahmen allein nicht ausreichen und eine Insulinresistenz vorliegt. Es unterstützt eine Diät bei Übergewicht des Diabetikers und ist zur Monotherapie zugelassen.

Die Wirkung des Metformins beruht auf einer dosisabhängigen Blutzuckerspiegelsenkung beim Diabetiker. Es ist nur in Gegenwart von Insulin wirksam. Da keine Freisetzung von Insulin erfolgt, ist eine Hypoglykämie als Nebenwirkung nicht zu befürchten. Verschiedene Wirkungsmechanismen werden diskutiert. Es vermindert die Gluconeogenese aus Alanin, Pyruvat und Lactat. Die Kohlenhydrat-Resorption ist gehemmt. Die AMPK (AMP-Kinase) wird gesteigert, wodurch Glucose, Lipide und Triglyceride erniedrigt werden. Metformin blockiert im Darmepithel die Atmungskette, woraus eine Verringerung der ATP-Bildung folgt und Glucose verstärkt anaerob abgebaut werden kann. Die Störung der Atmungskette bleibt bei zu hoher Dosierung nicht auf den Darm beschränkt. Es kann daher als schwer wiegende Nebenwirkung zur Lactazidose kommen. Diese Nebenwirkung ist bei Metformin äußerst selten im Vergleich zu anderen Biguaniden, da Metformin aufgrund seiner leicht positiven Ladung weniger membrangängig ist. Die Nebenwirkung ist schwerwiegend, da ca. 50 % der Patienten eine Lactazidose nicht überleben. Weiter können Durchfälle durch Verminderung der Resorption von Glucose, Aminosäuren und Elektrolyten auftreten, da zu wenig ATP für die aktiven Transportprozesse gebildet wird. Durchfälle sind auch ein Symptom der Azidose.

Zur Behandlung des Typ-2-Diabetes ist Metformin in den Vordergrund gerückt. Die Kontraindikationen wie eingeschränkte Nierenfunktion, schwere Lebererkrankungen, Lungenfunktionsstörungen, Pankreatitiden oder schlechte Sauerstoffversorgung der Gewebe nach Herzinsuffizienz sind zu beachten. Die Anwendung bei älteren Patienten ist dadurch limitiert.

Aus Gründen der Löslichkeit enthalten einige Arzneistoffe und vor allem Pflanzenextrakte Alkohol. Ein Abbauweg des Alkohols führt zur Bereitstellung von NADH, was das Pyruvat-Lactat-Gleichgewicht in Richtung Lactat verschiebt. Hierdurch kommt es zu einer weiteren Erhöhung der Lactatkonzentration. Die Folge kann bei größeren Mengen Alkohol in Verbindung mit Metformin eine deutliche Verschlimmerung einer Lactazidose sein. In kleinen Mengen und zum Essen hat Alkohol in Verbindung mit Metformin diese Folgen nicht. Neo-Tussan® Hustenlöser mit Thymian Sirup enthält 11,4 % Alkohol, Wick Hustenlöser Sirup oder Bronchicum® Elixier N enthalten 5 % Alkohol, somit scheinbar kleine Mengen.

Hinweis: Häufig verwendete alkoholhaltige Arzneimittel sind: Baldriantropfen, Bronchial Tropfen, Kamillenkonzentrate, Aspecton®, pflanzliche Urtinkturen, Crataegus Tropfen, Doxycyclin Ampullen oder Ginkgo Tropfen.

Klassifikation: Schwerwiegende Folgen wahrscheinlich – kontraindiziert.

Empfehlung

Die PTA erklärt Herrn Speidel, dass bei der angegebenen Dosierung alkoholhaltiger Medikamente Alkohol (als Lösungsmittel) keinen Einfluss auf die Nebenwirkung von Metformin (Lactazidose) hat, dass aber Alkohol zum Genuss nicht erlaubt ist.

2.50.2 Diclofenac – Metformin

Diclofenac (Diclo 75 SL 1A Pharma) ist ein nichtsteroidales Antirheumatikum (NSAR). Es hemmt die mikrosomale, membrangebundene Cyclooxygenase ohne Isoenzympräferenz. Die Biosynthese von Prostaglandinen bzw. anderen Eicosanoiden wird gehemmt, die als Vermittler u. a. von Entzündungsreaktionen bekannt sind. Durch NSAR wird die Ausscheidung von Metformin (Metformin-biomo® 850 mg) verlangsamt, wodurch die Lactazidosegefahr erhöht ist. Lactazidosen äußern sich in Erbrechen, Bauchschmerzen, Diarrhö, Lethargie und Koma. Ob allein dieser pharmakokinetische Mechanismus der Interaktion zugrunde liegt, ist nicht sicher geklärt.

Hinweis: Die hypoglykämische Wirkung von Antidiabetika des Sulfonylharnstofftyps wird durch Diclofenac verstärkt.

Klassifikation: Vorsichtshalber überwachen.

Empfehlung
Die Kombination kann nur unter größter Vorsicht vorgenommen werden, ist jedoch besser zu vermeiden. Die PTA informiert Herrn Speidel darüber, dass er besonders gut auf seine Blutzuckerwerte achten muss.

2

2.50.3 Iohexol – Metformin

Iohexol (Accupaque® 240) ist ein iodiertes Röntgenkontrastmittel, das intravenös gegeben wird. Die Gefahr einer Lactazidose ist erhöht. Wahrscheinlich handelt es sich um eine pharmakokinetische Interaktion, bei der Metformin (Metformin-biomo® 850 mg) verlangsamt ausgeschieden wird. Bekannt ist, dass Iohexol vorübergehend eine Niereninsuffizienz auslöst und Metformin für seine Ausscheidung auf eine intakte Nierentätigkeit angewiesen ist.

Klassifikation: Schwerwiegende Folgen wahrscheinlich – kontraindiziert.

Empfehlung
Die PTA informiert Herrn Speidel darüber, dass die Metformintherapie zwei Tage vor der Anwendung des Röntgenkontrastmittels unterbrochen werden muss. Zwei Tage nach der Röntgenaufnahme kann mit einer erneuten Einnahme wieder begonnen werden. Übergangsweise muss auf ein anderes Antidiabetikum gewechselt werden, z. B. Sulfonylharnstoff, Glinid, Inkretin-Mimetika oder Insulin.

2.50.4 Metformin – Tetracyclin

Tetracycline (Tetracyclin Wolff® 250 mg) wirken bakteriostatisch auf grampositive und zahlreiche gramnegative Bakterien. Sie wirken blutzuckersenkend und verstärken darüber hinaus die Wirkung von Metformin (Metformin-biomo® 850 mg). Als Mechanismus der Interaktion wird eine Verringerung der Plasmaproteinbindung angenommen.

Klassifikation: Überwachung bzw. Anpassung nötig.

Empfehlung
Die PTA erklärt Herrn Speidel, dass der Arzt die Dosis von Metformin sorgfältig überwachen muss. Eventuell muss eine Anpassung zu niedrigeren Dosen erfolgen. Überlegt werden sollte auch, ob die Kombination ganz vermieden werden kann.

2.50.5 Ciclosporin – Diclofenac

Ciclosporin (Sandimmun® 100 mg) ist ein Immunsuppressivum (▶ Kap. 2.47). Bei der Kombination mit dem nichtsteroidalen Antirheumatikum Diclofenac (Diclo 75 SL 1A Pharma) kann es zu mittelschweren Nebenwirkungen mit Nierenschäden kommen. Der Mechanismus ist nicht vollständig geklärt, jedoch treten additive Effekte bei der Verminderung der Nierendurchblutung auf. Damit geht eine Nierenfunktionseinschränkung aufgrund des verminderten renalen Blutflusses einher. Beide Substanzen verursachen auch einzeln eine Schädigung der Niere.

Klassifikation: Überwachung bzw. Anpassung nötig.

Empfehlung
Die PTA erklärt Herrn Speidel, dass der Arzt wegen der Nebenwirkungen von Ciclosporin die Nierenfunktion mit Beginn der Therapie und bei Dosiserhöhung sorgfältig überwachen muss. Kommt es zu einer stärkeren Funktionsbeeinträchtigung (klinische Parameter der Nierenfunktion), so sollten beide Arzneimittel abgesetzt werden. Der Arzt muss sich für ein anderes Immunsuppressivum entscheiden. Die Beeinträchtigung der Nierenfunktion kann noch längere Zeit nach Absetzen anhalten.

2.50.6 Metformin – Nahrungsmittel

Orale Antidiabetika gehen keine Wechselwirkung mit Nahrungsbestandteilen in Nahrungsmitteln ein. Entsprechend dem Wirkungsmechanismus muss ihre Anwendung trotzdem in einigen Fällen der Nahrungsaufnahme angepasst werden. Metformin sollte nach den Mahlzeiten genommen werden (sein Wirkungsmechanismus betrifft nicht direkt die Glucosespiegel nach Nahrungsaufnahme), insulinfreisetzende Substanzen direkt oder eine halbe Stunde vor der Nahrungsaufnahme, Glitazone ohne Empfehlung (genomischer Effekt tritt erst nach längerer Zeit ein), Inkretinmimetika und Enkretinenhancer ohne Bedeutung, da sie ohnehin die Insulinsekretion nicht glucoseabhängig stimulieren.

Klassifikation: Überwachung bzw. Anpassung nötig.

Empfehlung
Die PTA sagt Herrn Speidel, dass im Gegensatz zu anderen oralen Antidiabetika, Metformin nach den Mahlzeiten eingenommen wird. Der Grund ist darin zu sehen, dass Metformin in den Stoffwechsel der Zelle und nicht in die Insulinsekretion direkt nach Nahrungsaufnahme eingreift, wodurch die Einnahme nicht an den Ernährungszyklus gebunden ist.

2.50.7 Metformin – Ramipril

ACE-Hemmer unterstützen den Diabetiker. Sie bedingen eine erhöhte Insulinempfindlichkeit, sodass z. B. die Glucoseaufnahme in Zellen verstärkt ist. Auch Hypoglykämien sind nicht ausgeschlossen, aber die klinische Relevanz ist gering.

Klassifikation: Vorsichtshalber überwachen.

Empfehlung
Die Blutglucose ist sorgfältig zu überwachen. Eventuell muss die Dosis von Metformin (genauso wie bei anderen Antidiabetika) gesenkt werden.

2.51 Aminoglykosid-Antibiotika, Diuretika, herzwirksame Glykoside, Renin-Inhibitoren

Privat

Bezugsdatum | Apotheken-Nummer | Gesamt-Brutto

Name, Vorname des Versicherten
Weinmann Helene
Birkenstraße 12
99999 Musterstadt

geb. am 15.06.1941

Arzneimittel-/Hilfsmittel-/Heilmittel-Nr. | Faktor | Taxe

Unfall

Versicherungsnummer 1234567890
Personennummer

4567123 | Karte gültig bis 1234567 | Datum 03.12.2010

Rp. (Bitte Leerräume durchstreichen)

aut idem Cysto Myacyne N Instill. 10 x 30 ml
Digacin 0,25 mg 6 x 14 Tabl.
aut idem Furosemid-ratiopharm 40 mg 50 Tabl.
aut idem Rasilez 150 mg 56 Filmtabl.
PKVH

1234567
Dr. med. Michael Interactio
Facharzt für
Allgemeinmedizin
Lindenallee 88
99999 Musterstadt
Interactio
Unterschrift des Arztes

MEDIKATION

- Die Stammkundin Frau Helene Weinmann begrüßt den Apotheker und legt ein Privatrezept auf den HV-Tisch.
- Eine Candidamykose mit Fluor vaginalis und Vulvitis wird mit Cysto Myacyne® N Instillation behandelt.
- Der Arzt verschreibt außerdem Digacin® 0,25 mg zur Behandlung einer Herzinsuffizienz und vorübergehend Furosemid-ratiopharm® 40 mg.
- Zur Blutdrucksenkung erhält die Kundin den Renin-Inhibitor Rasilez® 150 mg.

2.51.1 Furosemid – Neomycin

Neomycin (Cysto Myacyne® N) gehört in die Gruppe der Aminoglykosid-Antibiotika (Breitspektrum-Antibiotika), die z. B. gegen Staphylokokken eingesetzt werden. Aminoglykosid-Antibiotika binden irreversibel an Untereinheiten der Ribosomen der Bakterien und bewirken dadurch eine komplexe Störung der Proteinsynthese. Außerdem werden Ablesefehler bei der Translation hervorgerufen. Aminoglykoside reichern sich, abhängig von der Höhe des Plasmaspiegels und der Dauer der Therapie, selektiv im Innenohr und in der Niere an, sodass bei längerem Einsatz mit einer Oto- und Nephrotoxizität zu rechnen ist. Eine perorale Anwendung findet heute nicht mehr statt. Aminoglykosid-Antibiotika können bei längerer Anwendung die Haarzellen des Corti-Organs fortschreitend zerstören. Unter der Therapie ist die Hör- und Gleichgewichtsfunktion sorgfältig zu überprüfen. Diese Nebenwirkungen waren aber früher vor allem bei hochdosierter parenteraler Gabe sowie bei Patienten mit Nierenfunktionsstörungen zu erwarten. Die Nierenschäden sind meist reversibel, die Hör- bzw. Gleichgewichtsstörungen dagegen häufig bei Fortsetzung der Therapie irreversibel.

Das Schleifen-Diuretikum Furosemid (Furosemid-ratiopharm® 40 mg) wirkt selbst geringgradig oto- und nephrotoxisch. Daher werden die oben erwähnten ototoxischen und die nephrotoxischen Nebenwirkungen von Neomycin verstärkt. Dabei sind vor allem in diesem Fall die ototoxischen Probleme zu erwähnen, da durch dieses Diuretikum die Elektrolytzusammensetzung der Labyrinthflüssigkeit verändert wird.

Klassifikation: Überwachung bzw. Anpassung nötig.

Empfehlung

Der Apotheker ruft den Arzt an oder gibt Frau Weinmann eine schriftliche Information mit, weil eine Kombination von Furosemid mit Neomycin, auch bei lokaler Anwendung, nicht erfolgen darf. Es sollte auf Diuretika vom Thiazid-Typ zurückgegriffen werden.

2.51.2 Aliskiren – Furosemid

Aliskiren (Rasilez® 150 mg) ist ein Renin-Inhibitor. Er besitzt keine peptidische Struktur, was eine Voraussetzung für seine orale Bioverfügbarkeit ist. Er ist ein stark wirksamer, selektiver Inhibitor des Renins, sodass das Renin-Angiotensin-System (RAS) am Aktivierungspunkt gehemmt wird. Renin spaltet das Angiotensinogen-Molekül, wodurch das inaktive Dekapeptid Angiotensin I entsteht. Dieses wird durch das Angiotensin-converting-Enzym (ACE) und durch andere Nicht-ACE-Stoffwechselwege in das aktive Octapeptid Angiotensin II überführt. Angiotensin II ist ein potenter Vasokonstriktor. Er führt zur Freisetzung von Katecholaminen aus dem Nebennierenmark und fördert die Aldosteronsekretion und die Natriumrückresorption. In Summe führen diese Effekte insgesamt zu einer Erhöhung des Blutdrucks. Die beschriebene Kaskade kann durch Gabe des Renin-Inhibitors nicht mehr so stark ablaufen. Aliskiren vermindert die Bioverfügbarkeit von Furosemid (ca. 28 %).

Klassifikation: Vorsichtshalber überwachen.

Empfehlung

Der Arzt muss die eventuell nicht mehr ausreichende Wirksamkeit von Furosemid überprüfen und dann entsprechend reagieren.

2.51.3 Digoxin – Neomycin

Eine Kombination von systemisch angewendetem Neomycin (Cysto Myacyne® N) mit Digoxin (Digacin® 0,25 mg) kann zur Verminderung oder aber zur Verstärkung der Wirkung von Digoxin führen. Dies kann mittelschwere Wirkungsverstärkungen mit Nausea, Erbrechen, Schwindel, Müdigkeit, Farbensehen oder Gesichtsfeldausfälle und Herzrhythmusstörungen zur Folge haben.

Als möglicher Mechanismus, der zur Erhöhung bzw. Erniedrigung der Digoxinwirkung führt, kommt nur bei oraler Anwendung von Neomycin eine Schädigung der Dünndarmschleimhaut und die daraus folgende Malabsorption infrage. Die Resorptionsgeschwindigkeit und die resorbierte Menge an Digoxin nimmt ab. Eine andere Möglichkeit besteht darin, dass durch bestimmte Darmbakterien Digoxin und seine Derivate in inaktive Digoxin-Reduktionsprodukte abgebaut werden. Diese Interaktion ist bei der hier vorliegenden lokalen Instillation von Neomycin nicht zu erwarten.

Klassifikation: Vorsichtshalber überwachen.

Empfehlung

Bei einer lokalen Anwendung von Neomycin ist mit dem Auftreten einer Interaktion nicht zu rechnen. Es sollte aber dennoch eine ständige Anpassung der Digoxin-Dosis im Auge behalten werden.

Hinweis: Zur Interaktion von Digoxin und Furosemid siehe ▸ Kap. 2.30.2, verwiesen wird auch auf ▸ Kap. 2.10.3.

2.52 Antiepileptika, Antimykotika, CSE-Hemmer, Immunsuppressiva, Impfstoffe, Nahrungsmittel, Nitroimidazole

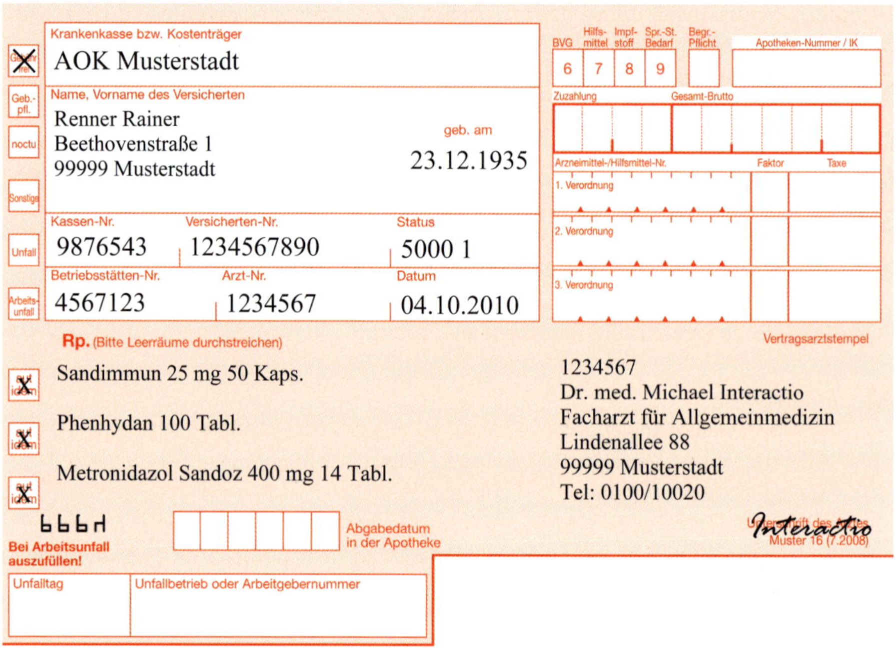
Krankenkasse bzw. Kostenträger
AOK Musterstadt
Name, Vorname des Versicherten
Renner Rainer
Beethovenstraße 1
99999 Musterstadt
geb. am 23.12.1935
Kassen-Nr. 9876543 | Versicherten-Nr. 1234567890 | Status 5000 1
Betriebsstätten-Nr. 4567123 | Arzt-Nr. 1234567 | Datum 04.10.2010
BVG | Hilfsmittel | Impfstoff | Spr.-St. Bedarf | Begr.-Pflicht | Apotheken-Nummer / IK
6 | 7 | 8 | 9
Zuzahlung | Gesamt-Brutto
Arzneimittel-/Hilfsmittel-Nr. | Faktor | Taxe
1. Verordnung
2. Verordnung
3. Verordnung
Rp. (Bitte Leerräume durchstreichen)
Sandimmun 25 mg 50 Kaps.
Phenhydan 100 Tabl.
Metronidazol Sandoz 400 mg 14 Tabl.
Vertragsarztstempel
1234567
Dr. med. Michael Interactio
Facharzt für Allgemeinmedizin
Lindenallee 88
99999 Musterstadt
Tel: 0100/10020
Unterschrift des Arztes
Interactio
Muster 16 (7.2008)
Abgabedatum in der Apotheke
Bei Arbeitsunfall auszufüllen!
Unfalltag | Unfallbetrieb oder Arbeitgebernummer

MEDIKATION

- Das Kassenrezept von Herrn Rainer Renner nimmt die PTA entgegen.
- Er erzählt, dass er wegen seiner Nierentransplantation Sandimmun® 25 mg als Dauer-Prophylaxe gegen Transplantatabstoßung einnehmen muss.
- Er leidet unter einer Grand-mal-Epilepsie, die mit Phenhydan® therapiert wird.
- Metronidazol Sandoz® 400 mg verordnet der Arzt gegen eine Infektion des Magen-Darm-Trakts wegen Besiedlung mit Anaerobiern.
- Herr Renner hat noch ein zweites Rezept dabei, auf dem Simvastatin Stada® 10 mg Filmtabletten gegen Hypercholesterolämie verordnet sind.
- Herr Renner erzählt der PTA, dass er sich demnächst gegen Grippe impfen lassen möchte und dass er wegen des Vitamin-C-Gehalts zur Erkältungsvorbeugung Grapefruitsaft trinkt.

2.52.1 Ciclosporin – Phenytoin

Ciclosporin (Sandimmun® 25 mg) ist ein aus elf Aminosäuren bestehendes zyklisches Peptid. Es wird als Immunsuppressivum bei Organ- und Knochenmarkstransplantationen (da wenig myelotoxisch) eingesetzt (▶ Kap. 2.47). In der Leber wird es praktisch vollständig metabolisiert (Hydroxylierung und Demethylierung). Als wichtige Nebenwirkung ist eine dosisabhängige Nierenschädigung zu nennen, zusätzlich sind Hepatotoxizität und Neurotoxizität bekannt.

Phenytoin (Phenhydan®) wird bei Grand-mal-Epilepsie eingesetzt. Eine Kombination beider Substanzen führt zu einem Wirkungsverlust von Ciclosporin. Die Gefahr der verminderten Wirkung von Ciclosporin beinhaltet, dass eine Transplantatabstoßung wahrscheinlich die Folge sein wird. Der Interaktion liegen verschiedene Mechanismen zugrunde. Phenytoin vermindert die Ciclosporinresorption, außerdem induziert es die mikrosomalen Leberenzyme (Cytochrom P450), wodurch der oxidative Metabolismus des Ciclosporins beschleunigt wird. Wenn die Phenytointherapie unter einer schon bestehenden Ciclosporin-Therapie eingeleitet wird, können die Blutkonzentrationen des Ciclosporins subtherapeutische Werte annehmen. Dies gilt es zu korrigieren. Nach Absetzen des Phenytoins steigen die Konzentrationen wieder an, weshalb dann eventuell eine Dosisreduzierung des Ciclosporins vorgenommen werden muss.

Klassifikation: Überwachung bzw. Anpassung nötig.

Empfehlung

Die PTA gibt Herrn Renner eine schriftliche Information mit, damit der Arzt die schwierigen Entscheidungen treffen kann. Die Kombination beider Stoffe sollte aufgrund der schwer wiegenden Nebenwirkung vermieden werden. Wenn dies nicht möglich ist, sollte bei gleichzeitiger Gabe von Ciclosporin und Phenytoin unbedingt eine Dosisanpassung des Ciclosporins erfolgen. Wirkstoffe, die diese Wechselwirkung eines Antiepileptikums nicht aufweisen, sind Valproinsäure, Diazepam oder Clonazepam, deren Wirkungsspektren aber nicht identisch sind.

2.52.2 Ciclosporin – Simvastatin

Die zweithäufigste Todesursache bei organtransplantierten Patienten ist die Atherosklerose und deren Folgeschäden. Simvastatin (Simvastatin Stada® 10 mg) ist ein CSE-Hemmer (Cholesterol-Synthese-Enzym-Hemmer, HMG-CoA-Reduktase-Hemmer). Bei der Kombination des Immunsuppressivums Ciclosporin (Sandimmun® 25 mg) mit Simvastatin kann es durch eine erhöhte Inzidenz von Myopathie und Nierenversagen zu mittelschweren Nebenwirkungen kommen. Die Symptome sind Muskelschwäche und -schmerzen (Rhabdomyolyse) und eine massiv erhöhte Kreatinkinase-Aktivität.

Der Mechanismus der Interaktion liegt in der Hemmung des Ciclosporin- und Simvastatin-Metabolismus. Erhöhte Ciclosporinkonzentrationen sind im Vollblut messbar. Ciclosporin hemmt auch die hepatische Elimination der CSE-Hemmer.

Hinweis: Andere CYP3A4-Hemmstoffe wie Azol-Antimykotika wirken sich viel verhängnisvoller aus.

Klassifikation: Überwachung bzw. Anpassung nötig.

Empfehlung

Der Arzt wird die Dosierung des Ciclosporins sehr sorgfältig und niedrig wählen. Die Kreatinkinase-Aktivität ist besonders zu überwachen. Gegenmaßnahmen sind das Absetzen und eine forcierte Diurese. Die PTA erklärt Herrn Renner, dass er sich bei Anzeichen von Myopathien (Muskelschmerzen), Muskelschwäche oder dunklem Urin sofort an den Arzt wenden muss.

2.52.3 Ciclosporin – Influenza-Impfstoff

Die erforderliche Immunantwort auf Influenza-Impfstoffe kann durch Immunsuppressiva wie Ciclosporin (Sandimmun® 25 mg) negativ beeinflusst sein, mit dem Ergebnis, dass diese eventuell sogar ganz ausbleibt. Die Immunantwort kann in Abhängigkeit von der immunsuppressiven Therapie sogar noch bis zu einem Jahr nach Ende der Therapie unterdrückt sein.

Klassifikation: In bestimmten Fällen Überwachung bzw. Anpassung nötig.

Empfehlung
Durch eine Grippeerkrankung (echte Influenza) können immunsuppressiv behandelte Patienten wie Herr Renner stark gefährdet sein, sodass eine Impfung trotz der Wechselwirkung empfohlen wird. Es sollte jedoch möglichst vor einem Behandlungsintervall geimpft werden.

2.52.4 Ciclosporin – Grapefruitsaft

Die in Grapefruit enthaltenen Flavonoide (z. B. Naringin, Narirutin, Naringenin und sein Glykosid Quercetinglykosid sowie Hesperidin) werden für einen gehemmten First-pass-Effekt von Ciclosporin (Sandimmun® 25 mg) verantwortlich gemacht. Es entsteht eine Wechselwirkung durch die Hemmung der Cytochrom-P-450-abhängigen Enzyme in der Darmwand und Leber, dadurch nimmt die Verfügbarkeit von Ciclosporin um ca. 20 % zu (Nebenwirkungen siehe ▸ Kap. 2.52.1).

Diese Wechselwirkung wurde erstmals für Arzneistoffe wie Calcium-Kanal-Blocker (Dihydropyridin-Typ), die durch das Isoenzym Cytochrom P450 3A4 metabolisiert werden, beschrieben. Ciclosporin wird auch durch dieses Isoenzym abgebaut (siehe ◘ Tab. 1.3).

Klassifikation: Vorsichtshalber kontraindiziert.

Empfehlung
Die PTA macht Herrn Renner auf die Grapefruit-Problematik aufmerksam. Frucht und Saft können nicht ohne Ciclosporin-Dosisreduktion kombiniert werden. Sie schlägt ihm vor, auf Orangensaft auszuweichen, der diese Wechselwirkung nicht hat.

2.52.5 Metronidazol – Phenytoin

Das Antikonvulsivum Phenytoin (Phenhydan®) induziert genau wie die Barbiturate oder Rifampicin CYP3A4 und beschleunigt dadurch die Elimination der Nitroimidazole. Durch Enzyminduktoren kann daher die antimikrobielle Wirksamkeit vermindert sein, wodurch ein Therapieversagen möglich ist.

In einer Studie wurde eine geringere Clearance und dadurch verlängerte Halbwertzeit von Phenytoin bei gleichzeitiger Anwendung beobachtet. Es wird vermutet, dass die aromatische Hydroxylierung von Phenytoin durch Metronidazol (Metronidazol Sandoz® 400 mg) beeinträchtigt wird. Bedingt durch die geringe therapeutische Breite des Phenytoins können toxische Konzentrationen auftreten. Diese äußern sich durch Symptome wie Abgeschlagenheit, Ataxie und Nystagmus.

Klassifikation: Vorsichtshalber überwachen.

Empfehlung

Die PTA erklärt Herrn Renner, dass bei Anwendung von Metronidazol Enzyminduktoren gemieden werden sollten. Ist dies nicht möglich, so muss die Wirksamkeit von Metronidazol sorgfältig überwacht werden. Die therapeutische Plasmakonzentration liegt im Bereich von 3 bis 20 µg/ml. Eine Routine-Überwachung des Phenytoin-Plasmaspiegels aufgrund der verlängerten Halbwertzeit ist nicht nötig. Allerdings empfiehlt es sich, auf eventuelle Symptome eines erhöhten Phenytoinspiegels zu achten.

2.53 Antazida, Antimykotika, herzwirksame Glykoside, Laxanzien, Lipase-Hemmer, Schilddrüsenhormone

Privat

Name, Vorname des Versicherten
Busch Alfred
Robert-Koch-Straße 17
99999 Musterstadt

geb. am 30.04.1944

Unfall

Versicherungsnummer 1234567890

Personennummer

4567123 | Karte gültig bis 1234567 | Datum 07.10.2010

Bezugsdatum | Apotheken-Nummer | Gesamt-Brutto

Arzneimittel-/Hilfsmittel-/Heilmittel-Nr. | Faktor | Taxe

Rp. (Bitte Leerräume durchstreichen)

aut idem Beta-Acetyldigoxin-ratiopharm 0,2 mg 100 Tabl.

aut idem L-Thyrox Hexal 50 mg 100 Tabl.

aut idem Xenical 100 mg 42 Kaps.

PKVH

1234567
Dr. med. Michael Interactio
Facharzt für
Allgemeinmedizin
Lindenallee 88
99999 Musterstadt

Interactio

Unterschrift des Arztes

MEDIKATION

- Der Apothekenkunde Alfred Busch besucht die Apotheke mit einem Privatrezept.
- Er erhält wegen einer Herzinsuffizienz Beta-Acetyldigoxin-ratiopharm® 0,2 mg.
- Seine Schilddrüsenunterfunktion wird mit L-Thyrox Hexal® 50 mg behandelt.
- Gegen das Übergewicht hat der Hausarzt Xenical® 100 mg verordnet.
- Herr Busch legt noch ein zweites Privatrezept mit Amphotericin B 50 mg Trockensubstanz vor und erzählt, dass er das Medikament in eine Privatklinik mitnimmt, wegen einer sich verschlechternden Organmykose.
- Er verlangt von der Apothekerin eine große Packung Dulcolax® Dragees, weil er glaubt, auf diese Weise mehr Gewicht zu verlieren und eine Schachtel Maaloxan® Tabletten gegen Sodbrennen.

2.53.1 Amphotericin – Beta-Acetyldigoxin

Beta-Acetyldigoxin (Beta-Acetyldigoxin-ratiopharm® 0,2 mg) wird bei Herzinsuffizienz eingesetzt. Es wird in der Darmwand und der Leber zu seiner Wirkform Digoxin desacetyliert. Amphotericin B wird bei generalisierten Mykosen und Organmykosen eingesetzt. Eine parenterale Verabreichung ist nötig, um eine ausreichende Serumkonzentration zu erreichen. Amphotericin darf parenteral nur nach strenger Indikationsstellung und nur unter klinischer Überwachung angewendet werden.

In der Kombination von Beta-Acetyldigoxin mit Amphotericin kann es zu mittelschwer verlaufenden Interaktionen mit dem Ergebnis einer Digoxinintoxikation kommen. Die Folgen dieser pharmakodynamischen Interaktion können Schwindel, Müdigkeit, verändertes Farbensehen, Gesichtsfeldausfälle und gastrointestinale Störungen sein. Der Mechanismus ist darin zu sehen, dass Amphotericin die Nierentubuluszellen schädigt und dadurch die K^+-Ausscheidung erhöht. Die K^+-Verarmung im Körper führt zu verminderter Konkurrenz um die Bindungsstellen der herzwirksamen Glykoside (Na^+/K^+-ATPase des Herzmuskels). Das herzwirksame Glykosid bindet stärker und wirkt stärker.

Klassifikation: Überwachung bzw. Anpassung nötig.

Empfehlung
Die Apothekerin informiert Herrn Busch und seinen Hausarzt darüber, dass die DigoxinDosis bei einer gleichzeitigen Anwendung von Amphotericin reduziert werden muss. Vorbeugend sollte auf einen ausreichend hohen Kaliumspiegel geachtet werden (kaliumreiche Kost, Kalinor®).

2.53.2 Beta-Acetyldigoxin – Bisacodyl

Herzwirksame Glykoside wie Beta-Acetyldigoxin (Beta-Acetyldigoxin-ratiopharm® 0,2 mg) konkurrieren mit K^+ um die Bindungsstelle am Wirkort, der Na^+/K^+-ATPase (siehe ▸ Kap. 2.53.1). Bei regelmäßiger kombinierter Einnahme besteht die Gefahr der Digoxin-Intoxikation, wenn aufgrund der regelmäßigen Einnahme von Bisacodyl (Dulcolax®) vermehrt Kalium ausgeschieden wird und damit K^+ als Bindungspartner (-konkurrent) vermindert ist. Dadurch wirkt Digoxin stärker. Diese Interaktion gilt auch für andere antiresorptiv wirkende Laxanzien z. B. Sennesfrüchte-Trockenextrakt (Depuran®).

Klassifikation: In bestimmten Fällen Überwachung bzw. Anpassung nötig.

Empfehlung
Die Apothekerin erklärt Herrn Busch, dass er ersatzweise statt der bisher angewandten Laxanzien nur elektrolytneutrale wie z. B. Quellstoffe (Flohsamen und Leinsamen) oder Macrogol mit Elektrolytsubstitution (z. B. Macrogol Hexal®) verwenden darf.

2.53.3 Algeldrat – Beta-Acetyldigoxin

Viele Antazida besitzen ein Adsorptionsvermögen. Aufgrund der Adsorption durch aluminium- und magnesiumhaltige Präparate (Aluminiumoxid, Algeldrat und Magnesiumhydroxid in Maaloxan®) kommt es zu einer verminderten Resorption von herzwirksamen Glykosiden z. B. Beta-Acetyldigoxin (Beta-Acetyldigoxin-ratiopharm® 0,2 mg) und damit zu einer Verminderung ihrer Wirkung. Die Interaktion ist schwach ausgeprägt. Man muss bedenken, dass der therapeutische Spielraum der herzwirksamen Glykoside gering ist.

Klassifikation: Vorsichtshalber überwachen.

Empfehlung
Die Apothekerin informiert Herrn Busch darüber, dass zwischen der Einnahme eines Antazidums und des Beta-Acetyldigoxins zwei Stunden Abstand nötig sind.

2.53.4 Beta-Acetyldigoxin – Levothyroxin

Wegen seiner Hypothyreose mit leichter Struma erhält Herr Busch T_4 als Schilddrüsenhormon (Substitutionstherapie). Schilddrüsenhormone (L-Thyrox Hexal® 50 mg) scheinen die Elimination von herzwirksamen Glykosiden wie Beta-Acetyldigoxin (Beta-Acetyldigoxin-ratiopharm® 0,2 mg) zu beschleunigen. Eine verminderte Wirkung der Herzglykoside ist möglich. Euthyreote Patienten benötigen normale Digitalis-Dosen, hypothyreote Patienten wie Herr Busch niedrigere und hyperthyreote höhere Dosen.

Hinweis: Bei Hyperthyreose ist zu beachten ist, dass die therapeutische Breite der herzwirksamen Glykoside verringert ist.

Klassifikation: Vorsichtshalber überwachen.

Empfehlung
Die Apothekerin weist Herrn Busch auf das mögliche Auftreten seiner früheren Herzinsuffizienzsymptome hin und erklärt ihm diese noch einmal. Bei Auftreten der Symptome soll Herr Busch den Arzt informieren, der die Digoxin-Dosis wahrscheinlich kontrolliert erhöhen wird.

2.53.5 Antazida – Levothyroxin

Polyvalente Kationen z. B. Al^{3+}, Ca^{2+}, Fe^{3+} sind als Ionen in Antazida (Aluminiumoxid, Sucralfat) und z. B. in calciumhaltigen Nahrungsmitteln wie Milch und Mineralwässern enthalten. Möglicherweise bilden Kationen mit dem Schilddrüsenhormon Levothyroxin (L-Thyrox Hexal® 50 mg) schwer lösliche Komplexe. Klare Untersuchungsergebnisse zum zugrunde liegenden Mechanismus der Interaktion gibt es aber nicht. Die verringerte Wirksamkeit kommt einer Hypothyreose gleich (Müdigkeit, Gewichtszunahme, Kälteintoleranz, verminderte Rückkopplung auf die Schilddrüsenachse mit dadurch bedingter Zunahme von TRH). Untersuchungen zu Liothyronin (T_3) existieren nicht, die Übertragbarkeit von T_4 ist unklar.

Klassifikation: Überwachung bzw. Anpassung nötig.

Empfehlung
Die Apothekerin erklärt Herrn Busch, dass eine sicher dosierte Schilddrüsentherapie nur möglich ist, wenn der Einnahmeabstand der Präparate mindestens zwei Stunden (besser deutlich über zwei Stunden) beträgt. Sogar wegen der Kationen im normalen Essen sollten Schilddrüsenhormone mindestens 30 Minuten vor dem Frühstück eingenommen werden.

2.53.6 Levothyroxin – Orlistat

Orlistat (Xenical® 120 mg) hemmt reversibel gastrointestinale Lipasen, wodurch die Resorption von Fetten beeinträchtigt wird. Es bindet sich kovalent an den aktiven Serinrest von Lipasen. Durch Orlistat wird aber auch die Resorption von Levothyroxin (L-Thyrox Hexal® 50 mg) vermindert. Die FDA schreibt einen Applikationsabstand von mindestens vier Stunden vor. Dies ist von Bedeutung, da eine 60-mg-Dosierung (Alli®) inzwischen rezeptfrei erhältlich ist.

Klassifikation: Überwachung bzw. Anpassung nötig.

Empfehlung

Die Apothekerin informiert Herrn Busch darüber, dass er einen Einnahmeabstand von vier Stunden zwischen Orlistat und Levothyroxin einhalten muss.

2.54 Alkohol, Analgetika, Antidiabetika, Beta-Rezeptoren-Blocker, Diuretika, Glucocorticoide

Privat

Name, Vorname des Versicherten
Götz Sophie
Blütenweg 40
99999 Musterstadt

geb. am 18.01.1977

Unfall

Versicherungsnummer 1234567890
Personennummer

4567123
Karte gültig bis 1234567
Datum 02.07.2010

Bezugsdatum | Apotheken-Nummer | Gesamt-Brutto | Arzneimittel-/Hilfsmittel-/Heilmittel-Nr. | Faktor | Taxe

Rp. (Bitte Leerräume durchstreichen)

aut idem Actraphane 30 Penfill 100 I.E./ml Zylinderamp. 10 x 3 ml
aut idem Propranolol AL 80 mg 100 Tabl.
HCT Hexal 25 mg 50 Tabl.
aut idem Volon 8 mg 20 Tabl.

PKVH

1234567
Dr. med. Michael Interactio
Facharzt für
Allgemeinmedizin
Lindenallee 88
99999 Musterstadt

Interactio

Unterschrift des Arztes

MEDIKATION

- Die Typ-1-Diabetikerin Frau Sophie Götz legt der Apothekerin ein Privatrezept vor.
- Sie wird mit dem Insulin Actraphane® 30 Penfill behandelt.
- Gegen Hypertonie nimmt sie Propranolol AL 80 mg.
- Zum Entwässern verschreibt der Hausarzt HCT Hexal® 25 mg. Außerdem ist das Glucocorticoid Volon® 8 mg verordnet.
- Frau Götz verlangt eine Packung Aspirin® Tabletten und fragt die Apothekerin, ob es möglich ist, gelegentlich ein Glas Wein zu trinken.

2.54.1 Insulin – Propranolol

Der Typ-1-Diabetes wird mit dem Insulinpräparat Actraphane® 30 Penfill behandelt. Propranolol (Propranolol AL 80 mg) gehört zu den nichtselektiven Beta-1/2-Rezeptoren-Blockern, die bei koronarer Herzkrankheit, funktionellen Herz-Kreislauf-Störungen, Herzrhythmusstörungen und bei Hypertonie eingesetzt werden. Patienten mit Diabetes mellitus sollten vorzugsweise mit beta-1-selektiven Antagonisten behandelt werden, da diese den Kohlenhydratstoffwechsel weniger stark beeinflussen. Über Beta-2-Rezeptoren wird die Glucoseabgabe aus der Leber (Glykogenolyse) gefördert. Bei Typ-1-Diabetikern (mit Neigung zu Ketoazidose) können durch Gabe von Beta-Rezeptoren-Blockern Hypoglykämien verstärkt werden, da die über Beta-2-Rezeptoren vermittelte Hemmung der Glucoseabgabe zu einer Störung des Glucosegleichgewichts führt. Im Gegensatz zu früher ist die Gabe von Betablockern keine prinzipielle Kontraindikation mehr für Diabetiker. Betablocker sind unverzichtbar in Bezug auf das Schlaganfall- und das Sekundärinfarktrisiko, obwohl die Maskierung von Hypoglykämie-Symptomen weiter im Auge behalten werden muss.

Klassifikation: Überwachung bzw. Anpassung nötig.

2

Empfehlung

Die Apothekerin informiert Frau Götz darüber, dass Propranolol als nichtselektiver Betablocker bei Diabetikern zur Behandlung des Bluthochdrucks nicht geeignet ist. Es könnte auf ACE-Hemmer oder Calcium-Kanal-Blocker gewechselt werden, da sie bezüglich des Diabetes weitgehend stoffwechselneutral sind. ACE-Hemmer verstärken die blutzuckersenkende Wirkung, weil die Insulinempfindlichkeit wahrscheinlich gesteigert ist.

2.54.2 Acetylsalicylsäure – Alkohol

Sowohl Acetylsalicylsäure (Aspirin®) als auch Alkohol sind für ihre schleimhautschädigende (Magenulzera, -blutungen) Wirkung bekannt.

Klassifikation: Schwerwiegende Folgen wahrscheinlich – kontraindiziert.

Empfehlung

Frau Götz sollte wissen, dass Alkohol einen magenschädigenden Effekt aufweist. Eine Kombination muss auf jeden Fall vermieden werden.

2.54.3 Acetylsalicylsäure – Triamcinolon

Glucocorticoide (Triamcinolon, Volon® 8 mg) haben alleine angewendet nur eine geringe Ulzerogenität. Das Risiko ist aber im Alter erhöht. Bei Kombination mit NSAR wie Acetylsalicylsäure (Aspirin®), Antirheumatika, Indometacin, Diclofenac oder Naproxen ist das Risiko stark erhöht. Regelmäßiger Alkoholkonsum verstärkt den Effekt.

Klassifikation: Überwachung bzw. Anpassung nötig.

Empfehlung

Die Apothekerin macht Frau Götz auf die Möglichkeit gastrointestinaler Beschwerden aufmerksam. Sie empfiehlt der Kundin im Rahmen der Selbstmedikation ein anderes Schmerzmittel.

2.54.4 Hydrochlorothiazid – Triamcinolon

Glucocorticoide wie Triamcinolonacetonid (Volon® 8 mg) besitzen eine mehr oder weniger starke mineralocorticoide Potenz, d. h. die Na^+-Rückresorption und K^+-Ausscheidung werden gefördert. Kaliuretische Diuretika sind z. B. Furosemid, Hydrochlorothiazid (HCT Hexal® 25 mg) oder Torasemid. Eine kaliumsenkende Wirkung tritt erst nach einigen Tagen der gemeinsamen Einnahme auf.

Hinweis: Die mineralocorticoide Potenz bei Cortisol und Prednisolon ist hoch. Bei Fluocortolon, 6α-Methylprednisolon, Triamcinolon, Dexamethason und Betamethason ist sie schwach bis gar nicht ausgeprägt.

Klassifikation: Überwachung bzw. Anpassung nötig.

Empfehlung

Die Apothekerin informiert Frau Götz über Anzeichen einer Hypokaliämie z. B. Muskelschwäche, Hyporeflexie, Somnolenz und EKG-Veränderungen. Die Kaliumspiegel sind bei Kombination der beiden Arzneistoffe in der Arztpraxis zu messen, obwohl Triamcinolon wenig Grund zur Annahme der oben beschriebenen Interaktion liefert.

Hinweis: Interaktionen zwischen Insulin und Acetylsalicylsäure siehe ▶ Kap. 2.16.2 (betrifft dort Typ-2-Diabetes, aber auch den Sachverhalt bei Typ-1-Diabetes). Interaktionen zwischen Glucocorticoiden (Triamcinolon) und Insulin siehe ▶ Kap. 2.37.1 (Methylprednisolon und Insulin). Interaktionen zwischen Insulin und Alkohol siehe ▶ Kap. 2.16.5.

2.55 Alkohol, Analgetika, Antikoagulanzien, Tuberkulostatika

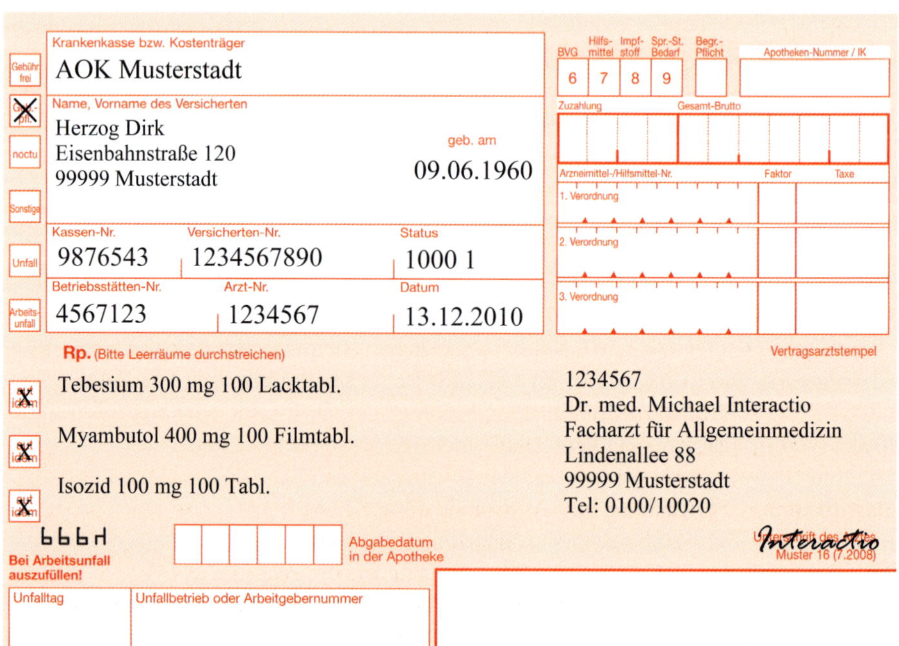

Gebühr frei
X Geb.-pfl.
noctu
Sonstige
Unfall
Arbeitsunfall

Krankenkasse bzw. Kostenträger
AOK Musterstadt

Name, Vorname des Versicherten
Herzog Dirk
Eisenbahnstraße 120
99999 Musterstadt
geb. am
09.06.1960

Kassen-Nr. 9876543 | Versicherten-Nr. 1234567890 | Status 1000 1
Betriebsstätten-Nr. 4567123 | Arzt-Nr. 1234567 | Datum 13.12.2010

BVG | Hilfsmittel | Impfstoff | Spr.-St. Bedarf | Begr.-Pflicht | Apotheken-Nummer / IK
6 | 7 | 8 | 9

Zuzahlung | Gesamt-Brutto
Arzneimittel-/Hilfsmittel-Nr. | Faktor | Taxe
1. Verordnung
2. Verordnung
3. Verordnung

Rp. (Bitte Leerräume durchstreichen)

X aut idem — Tebesium 300 mg 100 Lacktabl.
X aut idem — Myambutol 400 mg 100 Filmtabl.
X aut idem — Isozid 100 mg 100 Tabl.

Vertragsarztstempel
1234567
Dr. med. Michael Interactio
Facharzt für Allgemeinmedizin
Lindenallee 88
99999 Musterstadt
Tel: 0100/10020

6664
Bei Arbeitsunfall auszufüllen!
Abgabedatum in der Apotheke
Unterschrift des Arztes
Interactio
Muster 16 (7.2008)
Unfalltag | Unfallbetrieb oder Arbeitgebernummer

MEDIKATION

- Dirk Herzog übergibt der Apothekerin ein Kassenrezept.
- Er wird gegen Tuberkulose in der Dreifach-Therapie mit Tebesium® 300 mg Filmtabletten, Myambutol® 400 mg Filmtabletten und Isozid® 100 mg Tabletten behandelt.
- Auf einem weiteren Rezept ist das Antikoagulans Coumadin® 5 mg verschrieben.
- Er verlangt eine Packung Paracetamol ratiopharm® 500 mg Tabletten und fragt um Rat bezüglich der schädlichen Wirkung von Alkohol im Zusammenhang mit der Einnahme aller Medikamente.

2.55.1 Alkohol – Paracetamol

Paracetamol (Paracetamol ratiopharm®) besitzt eine gute analgetische und antipyretische, jedoch eine sehr geringe antiphlogistische Wirkung (fehlende saure Funktion). Gleichzeitig ist es besser ZNS-gängig als z. B. Acetylsalicylsäure. Leberschäden treten eventuell nach Überdosierung auf, sind aber selten.

Die Kombination mit Alkohol ruft Nebenwirkungen hervor. Die Hepatotoxizität kann erhöht sein, besonders bei Alkoholikern. Der Mechanismus besteht darin, dass die Metabolisierung von Paracetamol oxidativ zu lebertoxischen Metaboliten (Chinonimin) erhöht ist. Alkohol kann die Expression Cytochrom-P-450-abhängiger Oxidasen stimulieren und damit die Menge des aus Paracetamol gebildeten lebertoxischen Metaboliten N-Acetyl-p-benzochinonimin (NAPCI) so weit erhöhen, dass dieser durch die Glutathion-Reserven in den Zellen nicht mehr schnell genug entgiftet werden kann. Körpereigene Glutathionmengen reichen nur aus, um den normalerweise zu einem geringen Anteil gebildeten lebertoxischen Paracetamolmetaboliten zu entgiften. Symptome einer Intoxikation sind häufig Übelkeit, Erbrechen und Abdominalschmerzen, nach etwa 24 h eventuell Gelbsucht. Ein schlechter Ernährungszustand bzw. Fasten erhöht das Risiko hepatotoxischer Wirkungen.

Bei Überdosierung von Paracetamol wird N-Acetylcystein (ACC®, NAC®) gegeben mit dem Ergebnis einer Erhöhung der SH-Pools und der Vermeidung obiger Intoxikation. Dadurch wird die Reaktion des Chinonimins mit SH-Gruppen von Leberproteinen gemindert.

Klassifikation: In bestimmten Fällen Überwachung bzw. Anpassung nötig.

Empfehlung

Die Apothekerin informiert Herrn Herzog über die erhöhte Hepatotoxiziät. Alkoholkranke dürfen kein Paracetamol anwenden. Wegen der Gefahr von gastrointestinalen Blutungen ist Acetylsalicylsäure ein zweifelhafter Ersatz.

2.55.2 Paracetamol – Rifampicin

Rifampicin (Tebesium® 300 mg) ist ein Antituberkulotikum, das semisynthetisch aus *Streptomyces mediterranei* gewonnen wird. Es wirkt bakterizid. Resistenzen vom sog. Einstufentyp können sich schnell entwickeln, weshalb zur Verzögerung der Resistenzentwicklung Kombinationen mit anderen Mitteln vorgenommen werden. Der Wirkungsmechanismus ist in einer Hemmung der DNS-abhängigen RNS-Polymerase zu sehen, wodurch die Transkription von DNS in RNS blockiert wird.

Paracetamol (Paracetamol ratiopharm® 500 mg) weist bei der Kombination mit einem enzyminduzierenden Stoff wie Rifampicin eine verringerte Bioverfügbarkeit auf (schnelle Metabolisierung). Es wird verstärkt oxidativ metabolisiert, dadurch ist die Wirksamkeit vermutlich vermindert und seine Toxizität erhöht.

Klassifikation: Überwachung bzw. Anpassung nötig.

Empfehlung

Die Apothekerin klärt Herrn Herzog darüber auf, dass er Paracetamol-Dosierungen von mehr als dreimal täglich zwei Tabletten (3 g) nicht anwenden darf. Die Dosierung bleibt damit unter der maximalen Tagesdosis (4 g).

2.55.3 Isoniazid – Paracetamol

Isoniazid (Isozid® 100 mg) ist ein semisynthetisches Tuberkulostatikum. Sein Wirkungstyp ist bakteriostatisch, in höheren Dosen aber auch bakterizid (Resistenzentwicklung ähnlich wie bei Rifampicin). Der Wirkungsmechanismus ist unbekannt, wahrscheinlich handelt es sich um einen Eingriff in den Aufbau der Tuberkelbakterienwand: Oxidation zu Isonicotinsäure und deren Einbau in NAD (Nicotinamid-adenin-dinucleotid anstelle von Nicotinsäure).

Durch einen vermehrten oxidativen Paracetamol-Metabolismus (Induktion von CYP2E1) durch Isoniazid entstehen häufig schon bei geringen Dosen hepatotoxische Metaboliten. Die Symptome sind Übelkeit, Erbrechen, Bauchschmerzen und nach 24 h eventuell ein Ikterus. Die Letalität dieser Interaktion ist hoch.

Klassifikation: Schwerwiegende Folgen wahrscheinlich – kontraindiziert

Empfehlung

Herr Herzog sollte während der Isoniazidtherapie Paracetamol meiden. Bei Dosen bis 3 g Paracetamol täglich tritt jedoch wahrscheinlich keine verstärkte Hepatotoxizität auf.

2.55.4 Paracetamol – Warfarin

Paracetamol (Paracetamol ratiopharm®) interferiert praktisch nicht mit der Synthese von Gerinnungsfaktoren, ganz im Gegensatz zu anderen Analgetika wie Acetylsalicylsäure. Daraus folgt normalerweise keine verstärkte blutgerinnungshemmende Wirkung bei regelmäßiger Anwendung von Paracetamol in höheren Dosen. Bei chronischer Einnahme von Paracetamol kann der prothrombinsenkende Effekt oraler Antikoagulanzien wie Warfarin (Coumadin® 5 mg) manchmal allerdings dennoch geringgradig verstärkt sein.

Klassifikation: In bestimmten Fällen Überwachung bzw. Anpassung nötig.

Empfehlung

Paracetamol und Ibuprofen sind die erste Wahl bei mit Antikoagulanzien therapierten Patienten. Bei unbedingt notwendiger Anwendung von Paracetamol in hohen Dosen und über einen längeren Zeitraum ist eine wöchentliche Kontrolle der Blutgerinnungszeit notwendig. Die Apothekerin weist Herrn Herzog darauf hin, dass die gleichzeitige Einnahme von Paracetamol und Warfarin vom Arzt kontrolliert werden muss.

Hinweis: Die Kombination von Warfarin mit Acetylsalicylsäure ist eine Kontraindikation. Zur Interaktion von Isoniazid mit Alkohol siehe ▶ Kap. 2.11.2.

2.56 Antazida, Coffein, Gyrase-Hemmer, Malariatherapeutika, Nahrungsbestandteile

Privat

Name, Vorname des Versicherten
Nagel Marion
Hopfengasse 15
99999 Musterstadt

geb. am 30.08.1968

Unfall

Versicherungsnummer 1234567890
Personennummer

4567123
Karte gültig bis 1234567
Datum 14.01.2011

Bezugsdatum
Apotheken-Nummer
Gesamt-Brutto
Arzneimittel-/Hilfsmittel-/Heilmittel-Nr.
Faktor
Taxe

Rp. (Bitte Leerräume durchstreichen)

aut idem Ciprofloxacin Sandoz 250 mg 20 Filmtabl.

aut idem Lariam 8 Tabl.

aut idem

PKVH

1234567
Dr. med. Michael Interactio
Facharzt für
Allgemeinmedizin
Lindenallee 88
99999 Musterstadt

Interactio
Unterschrift des Arztes

■ MEDIKATION

- Frau Marion Nagel betritt die Apotheke mit einem Privatrezept.
- Wegen einer Harnwegsinfektion erhält sie Ciprofloxacin Sandoz® 250 mg.
- Frau Nagel hat sich Lariam® Tabletten als Antimalariamittel für ihre Urlaubsreise verordnen lassen. Sie wünscht vom Apotheker eine Beratung über die Malariaprophylaxe und -akutbehandlung.
- Frau Nagel verlangt eine Packung Kompensan® 340 mg Tabletten gegen Sodbrennen und fragt den Apotheker, ob sie bei der regelmäßigen Einnahme etwas beachten muss.

2.56.1 Carbaldrat – Citrate, Zitronensaft

Aluminiumsalze wie Carbaldrat (Dihydroxyaluminiumnatriumcarbonat, Kompensan® 340 mg) werden zum Neutralisieren der Magen-Salzsäure eingesetzt. Sie sind bei Hyperacidität und deren Folgen wie Sodbrennen wirksam. Unerwünschte Wirkungen sind Verstopfung und bei längerer Einnahme eine Phosphatverarmung, da sich im Dünndarm unlösliche Aluminiumphosphate bilden. Der Blut-pH kann sich auf Werte über 7,4 erhöhen, wodurch die Gefahr einer Nierensteinbildung erhöht ist. Aluminiumionen werden, wie auch andere Polykationen, schlecht resorbiert. Sie sollen nur lokale Wirkungen entfalten.

Durch die gleichzeitige Gabe von Citraten, Zitronensäure oder Zitronensaft kann die Aluminiumkonzentration im Blut jedoch ansteigen, da Aluminiumionen leichter resorbiert werden. Die erhöhte Aluminiumresorption ist teilweise auf die Bildung von wasserlöslichen Aluminiumcitrat-Komplexen zurückzuführen. Besonders bei Patienten mit Niereninsuffizienz sind Encephalopathien mit Verwirrung, Myoklonien, Krampfanfällen, Koma und Tod aufgetreten, die das Ergebnis einer erhöhten Aluminium-Konzentration sind.

Klassifikation: Schwerwiegende Folgen wahrscheinlich – kontraindiziert.

Empfehlung

Bei normaler Nierentätigkeit sind keine besonderen Maßnahmen erforderlich. Urämie- und Dialyse-Patienten sollten die gleichzeitige Einnahme von Citraten oder Zitronensäure und Aluminiumpräparaten vermeiden. Zu beachten ist, dass häufig auch in Brausetabletten und Nahrungsergänzungsmitteln (Xenofit®, ACC® Brausetabletten, Alka Seltzer® usw.) Zitronensäure enthalten ist. Auch bei Limonade, Obstsäften oder Wein ist Vorsicht geboten. Insgesamt sollte man bezüglich des Antazidums auf magnesiumhaltige Präparate ausweichen, die allerdings dann nicht verstopfend wirken sondern eher eine Diarrhö hervorrufen.

2.56.2 Carbaldrat – Mefloquin

Mefloquin (Lariam®) ist ein hochwirksames Blutschizontozid, welches Komplexe mit Hämoglobin-Abbauprodukten bildet, die sich in den Parasiten anreichern. Die hohe Konzentration von Mefloquin intraparasitär ist vermutlich die Ursache für die Erreger abtötende Membranschädigung. Zur Behandlung ohne Immunität werden 1–1,5 g eingesetzt. Zur Prophylaxe gibt man einmal wöchentlich 250 mg. Die prophylaktische Gabe von Mefloquin sollte mindestens eine Woche vor Reiseantritt beginnen und nach Verlassen des Malariagebiets noch vier Wochen fortgesetzt werden. Zwischen der Aluminiumverbindung des Antazidums (Carbaldrat = Dihydroxyaluminiumnatriumcarbonat, Kompensan® 340 mg) und Mefloquin kann eine Salzbildung auftreten, die die Mefloquin-Wirkung beeinträchtigt.

Klassifikation: Schwerwiegende Folgen wahrscheinlich – kontraindiziert.

Empfehlung

Der Apotheker informiert Frau Nagel darüber, dass die Einnahme von Mefloquin und aluminiumhaltigen Antazida im mindestens zweistündigen Abstand erfolgen sollte.

2.56.3 Carbaldrat – Ciprofloxacin

Bei Gyrase-Hemmern wie Ciprofloxacin (Ciprofloxacin Sandoz® 250 mg) handelt es sich um Antibiotika, die gegen zahlreiche gramnegative und grampositive Bakterien wirksam sind. Durch die Hemmung der DNA-Gyrase (Topoisomerase II) und der Topoisomerase IV kann die DNA nicht mehr entspiralisiert und repliziert werden. Es handelt sich um einen bakteriziden Wirkungsmechnismus.

Ciprofloxacin und auch die meisten anderen Vertreter der Gyrase-Hemmer besitzen die Eigenschaft, Chelatkomplexe mit mehrwertigen Kationen auszubilden. Aufgrund der Ladung kann der Arzneistoff im Intestinaltrakt nicht mehr resorbiert werden, was zu stark verringerten Plasmaspiegeln führt. Dihydroxyaluminiumnatriumcarbonat (Kompensan®) liegt als dreifach geladenes Aluminium-Ion vor und bildet stabile Komplexe mit Ciprofloxacin. Durch die verminderte Resorption kann es zum Therapieversagen kommen, wobei zusätzlich Resistenzen begünstigt werden.

Neben Aluminium reagieren hauptsächlich Calcium-, Magnesium-, Eisen- und Zinkionen mit den Gyrase-Hemmern. Calciumionen sind in vielen Milchprodukten enthalten und werden zusätzlich in der Selbstmedikation und der Osteoporoseprophylaxe eingesetzt. Magnesiumionen werden häufig zur Behandlung von nächtlichen Wadenkrämpfen im Rahmen der Selbstmedikation eingenommen. Eisenpräparate sind bei Eisenmangelzuständen indiziert, unter denen Frauen vor allem gegen Ende der Schwangerschaft leiden. Zinkionen sind in Mineralstoffpräparaten enthalten. Somit bergen auch Nahrungsmittel und Nahrungsergänzungsmittel ein großes Interaktionspotenzial mit Ciprofloxacin und anderen Gyrase-Hemmern. Ofloxacin (Tarivid®) hat dabei die geringsten Resorptionsverschlechterungen zu verzeichnen.

Klassifikation: Überwachung bzw. Anpassung nötig.

2

Empfehlung

Der Apotheker berät Frau Nagel über mögliche Interaktionen. Um eine Interaktion zu vermeiden, sollte ein möglichst großer Abstand zwischen der Einnahme des Antazidums und des Antibiotikums eingehalten werden. Die Kundin sollte mindestens zwei Stunden vor und vier Stunden nach der Ciprofloxacin-Einnahme kein Antazidum nehmen. Dies gilt auch für Milchprodukte. Die Einnahme des Antibiotikums sollte mit Leitungswasser erfolgen, da vielen Mineralwässern und Fruchtsäften Calcium und Magnesium zugesetzt ist.

Hinweis: Die Gabe von H_2-Rezeptor-Antagonisten oder Protonenpumpen-Hemmern kann den Einsatz der Antazida ersetzen, da diese ebenso den Magen-pH-Wert senken, aber die Resorption des Gyrase-Hemmers nicht beeinflussen. Eine Ausnahme bildet Enoxazin, da hier auch unter H_2-Rezeptor-Antagonisten eine Verringerung der Bioverfügbarkeit beobachtet wurde.

2.56.4 Ciprofloxacin – Coffein

Bei Coffein handelt es sich um ein Xanthin-Derivat, welches in therapeutischen Dosen als Antagonist an Adenosinrezeptoren wirkt. Ermüdungserscheinungen werden verringert. Dadurch wird die Leistungsfähigkeit des Menschen gefördert. Bei Überdosierung in sehr wachem Zustand kommt es dennoch zu den gleichen Nebenwirkungen wie Schlaflosigkeit, Unruhe, Nervosität, Tremor, Gedankenjagen, Herzarrhythmien und Hyperästhesien.

Der Abbau der Xanthine erfolgt über das Cytochrom-P-450-System, besonders durch das Isoenzym CYP1A2. Einige Gyrase-Hemmer wie Ciprofloxacin hemmen CYP1A2, sodass der Abbau von Coffein verlangsamt ist. Bei Patienten mit Leberfunktionsstörungen tritt diese Wechselwirkung besonders häufig und ausgeprägt auf. Besonders der Hauptmetabolisierungsweg, die N-Demethylierung, ist betroffen. Am stärksten interagiert Enoxacin, gefolgt von Pipemidsäure, Ciprofloxacin (Ciprofloxacin Sandoz®) und Norfloxacin. Die anderen Gyrase-Hemmer interagieren nicht.

Hinweis: Eine ähnliche Wechselwirkung tritt bei Theophyllin in Kombination mit Gyrase-Hemmern auf. Aufgrund der geringen therapeutischen Breite sind die Konsequenzen hier sehr viel gravierender. Es ist mit einer deutlichen Theophyllin-Intoxikation und einer erhöhten Krampfneigung zu rechnen.

Insgesamt ist festzustellen, dass Vorhersagen über Wechselwirkungen von Gyrase-Hemmern besser unterlassen werden sollten. Dies liegt daran, dass die Metabolismuswege der Einzelstoffe in der gesamten Stoffklasse nicht einheitlich sind.

Klassifikation: Vorsichtshalber kontraindiziert.

Empfehlung

Falls Frau Nagel die Coffeinwirkungen deutlich bemerkt (erhöhte Coffeinempfindlichkeit verbunden mit Herzrhythmusstörungen), sollte sie während der Behandlung mit Ciprofloxacin auf Coffein verzichten (gilt auch für Norfloxacin).

Hinweis: Bei der Einnahme von Enoxacin oder Pipemidsäure sollte immer auf Coffein verzichtet werden. Bei den restlichen Gyrase-Hemmern ist ein Verzicht nicht erforderlich.

2.57 Antikoagulanzien, Chemotherapeutika, Malariatherapeutika

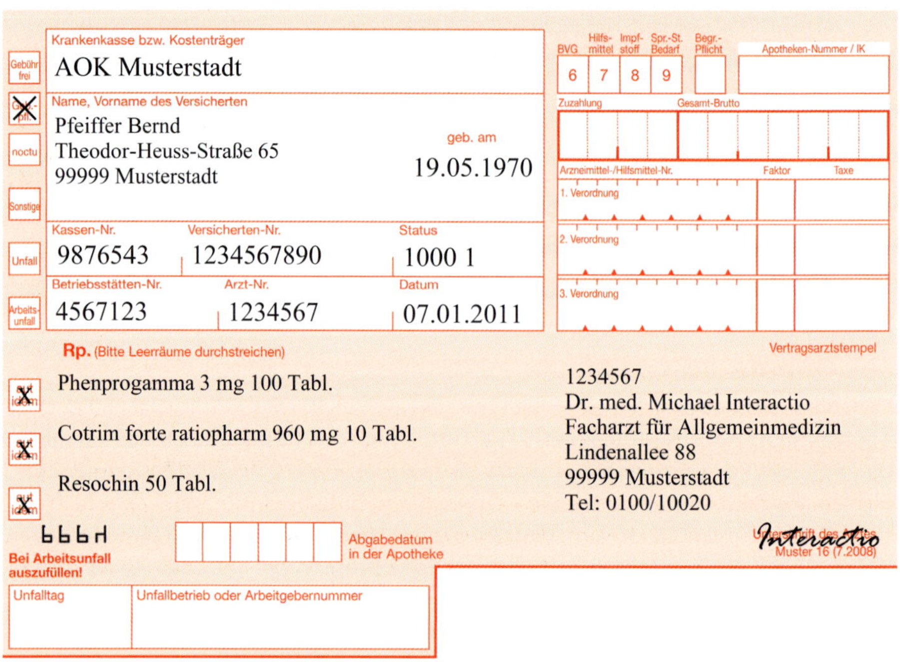
Krankenkasse bzw. Kostenträger
AOK Musterstadt
Name, Vorname des Versicherten
Pfeiffer Bernd
Theodor-Heuss-Straße 65
99999 Musterstadt
geb. am 19.05.1970
Kassen-Nr. 9876543 Versicherten-Nr. 1234567890 Status 1000 1
Betriebsstätten-Nr. 4567123 Arzt-Nr. 1234567 Datum 07.01.2011
Rp. (Bitte Leerräume durchstreichen)
Phenprogamma 3 mg 100 Tabl.
Cotrim forte ratiopharm 960 mg 10 Tabl.
Resochin 50 Tabl.
Vertragsarztstempel
1234567
Dr. med. Michael Interactio
Facharzt für Allgemeinmedizin
Lindenallee 88
99999 Musterstadt
Tel: 0100/10020
Unterschrift des Arztes: Interactio
Muster 16 (7.2008)
Abgabedatum in der Apotheke
Bei Arbeitsunfall auszufüllen!
Unfalltag
Unfallbetrieb oder Arbeitgebernummer

MEDIKATION

- Herrn Bernd Pfeiffer verordnet der Hausarzt zur Herzinfarktprophylaxe Phenprogamma® 3 mg Tabletten unter selbstständiger Kontrolle des INR-Werts.
- Gegen einen Harnweginfekt erhält er Cotrim forte ratiopharm® 960 mg.
- Auf dem Rezept ist außerdem noch eine Packung Resochin® Tabletten verordnet.

2.57.1 Co-trimoxazol – Phenprocoumon

Hinter der Bezeichnung Co-trimoxazol steht die fixe Kombination der Antibiotika Trimethoprim und Sulfamethoxazol im Verhältnis 1:5. Es wird als Harnwegstherapeutikum eingesetzt (zum Wirkungsmechanismus siehe ▶ Kap. 2.13.1). Das enthaltene Sulfonamid Sulfamethoxazol verstärkt die Wirkung von Antikoagulanzien, wodurch die Blutungsgefahr steigt. Blutungskomplikationen wie Hämaturie, Nasenbluten und Hämatome können auftreten. Der Mechanismus scheint hauptsächlich in der Hemmung der Cytochrom-P-450-abhängigen-Enzyme CYP2C8 und CYP2C9 bei der oxidativen Metabolisierung des Phenprocoumons zu liegen. Eine untergeordnete Rolle spielen die Verdrängung der Antikoagulanzien aus der Plasmaproteinbindung, sowie eine Verminderung der an der Vitamin-K-Produktion beteiligten intestinalen Bakterien. Durch diese Verminderung werden weniger Vitamin-K-abhängige Gerinnungsfaktoren gebildet.

2

Klassifikation: Überwachung bzw. Anpassung nötig.

Empfehlung

Der Apotheker informiert Herrn Pfeiffer darüber, dass während der Therapie mit oralen Antikoagulanzien möglichst auf ein anderes Antibiotikum gewechselt werden sollte. Erfolgt dennoch ein Einsatz von Co-trimoxazol neben Phenprocoumon, muss Herr Pfeiffer dazu angehalten werden, seine Blutgerinnungsparameter (INR) noch sorgfältiger zu überwachen. In Rücksprache mit dem behandelnden Arzt kann in Erwägung gezogen werden, die tägliche Antikoagulanzien-Dosis nach Bedarf zu verringern und nach Ende der Antibiotikatherapie wieder zu erhöhen.

2.57.2 Chloroquin – Co-trimoxazol

Bei Chloroquinphosphat (Resochin®) handelt es sich um das Mittel der Wahl für die Malaria-Prophylaxe in Gebieten, in denen es keine Chloroquin-Resistenzen gibt. Genau wie Co-trimoxazol (Cotrim forte-ratiopharm® 960 mg) zeigt Chloroquinphosphat eine Verlängerung der QT-Zeit bei der erforderlichen therapeutischen Dosis. Die kardiotoxischen Effekte der beiden Arzneimittel können sich additiv verstärken und die Inzidenz von Herzrhythmusstörungen vom Typ Torsade de pointes steigt. In schwerwiegenden Fällen kann Kammerflimmern und ein Herzstillstand mit möglicherweise letalem Ausgang auftreten.

Klassifikation: Überwachung bzw. Anpassung nötig.

Empfehlung

Der Arzt muss auf die Problematik hingewiesen werden. Eine Kombination der beiden Arzneistoffe soll vermieden werden. Da die Interaktion jedoch auch für

Mefloquin erwartet werden muss, stehen als Prophylaxemittel nur noch Doxycyclin und Atovaquon oder Proguanil zur Auswahl. Während Atovaquon (Malarone®) oder Proguanil (Paludrine®) den Effekt der parallel verabreichten Antikoagulanzien stark heraufsetzen können, erniedrigt Doxycyclin den Effekt in Einzelfällen. In jedem Fall sind bei Prophylaxebeginn und Therapiedurchführung die Blutgerinnungsparameter genau zu überwachen.

2.58 Alkohol, Antiepileptika, Antirheumatika, Folsäure-Antagonisten, Impfstoffe

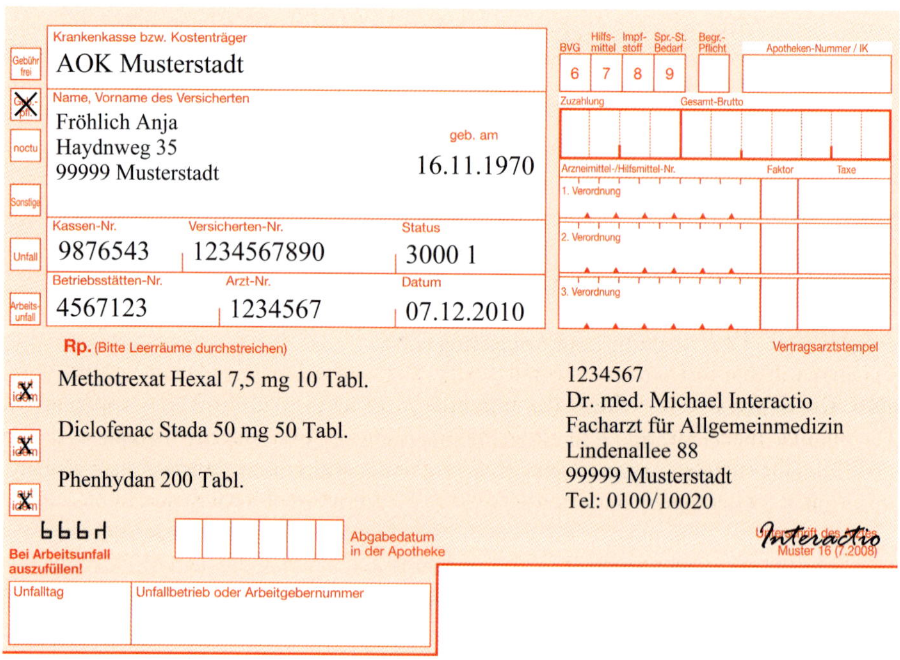
Krankenkasse bzw. Kostenträger
AOK Musterstadt
Name, Vorname des Versicherten
Fröhlich Anja
Haydnweg 35
99999 Musterstadt
geb. am 16.11.1970
Kassen-Nr. 9876543
Versicherten-Nr. 1234567890
Status 3000 1
Betriebsstätten-Nr. 4567123
Arzt-Nr. 1234567
Datum 07.12.2010
BVG | Hilfsmittel | Impfstoff | Spr.-St. Bedarf | Begr.-Pflicht | Apotheken-Nummer / IK
6 7 8 9
Zuzahlung | Gesamt-Brutto
Arzneimittel-/Hilfsmittel-Nr. | Faktor | Taxe
1. Verordnung
2. Verordnung
3. Verordnung
Rp. (Bitte Leerräume durchstreichen)
Methotrexat Hexal 7,5 mg 10 Tabl.
Diclofenac Stada 50 mg 50 Tabl.
Phenhydan 200 Tabl.
Vertragsarztstempel
1234567
Dr. med. Michael Interactio
Facharzt für Allgemeinmedizin
Lindenallee 88
99999 Musterstadt
Tel: 0100/10020
6664
Bei Arbeitsunfall auszufüllen!
Abgabedatum in der Apotheke
Unterschrift des Arztes
Muster 16 (7.2008)
Unfalltag | Unfallbetrieb oder Arbeitgebernummer

■ MEDIKATION

- Frau Anja Fröhlich legt der PTA ein Kassenrezept vor.
- Sie wird mit Methotrexat Hexal® 7,5 mg und Diclofenac Stada® 50 mg behandelt.
- Auf dem Rezept sind auch Phenhydan® Tabletten verordnet.
- Frau Fröhlich legt noch ein Privatrezept mit dem Lebend-Impfstoff Stamaril® vor, da sie in ein Gelbfieber-Gebiet reisen möchte, für das die Impfung vorgeschrieben ist.
- Sie fragt die PTA, ob sie bei dieser Medikamentenanwendung Alkohol trinken darf.

2.58.1 Diclofenac – Methotrexat

Methotrexat (Methotrexat Hexal® 7,5 mg) gehört zu den Folsäure-Antagonisten und wirkt über eine Beeinträchtigung der Nukleinsäuresynthese. Es wird bei akuten Leukämien oder auch Autoimmunerkrankungen eingesetzt und hat auch eine Zulassung für schwere Formen der rheumatoiden Arthritis zur Anwendung einmal pro Woche.

Diclofenac (Diclofenac Stada® 50 mg) wird als nichtsteroidales Antirheumatikum (NSAR) bei entzündlichen Erkrankungen des rheumatischen Formenkreises, degenerativen Gelenkerkrankungen oder Muskelrheumatismus angewendet. Es wirkt über eine Hemmung der Prostaglandinsynthese (unselektiv, Cyclooxygenase-Hemmung).

Bei einer hohen Methotrexat-Dosierung wird die Gefahr von Nebenwirkungen bis zur Intoxikation durch Antiphlogistika vergrößert. Die Nebenwirkungen können Übelkeit, Ulzerationen, Knochenmarkdepression oder Leberschäden hervorrufen. Der Interaktionsmechanismus ist darin zu sehen, dass NSAR die renale Elimination des Methotrexat hemmen und dadurch die Erhöhung seines Spiegels bewirken.

Klassifikation: Überwachung bzw. Anpassung nötig.

Empfehlung
Die PTA informiert Frau Fröhlich darüber, dass bei einer niedrigen Methotrexat-Dosierung NSAR wie Diclofenac gleichzeitig gegeben werden können. Es sollte jedoch unbedingt auf etwaige Nebenwirkungen geachtet werden. Plasmakonzentrationsbestimmungen sollten durchgeführt und eine Dosisanpassung vorgenommen werden.

Hinweis: Bei hochdosierter Therapie mit Methotrexat (> 30 mg wöchentlich) sollte auf Analgetika wie Paracetamol oder Opioide zurückgegriffen werden.

2.58.2 Gelbfieber-Lebend-Impfstoff – Methotrexat

Bei Stamaril® handelt es sich um einen viralen, abgeschwächten Gelbfieber-Lebend-Impfstoff. Durch die Unterdrückung der Immunantwort kann sich durch den Impfkeim die Erkrankung manifestieren. Es handelt sich um eine schwerwiegende Reaktion. Selbst noch ein Jahr nach Beendigung einer Methotrexat-Therapie (Methotrexat Hexal® 7,5 mg) muss mit einer herabgesetzten Immunreaktion gerechnet werden (▸ Kap. 2.28.2).

Klassifikation: Schwerwiegende Folgen wahrscheinlich – kontraindiziert.

Empfehlung
Die PTA erklärt Frau Fröhlich, dass sie während der immunsuppressiven Therapie (auch Haushaltsmitglieder) nicht mit Lebend-Impfstoffen geimpft werden darf. Die Gelbfieber-Impfung kann nicht gleichzeitig durchgeführt werden. Wenn möglich, sollten zur Impfung nur Tot- oder Toxoid-Impfstoffe verwendet werden, was – bis auf Ausnahmefälle – von der STIKO seit 1998 empfohlen wird. Selbst hier kann es zu mittelschweren Reaktionen kommen, oder der Impfschutz kann deutlich herabgesetzt sein. Das Problem liegt in der zu geringen Ausbildung ausreichend wirksamer Antikörper.

Hinweis: Die Antwort auf das Problem bei Impfstoffen ist eine individuelle Abwägung. Zum Winter sollte z. B. auf die Grippe-Schutzimpfung nicht unbedingt verzichtet werden, da eine schwere Grippe (echte Influenza) eine starke Gefährdung gerade des älteren Patienten bedeuten kann. Auch andere Impfungen wie gegen Pneumokokken können trotz der Bedenken indiziert sein. Es sollte jedoch nicht während eines Behandlungsintervalls geimpft werden.

2.58.3 Methotrexat – Phenytoin

Diese Kombination kann eine verminderte Wirkung des Antiepileptikums Phenytoin bewirken und damit eine verminderte Anfallskontrolle. Vermutet wird eine verminderte Resorption von Phenytoin aufgrund einer Darmschleimhautschädigung durch Methotrexat (Methotrexat Hexal® 7,5 mg). Wahrscheinlich liegt zusätzlich ein erhöhter Metabolismus von Phenytoin vor, da dieses Problem auch bei intravenöser Phenytoin-Gabe (Phenhydan®) auftrat. Aufgrund der Verdrängung aus der Plasmaproteinbindung kann zusätzlich die Methotrexat-Wirkung verstärkt sein.

Klassifikation: Überwachung bzw. Anpassung nötig.

Empfehlung

Eine häufigere Kontrolle der Blutplasmawerte ist erforderlich. Die Dosis des Phenytoins muss angepasst werden. Vorsicht Eliminationskinetik 0. Ordnung, nicht-lineare Pharmakokinetik (Phenytoin-Spiegel ○ Abb. 2.4 in ▸ Kap. 2.21).

2.58.4 Alkohol – Diclofenac, Methotrexat

Die Hepatotoxizität ist bei der Kombination von Alkohol (akut oder chronisch) mit Methotrexat erhöht. Die Gefahr gastrointestinaler Blutungen ist bei der Kombination mit Diclofenac deutlich erhöht. Die Interaktion gilt auch für andere NSAR außer Diclofenac (Diclofenac Stada® 25 mg).

Klassifikation: Methotrexat: Überwachung bzw. Anpassung nötig. Diclofenac: In bestimmten Fällen Überwachung bzw. Anpassung nötig.

Empfehlung

Die PTA erklärt Frau Fröhlich, dass sie während einer Methotrexat-Anwendung auf Alkohol verzichten sollte. Eventuell ist ein gelegentlicher Alkoholgenuss in kleinen Mengen bei einer Diclofenac-Anwendung verträglich.

2.59 ACE-Hemmer, Antidepressiva, Antikoagulanzien, Urikostatika, Thyreostatika, Zytostatika

Privat

Name, Vorname des Versicherten
Haug Annette
Weißdornweg 69
99999 Musterstadt

geb. am 23.01.1959

Unfall

Versicherungsnummer 1234567890
Personennummer

4567123 | Karte gültig bis 1234567 | Datum 12.01.2011

Bezugsdatum | Apotheken-Nummer

Gesamt-Brutto

Arzneimittel-/Hilfsmittel-/Heilmittel-Nr. | Faktor | Taxe

Rp. (Bitte Leerräume durchstreichen)

aut idem Thiamazol 20 mg Hexal 100 Tabl.
aut idem Phenpro-ratiopharm 3 mg 50 Tabl.
aut idem Allopurinol-ratiopharm 100 mg 50 Tabl.
aut idem Captopril AL 12,5 mg 50 Tabl.

PKVH

1234567
Dr. med. Michael Interactio
Facharzt für
Allgemeinmedizin
Lindenallee 88
99999 Musterstadt

Interactio

Unterschrift des Arztes

MEDIKATION

- Frau Annette Haug legt dem Apotheker Privatrezepte von verschiedenen Ärzten vor.
- Sie erhält Thiamazol 20 mg Hexal® gegen eine Schilddrüsenüberfunktion, Phenpro-ratiopharm® 3 mg zur Herzinfarktprophylaxe und das Urikostatikum Allopurinol-ratiopharm® 100 mg. Gegen Hypertonie bei bestehender Herzinsuffizienz ist Captopril AL 12,5 mg aufgeschrieben.
- Der Neurologe verschreibt das Antidepressivum Paroxetin beta® 20 mg wegen Panikstörungen und einer posttraumatischen Belastungsstörung.
- Frau Haug nimmt Tamoxifen-ratiopharm® 30 mg Tabletten zur Behandlung ihrer Brustkrebserkrankung.
- Die Kundin ist auch an einer Leukämie erkrankt und erhält deshalb Puri-Nethol® Tabletten.

2.59.1 Phenprocoumon – Thiamazol

Thiamazol (Thiamazol 20 mg Hexal®) wird bei Hyperthyreose eingesetzt und hemmt die Iodisation durch Blockade von Peroxidasen. Dadurch wird die Umwandlung von Iodid in Iod, als Folge davon der Einbau von Iod in Tyrosin-Reste, unterdrückt.

In Verbindung mit dem oralen Antikoagulans Phenprocoumon (Phenpro-ratiopharm® 3 mg) kann es zu mittelschwer verlaufenden Interaktionen kommen. Durch einen verlangsamten Metabolismus der Blutgerinnungsfaktoren ist die Thrombosegefahr erhöht. Durch den Einsatz von Thyreostatika werden nicht nur die Funktionen der Schilddrüse (Synthese von Schilddrüsenhormonen) gehemmt, sondern auch andere Funktionen des Stoffwechsels. Die Blutgerinnungsfaktoren werden langsamer abgebaut, dadurch steigt ihre Konzentration.

Klassifikation: Überwachung bzw. Anpassung nötig.

Empfehlung
Der Apotheker informiert Frau Haug darüber, dass sie aufgrund der Interaktion besonders häufig die Thromboplastinzeit (Quick-Wert; INR-Wert) überprüfen muss und die Dosis des Antikoagulans eventuell angepasst werden muss.

2.59.2 Phenprocoumon – Tamoxifen

Tamoxifen (Tamoxifen-ratiopharm® 30 mg) ist ein selektiver Estrogen-Rezeptor-Modulator (SERM) und hat estrogenagonistische und -antagonistische Wirkungen. Das Antiestrogen hemmt die Bindung von Estrogenen an ihren Rezeptor und vermindert an estrogenabhängig wachsenden Zellen die Zellvermehrung. Bei der Kombination von Phenprocoumon (Phenpro-ratiopharm® 3 mg) mit Tamoxifen kann es zu schwerwiegenden Blutungen kommen, da sich beide Stoffe synergistisch in ihrer Wirkung verstärken. Der genaue Wirkungsmechanismus ist nicht bekannt. Die gerinnungshemmende Wirkung nimmt zu, es kommt zur Verlängerung der Prothrombinzeit. Wahrscheinlich wird der oxidative Metabolismus von Phenprocoumon gehemmt.

Klassifikation: Überwachung bzw. Anpassung nötig.

Empfehlung
Der Apotheker informiert Frau Haug darüber, dass bei gemeinsamer Gabe von Tamoxifen und Phenprocoumon die Gerinnungsparameter (Quick-Wert bzw. INR-Wert) regelmäßig bestimmt werden müssen. Gegebenenfalls muss die Dosis des Antikoagulans angepasst werden (eine Verringerung auf die Hälfte bis ein Drittel ist wahrscheinlich). Ähnliches würde auch für Warfarin gelten.

2.59.3 Allopurinol – Mercaptopurin

Der Wirkstoff Mercaptopurin (Puri-Nethol®) wird bei akuter lymphatischer, myeloischer bzw. chronisch myeloischer Leukämie eingesetzt. Er wirkt als kompetitiver Hemmstoff bei der Purinbiosynthese. Durch die Hemmung verschiedener Enzyme werden DNA- und RNA-Synthese unterdrückt. Mercaptopurin wird zu etwa 30 % in Form falscher Nucleotide in die DNA eingebaut.

Allopurinol (Allopurinol-ratiopharm® 100 mg) wird therapeutisch als Urikostatikum eingesetzt, wobei es in niedrigen Dosen ein kompetitiver, in höheren Dosen zusätzlich ein nichtkompetitiver Hemmstoff der Xanthinoxidase ist, die Hypoxanthin über Xanthin zu Harnsäure oxidiert. Durch die Hemmung der Xanthinoxidase werden das gut lösliche Hypoxanthin und Xanthin vermehrt im Urin ausgeschieden, und der Harnsäurespiegel im Blut und Harn fällt. Die Kombination beider Arzneistoffe ruft schwerwiegende Nebenwirkungen hervor, da es zu einer Intoxikation durch den Purin-Antagonisten kommt. Der Mechanismus liegt in der Hemmung der hepatischen Elimination. Allopurinol hemmt kompetitiv die Xanthinoxidase, die auch für den First-pass-Metabolismus von Mercaptopurin in der Leber verantwortlich ist. Die Mercaptopurin-Plasmakonzentration kann dadurch auf über 500 % ansteigen.

Klassifikation: Überwachung bzw. Anpassung nötig.

Empfehlung

Der Apotheker erklärt Frau Haug dass die Dosis von Mercaptopurin bei einer Kombination mit Allopurinol um ca. 75 % gesenkt werden muss und das Blutbild überwacht werden sollte. Entsprechend kann auch das Dosierungsintervall verlängert werden. Als Alternative eignet sich das Urikosurikum Benzbromaron oder bei Leukämien Tioguanin, das nicht über die Xanthinoxidase verstoffwechselt wird.

2.59.4 Allopurinol – Captopril

Bei dieser Kombination kann es zu immunologischen Interaktionen kommen, z. B. Fieber, Anaphylaxie oder Stevens-Johnson-Syndrom (schwere Hautreaktion). Beide Arzneistoffe können auch alleine immunologische Effekte hervorrufen (additiver Effekt). Allergische Blutbildveränderungen, hervorgerufen durch Allopurinol, sind Anämie, Thrombozytopenie, Neutropenie, Eosinophilie und Hauterscheinungen. Es kommt zu einer gegenseitigen Verstärkung der immunologischen Wirkung von Allopurinol (Allopurinol-ratiopharm® 100 mg) und Captopril (Captopril AL 12,5 mg). Bei dieser Interaktion (immunologische Nebenwirkungen) ist der Mechanismus nicht geklärt.

2

Hinweis: Die Interaktion betrifft neben Captopril z. B. auch Enalapril, Lisinopril und Ramipril. Die Interaktion mit Allopurinol gilt auch für AT_1-Rezeptor-Antagonissten.

Klassifikation: Überwachung bzw. Anpassung nötig.

Empfehlung

Der Apotheker macht Frau Haug auf die Warnsignale aufmerksam und erklärt ihr, dass sie bei den ersten Anzeichen einen Arzt aufsuchen muss. Für die gleichzeitige Anwendung von ACE-Hemmern und Allopurinol besteht eine relative Kontraindikation. Zur Blutdrucksenkung sollten Calcium-Kanal-Blocker, Betablocker und Alpha-1-Rezeptoren-Blocker bevorzugt werden. Nicht empfehlenswert sind Diuretika, da auch bei niedrig dosierten Thiaziden und Schleifendiuretika die Serumharnsäurekonzentrationen erheblich steigen können.

2.59.5 Allopurinol – Phenprocoumon

Bei gleichzeitiger Gabe von Allopurinol (Allopurinol-ratiopharm® 100 mg) ist die Wirkung des Antikoagulans Phenprocoumon (Phenpro-ratiopharm® 3 mg) erhöht (Blutungsgefahr), da seine Metabolisierung gehemmt wird.

Klassifikation: Vorsichtshalber überwachen.

Empfehlung

Der Apotheker informiert Frau Haug, dass auch wegen der Allopurinol-Einnahme der Quick-Wert (INR-Wert) regelmäßig kontrolliert werden muss. Die Interpretation der dann gemessenen Daten führt wahrscheinlich zu einer Dosisanpassung nach unten.

2.59.6 Paroxetin – Tamoxifen

Tamoxifen (Tamoxifen-ratiopharm® 30 mg) ist ein Bestandteil der Standardtherapie bei der Behandlung von Estrogenrezeptor-positiven Brustkrebserkrankungen. Als Prodrug muss es erst unter Beteiligung von CYP2D6 zum wirksamen Metaboliten Endoxifen umgewandelt werden. Sowohl ein genetischer Mangel als auch eine Inhibition dieses Enzyms aufgrund einer Arzneimittelinteraktion kann zur verminderten Wirkung führen.

SSRI (selektive Serotonin-Reuptakehemmer) inhibieren unterschiedlich die CYP-Enzyme. Unter diesen ist das Antidepressivum Paroxetin (Paroxetin beta® 20 mg) der einzige irreversible Hemmstoff von CYP2D6. Antidepressiva werden auch bei Brustkrebspatientinnen eingesetzt, da Angst- und Depressionserkrankungen begleitend vorliegen können. Gleichzeitig wirkt es gegen Hitzewallungen. In einer Studie konnte ein klarer Zusammenhang zwischen dem Versagen einer Tamoxifen-Behandlung und der Einnahme von Paroxetin gezeigt werden. Es wird statistisch mit einer Zunahme von einem Todesfall auf 20 behandelte Frauen gerechnet. Andere Antidepressiva, die meist eine nur sehr schwache CYP2D6-Inhibition aufweisen, zeigten diese Interaktion nicht (Citalopram, Escitalopram, Venlafaxin).

Klassifikation: Überwachung bzw. Anpassung nötig.

Empfehlung

Der Apotheker informiert den Arzt, dass eine Überwachung bzw. Anpassung nötig ist. Das Antidepressivum könnte aus Vorsichtgründen gewechselt werden.

2.60 Antidepressiva, Beta-Rezeptoren-Blocker, Lokalanästhetika mit Adrenalinzusatz

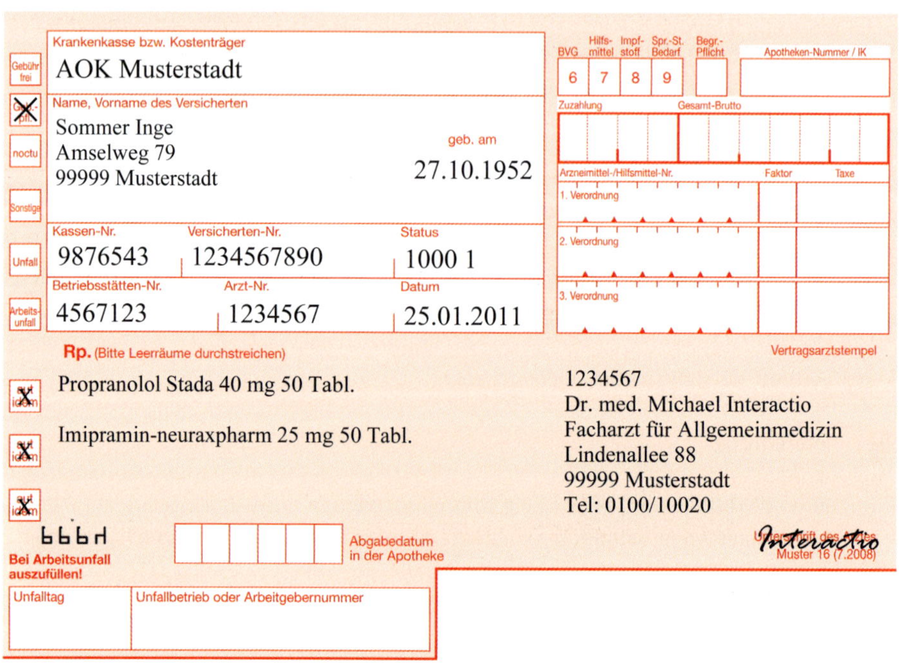
Krankenkasse bzw. Kostenträger
AOK Musterstadt
Name, Vorname des Versicherten
Sommer Inge
Amselweg 79
99999 Musterstadt
geb. am 27.10.1952
Kassen-Nr. 9876543 | Versicherten-Nr. 1234567890 | Status 1000 1
Betriebsstätten-Nr. 4567123 | Arzt-Nr. 1234567 | Datum 25.01.2011
Gebühr frei | Geb.-pfl. (X) | noctu | Sonstige | Unfall | Arbeitsunfall
BVG | Hilfsmittel | Impfstoff | Spr.-St. Bedarf | Begr.-Pflicht | Apotheken-Nummer / IK
6 7 8 9
Zuzahlung | Gesamt-Brutto
Arzneimittel-/Hilfsmittel-Nr. | Faktor | Taxe
1. Verordnung
2. Verordnung
3. Verordnung
Rp. (Bitte Leerräume durchstreichen)
aut idem (X) Propranolol Stada 40 mg 50 Tabl.
aut idem (X) Imipramin-neuraxpharm 25 mg 50 Tabl.
aut idem (X)
Vertragsarztstempel
1234567
Dr. med. Michael Interactio
Facharzt für Allgemeinmedizin
Lindenallee 88
99999 Musterstadt
Tel: 0100/10020
Unterschrift des Arztes
Interactio
Muster 16 (7.2008)
Abgabedatum in der Apotheke
Bei Arbeitsunfall auszufüllen!
Unfalltag | Unfallbetrieb oder Arbeitgebernummer

MEDIKATION

- Frau Inge Sommer besucht die Apotheke mit einem Kassenrezept.
- Der Hausarzt verschreibt Propranolol Stada® 40 mg gegen Bluthochdruck.
- Mit Imipramin-neuraxpharm® 25 mg wird sie gegen Depressionen behandelt.
- Die Kundin fragt die Apothekerin, ob Wechselwirkungen entstehen, wenn der Zahnarzt für die lokale Betäubung Ultracain® D-S Injektionslösung f. d. Zahnheilkunde verwendet.

2.60.1 Articain mit Adrenalin – Propranolol

Articain ist ein Lokalanästhetikum vom Säureamid-Typ. Es nimmt in der Nomenklatur jedoch eine Sonderstellung ein, da es sowohl eine Säureamid- als auch eine Ester-Bindung enthält. Lokalanästhetika hemmen durch Blockade des Natriumkanals den Einstrom dieses Ions in die Nervenzellen, sodass kein Aktionspotenzial mehr ausgelöst werden kann. Nervenimpulse können nicht mehr weitergeleitet werden und die Schmerzempfindung ist vermindert bzw. ausgeschaltet.

Articain selbst geht keine Interaktionen mit anderen Arzneistoffen ein, wohl aber sein Zusatz Adrenalin (in Ultracain® D-S Injektionslösung f. d. Zahnheilkunde). Aufgrund seiner vasodilatierenden Wirkung wird das vasokonstriktorisch wirkende Adrenalin zugesetzt, um den zu schnellen Abtransport des Lokalanästhetikums zu verhindern. Die Wirkdauer wird verlängert und die systemische Toxizität verringert.

Der Zusatz von Adrenalin birgt ein großes Interaktionspotenzial. Aufgrund seiner alpha-bzw. beta-sympathomimetischen Effekte wird die Wirkung von nicht kardioselekiven Beta-Sympatholytika wie Propranolol (Propranolol Stada® 40 mg) abgeschwächt. Durch die Blockade der Beta-Rezeptoren tritt die Wirkung von Adrenalin auf die Alpha-Rezeptoren deutlicher hervor. Es kommt zur Vasokonstriktion, da die vasodilatorische Gegenregulation über Beta-2-Rezeptoren nicht mehr erfolgen kann, und somit ansteigender Blutdruck, bradykarde Rhythmusstörungen und AV-Block resultieren können. Eine geringe Gefahr der hypertensiven Krise und Subarachnoidalblutungen mit letalem Ausgang besteht. Bei einem anaphylaktischen Schock während der antihypertensiven Therapie mit Betablockern ist die Wirksamkeit von Adrenalin vermindert.

Selbst aus Augentropfen (Indikation Glaukom) wird eine hohe Menge des Betablockers systemisch verfügbar. Bei der Behandlung mit Beta-Rezeptoren-Blocker enthaltenden Augentropfen muss ebenso mit dieser Interaktion gerechnet werden, da der Arzneistoff zu ca. 80 % resorbiert wird. Der First-pass-Effekt wird durch die Aufnahme über die Augenbindehaut und die Nasenschleimhaut umgangen, sodass auch systemisch wirksame Plasmaspiegel erreicht werden.

Klassifikation: Vorsichtshalber überwachen.

Empfehlung

Die Indikation für Adrenalin als Zusatz im Lokalanästhetikum sollte streng gestellt werden. Besteht die Möglichkeit der lokalen Betäubung mit einem Lokalanästhetikum, das keinen Zusatz benötigt, sollte dieses anstelle von Articain verwendet werden. Bei Mepivacain (Scandicain®) ist ein Vasokonstriktorzusatz nicht nötig, da es im Gegensatz zu allen anderen Lokalanästhetika selbst keinen vasodilatierenden Effekt hat. Eine Alternative könnte auch Xylonest® 3 % Dental mit Octapressin® Injektionslösung für die Zahnheilkunde (Prilocain als Lokalanästhetikum vom Amidtyp) sein. Octapressin ist als Vasopressin-Analogon ein Peptid, das bei dieser Anwendung kaum systemische Wirkungen entfaltet (Konzentrationsangaben in der Literatur sind nicht verfügbar).

2.60.2 Articain mit Adrenalin – Imipramin

Imipramin (Imipramin-neuraxpharm® 25 mg) ist zur Behandlung aller depressiver Syndrome zugelassen. Die Wirkung beruht auf einer Hemmung der Wiederaufnahme der Neurotransmitter Serotonin und Noradrenalin aus dem synaptischen Spalt. Dadurch wird der relative Mangel an Neutrotransmittern ausgeglichen, und es kommt zu einer Abnahme der Rezeptordichte (Down-Regulation).

Während der Einnahme von Imipramin wird die Wirkung von Adrenalin verstärkt, da die Wiederaufnahme in die Synapse gehemmt wird. Die schon vorhandene Nebenwirkung der Blutdruckerhöhung des Imipramins wird dadurch noch weiter verstärkt. Es können Blutdruckanstiege bis hin zu Hochdruckkrisen mit Herzrhythmusstörungen, Kopfschmerzen, Sehstörungen und Verwirrtheit resultieren. Eine systemische Behandlung mit Adrenalin innerhalb einer Therapie mit Imipramin sollte deshalb vermieden werden. Eine Blutdruckkontrolle ist unumgänglich. Bei der lokalen Applikation wie z. B. beim Einsatz als Vasokonstriktor in der Lokalanästhesie ist die Interaktion geringer.

Hinweis: Eine ähnliche Interaktion tritt bei Monoaminoxidase(MAO)-Hemmern auf. Adrenalin und andere Monoamine können nicht mehr abgebaut werden und die Wirkung wird verlängert. Zu unterscheiden sind hierbei die unselektiven irreversiblen MAO-Hemmer von den reversiblen selektiven. Tranylcypromin (Jatrosom®) gehört zur ersten Gruppe, es hemmt die MAO-A und -B irreversibel. Eine verlängerte Wirkung von Adrenalin mit resultierendem Blutdruckanstieg ist zu erwarten. Moclobemid (Aurorix®) hemmt selektiv die MAO-A. Durch erhöhte Konzentrationen von Monoaminen kann der Hemmstoff vom Enzym verdrängt werden. Stark erhöhten Adrenalin-Konzentrationen kann entgegengewirkt werden. Bei der Therapie mit Moclobemid sind Patienten von der Interaktion mit Adrenalin im weitaus geringeren Maße betroffen. Auch reversible Hemmstoffe der MAO-B wie Selegilin (Movergan®) und Rasagilin (Azilect®) sind von der Interaktion kaum betroffen.

Wie bei den trizyklischen Antidepressiva gilt auch bei den MAO-Hemmern, dass bei lokaler Anwendung von Adrenalin als Zusatz in Lokalanästhetika das Interaktionspotenzial sehr viel geringer als bei systemischer Anwendung ist, da es sich um geringe Konzentrationen handelt, die in den systemischen Kreislauf gelangen. Die Kombination von Adrenalin mit MAO-Hemmern ist bei lokaler Anwendung unter Überwachung möglich.

Klassifikation: Überwachung bzw. Anpassung nötig.

Empfehlung

Die Apothekerin erklärt Frau Sommer, dass die Gabe von Adrenalin als vasokonstriktorischer Zusatz zu Lokalanästhetika während einer Therapie mit Imipramin möglich ist. Aus Vorsichtsgründen könnte dennoch ein Vasopressin-Analogon wie Felypressin eingesetzt werden, das als Peptid den Abbauweg des Adrenalins nicht benötigt.

2.60.3 Imipramin – Propranolol

Durch die Kombination von Imipramin (Imipramin-neuraxpharm® 25 mg) und Propranolol (Propranolol Stada® 40 mg) kann die Konzentration von Imipramin im Blut erhöht werden. Propranolol wird ebenso wie Imipramin teilweise über CYP1A2 abgebaut. Das Enzymsystem ist somit überlastet und die Arzneistoffe werden langsamer metabolisiert. Die Gefahr einer Intoxikation mit Imipramin oder Propranolol ist jedoch sehr gering, da für beide Arzneistoffe alternative Abbauwege bestehen.

Klassifikation: Vorsichtshalber überwachen.

Empfehlung

Die Kombination von Imipramin und Propranolol ist möglich.

2.61 Cholinesterase-Hemmer, Heparine, Lokalanästhetika

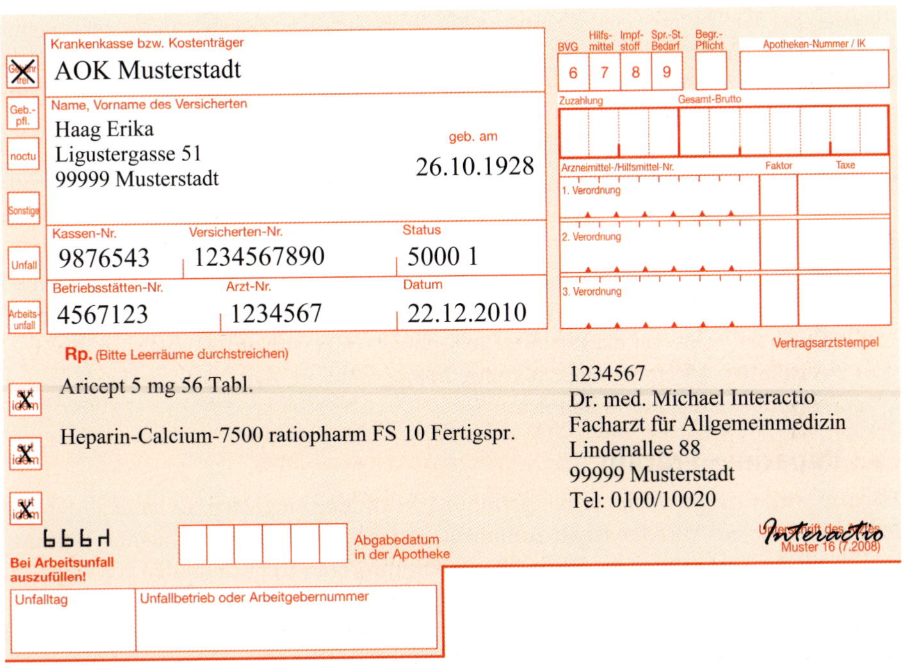

Krankenkasse bzw. Kostenträger
AOK Musterstadt
Name, Vorname des Versicherten
Haag Erika
Ligustergasse 51
99999 Musterstadt
geb. am 26.10.1928
Kassen-Nr. 9876543 | Versicherten-Nr. 1234567890 | Status 5000 1
Betriebsstätten-Nr. 4567123 | Arzt-Nr. 1234567 | Datum 22.12.2010
Gebühr frei · Geb.-pfl. · noctu · Sonstige · Unfall · Arbeitsunfall
BVG · Hilfsmittel · Impfstoff · Spr.-St. Bedarf · Begr.-Pflicht · Apotheken-Nummer / IK
6 7 8 9
Zuzahlung · Gesamt-Brutto
Arzneimittel-/Hilfsmittel-Nr. · Faktor · Taxe
1. Verordnung · 2. Verordnung · 3. Verordnung
Rp. (Bitte Leerräume durchstreichen)
aut idem – Aricept 5 mg 56 Tabl.
aut idem – Heparin-Calcium-7500 ratiopharm FS 10 Fertigspr.
aut idem
Vertragsarztstempel
1234567
Dr. med. Michael Interactio
Facharzt für Allgemeinmedizin
Lindenallee 88
99999 Musterstadt
Tel: 0100/10020
Unterschrift des Arztes – Interactio
Muster 16 (7.2008)
Abgabedatum in der Apotheke
Bei Arbeitsunfall auszufüllen!
Unfalltag · Unfallbetrieb oder Arbeitgebernummer

MEDIKATION

- Frau Erika Haag legt ein Kassenrezept auf den HV-Tisch.
- Verordnet gegen Alzheimer-Erkrankung ist der Acetylcholinesterase-Hemmer Aricept® 5 mg.
- Außerdem erhält Frau Haag Heparin-Calcium-7500 ratiopharm® FS Fertigspritzen. Sie erzählt der PTA, dass sie akut heparinisiert ist und eine tiefe Beinvenenthrombose überstanden hat.
- In der Zahnarztpraxis wird zur örtlichen Betäubung Procain 2 % Jenapharm® Injektionslösung angewendet.

2.61.1 Donepezil – Procain

Procain ist ein Lokalanästhetikum vom Ester-Typ mit kurzer Wirkdauer und Wirkung. Es wird schnell durch die Acetylcholinesterase hydrolysiert. Systemische Nebenwirkungen sind aus diesem Grund nicht zu erwarten. Es wird zur regionalen und lokalen Nervenblockade eingesetzt.

Acetylcholinesterase-Hemmer hemmen das gleichnamige Enzym. Der Neurotransmitter Acetylcholin kann somit nicht mehr so schnell abgebaut werden und die Konzentration im synaptischen Spalt erhöht sich. Dieser Effekt wird bei der Therapie des Morbus Alzheimer genutzt (symptomatische Therapie). Der klinische Nutzen muss während der Therapie häufig kontrolliert werden. Die Diagnose ist von einem erfahrenen Arzt gemäß anerkannter Richtlinie gewährleistet (DSM IV, ICD 10). Es werden ZNS-gängige Wirkstoffe wie Donezepil (Aricept® 5 mg) und Galantamin (Reminyl®) eingesetzt. Bei der Kombination von Procain und Donezepil wird der Abbau von Procain gehemmt, da die das Procain abbauende Acetylcholinesterase inaktiviert wird. Somit ergeben sich durch höhere Konzentrationen eine verstärkte Wirkung und Toxizität von Procain.

Hinweis: Bei der Therapie einer Darmträgheit werden ebenfalls Acetylcholinesterasehemmer, z. B. Distigmin (Ubretid®) und Pyridostigmin (Kalymin®), verwendet. Hier bewirkt die erhöhte Neurotransmitterkonzentration einen erhöhten Tonus der glatten Muskulatur und somit eine verstärkte Darmtätigkeit (nach Operationen bei Stuhlverhalten).

Klassifikation: Vorsichtshalber kontraindiziert.

Empfehlung

Die Apothekerin informiert Frau Haag darüber, dass bei der Therapie mit Acetylcholinesterase-Inhibitoren auf die Injektion von Procain zu verzichten ist. Wird es doch verwendet, sollte auf die verstärkte Toxizität geachtet werden. Sie zeigt sich durch Parästhesien am Mund, Angst, Unruhe, Tremor, Übelkeit, Hypertonie, Tachykardie, Tachypnoe und Mundtrockenheit.

2.61.2 Heparin – Procain

Heparin wird therapeutisch zur Blutgerinnungshemmung eingesetzt. Es handelt sich um Polysaccharide aus verschiedenen Aminozuckern. Die gerinnungshemmende Wirkung beruht auf der Verstärkung der Wirkung von Antithrombin III nach Binden von Heparin, wodurch aktivierte Gerinnungsfaktoren, wie z. B. Thrombin, abgebaut werden.

Eine direkte Interaktion von Heparin mit Procain besteht nicht. Jedoch muss darauf hingewiesen werden, dass die Gefahr von Blutungskomplikationen bei einer Operation steigt, da die Blutgerinnung herabgesetzt ist. Die Therapie sollte jedoch nur unterbrochen werden, wenn es sich um eine blutige Operation wie z. B. ein Eingriff in die Bauchhöhle handelt. Bei Operationen der Extremitäten oder kleineren Eingriffen ist die Gefahr von schwerwiegenden Blutungen geringer als die Gefahr von Thrombosen und Thromboembolien.

Klassifikation: Überwachung bzw. Anpassung nötig.

Empfehlung

Der therapierende Arzt wird die Situation individuell betrachten. Die Therapie sollte bei kleineren Eingriffen unbedingt fortgesetzt werden, da hier der Nutzen der Therapie größer ist als die Gefahr von Blutungskomplikationen.

Hinweis: Der Zahnarzt fürchtet sich weniger vor einem Blutungsrisiko als vor Thrombosezwischenfällen, weil Thrombosen außerhalb seiner Fachkompetenz liegen.

2.62 Analgetika, Glykopeptid-Antibiotika, Gyrase-Hemmer, Immunsuppressiva, Neuroleptika

Privat

Name, Vorname des Versicherten
Lohmüller Konrad
Bahnhofstraße 101
99999 Musterstadt

geb. am 05.07.1925

Bezugsdatum | Apotheken-Nummer | Gesamt-Brutto | Arzneimittel-/Hilfsmittel-/Heilmittel-Nr. | Faktor | Taxe

Unfall

Versicherungsnummer 1234567890 | Personennummer

4567123 | Karte gültig bis 1234567 | Datum 16.12.2010

Rp. (Bitte Leerräume durchstreichen)
Metamizol Hexal Tropf. 20 ml
aut idem Immunosporin 50 mg 60 Kaps.
Vancomycin Enterocaps 250 mg 10 Kaps.
aut idem Ciprofloxacin-ratiopharm 500 mg 20 Filmtabl.
aut idem AmoxiHexal 500 mg 20 Filmtabl.
PKVH

1234567
Dr. med. Michael Interactio
Facharzt für
Allgemeinmedizin
Lindenallee 88
99999 Musterstadt

Interactio
Unterschrift des Arztes

MEDIKATION

- Herr Konrad Lohmüller gibt zwei Privatrezepte bei der PTA ab.
- Gegen Schmerzen sind Metamizol Hexal® Tropfen aufgeschrieben.
- Herr Lohmüller hat ein Transplantat und nimmt prophylaktisch Immunosporin®.
- Vancomycin Enterocaps 250 mg erhält der Kunde wegen einer Enterokolitis (Überwuchern von *Clostridium difficile*).
- Außerdem sind auf dem Rezept noch Ciprofloxacin-ratiopharm® 500 mg und AmoxiHexal® 500 mg Tabletten verordnet. Herr Lohmüller erzählt der PTA, dass er beide Tabletten fünf Tage lang wegen einer Urosepsis einnehmen muss.
- Das zweite Rezept ist vom Facharzt für Neurologie, der das atypische Neuroleptikum Clozapin-neuraxpharm® 50 mg Tabletten verordnet.

2.62.1 Clozapin – Metamizol

Metamizol (Metamizol Hexal®) stammt aus der Gruppe der nichtsauren antipyretischen Analgetika. Es hemmt nur auf Rückenmarksebene und in übergeordnet zentralnervösen Zentren die durch nozizeptive Stimuli hervorgerufene Prostaglandinbiosynthese. In peripheren Organen kommt es zu keiner Hemmung der Entzündung. Somit besitzt es auch nicht die gastrointestinalen Nebenwirkungen und die Thrombozytenaggregations-Hemmung wie typische NSAID. Eine schwerwiegende Nebenwirkung von Metamizol besteht aber in der Agranulozytose. Sie tritt mit einer Wahrscheinlichkeit von 0,01 % im westlichen Mitteleuropa auf. In den skandinavischen Ländern wird von einem weitaus höheren Risiko berichtet. Aufgrund dieser Nebenwirkung wird, vor allem bei längerer Therapie mit Metamizol, eine Blutbildkontrolle empfohlen.

Bei Clozapin (Clozapin-neuraxpharm® 50 mg) handelt es sich um ein atypisches Neuroleptikum. Schwerwiegende extrapyramidal-motorische Nebenwirkungen treten kaum auf, was entweder an seinem anticholinergen Effekt oder an der Interaktion mit D_4-Subtyp-Rezeptoren, aber auch mit 5-HT_2-Rezeptoren liegt. Es wird vor allem eingesetzt bei Schizophrenien, die mit klassischen Neuroleptika nicht ausreichend behandelbar sind. Auch Clozapin besitzt die Nebenwirkung Agranulozytose, weshalb es nur vorsichtig (Knochenmarksuppression) eingesetzt wird. Die Erhöhung des Knochenmark supprimierenden Effekts bei der Kombination von Stoffen, bei denen dieser Effekt zu erwarten ist, lässt auf einen synergistischen Mechanismus schließen. Es handelt sich um einen pharmakodynamischen Effekt. Schwere Knochenmarksschädigungen mit Granulozytopenien und Agranulozytosen sind zu erwarten.

Hinweis: Weitere Stoffe, die die Knochenmarkfunktion supprimieren sind z. B. das Antiepileptikum Carbamazepin, die Antibiotika Chloramphenicol (äußerliche Anwendung), Co-trimoxazol und Sulfadiazin, die Neuroleptika Fluspirilen und Pimozid, der Chelatbildner Penicillamin und die Analgetika Phenazon, Phenylbutazon und Propyphenazon. Auch bei lokaler Anwendung von Arzneistoffen, die das Knochenmark supprimieren, ist Vorsicht geboten.

Klassifikation: Schwerwiegende Folgen wahrscheinlich – kontraindiziert.

Empfehlung

Die PTA informiert den Arzt des Kunden Lohmüller darüber, dass bei Kombinationen von Stoffen, welche die Knochenmarksfunktion supprimieren, von einer additiven Wirkung auf das Knochenmark auszugehen ist. Aus diesem Grund dürfen die beiden Arzneistoffe nicht kombiniert werden.

2.62.2 Ciclosporin – Metamizol

Ciclosporin (Immunosporin®) ist ein cyclisches Peptid und wird aus Schlauchpilzen gewonnen. Es handelt sich um ein Immunsuppressivum, dass das Enzym Calcineurin hemmt. Dadurch wird die Synthese und Freisetzung von Interleukin-2 gehemmt und somit die Ausreifung von T-Helferzellen zu zytotoxischen Zellen verhindert. Es wird vor allem in der Transplantationsmedizin verwendet, um die Abstoßung von Organen zu vermeiden. Die therapeutische Breite von Ciclosporin ist sehr gering, sodass bereits kleine Veränderungen im Blutspiegel die Wirksamkeit und Toxizität beeinflussen. Es wurden mehrere klinische Studien zum Thema NSAID und Ciclosporin durchgeführt. Metamizol erhöht dabei die Zeit bis zum Erreichen der maximalen Vollblutkonzentration von 2,1 h auf durchschnittlich 3,8 h. Auch die maximale Vollblutkonzentration war signifikant verringert. Bei Unterschreiten des therapeutischen Bereichs kann es zur Transplantatabstoßung kommen, da jetzt zytotoxische Zellen entstehen und diese die körperfremden Zellen des Transplantats abtöten. Ciclosporin kann dann nicht mehr die Ausschüttung von Interleukin-1 aus Makrophagen und Interleukin-2 aus aktivierten T-Helfer-Zellen hemmen.

Andere NSAID, welche die Prostaglandinbiosynthese auch peripher hemmen, erniedrigen durch Kombination mit Ciclosporin die glomeruläre Filtrationsrate. Es scheint, als würde die ciclosporininduzierte renale Vasokonstriktion von Prostaglandinen beeinflusst werden. Dies ist jedoch reversibel und die Nephrotoxizität nimmt nach Absetzen des Analgetikums wieder ab.

Klassifikation: In bestimmten Fällen Überwachung bzw. Anpassung nötig.

Empfehlung

Die PTA informiert Herrn Lohmüller darüber, dass bei Gabe von Metamizol über einen längeren Zeitraum, die Ciclosporin-Konzentration im Blut überwacht werden muss. Bei gelegentlicher oder kurz andauernder Anwendung des Analgetikums sind keine Maßnahmen erforderlich.

Hinweis: Bei der Gabe anderer Analgetika (NSAID) sollte die Nierenfunktion überwacht werden, vor allem bei Patienten mit eingeschränkter Nierenfunktion. Bei starker Verschlechterung der glomerulären Filtrationsrate sollte das Analgetikum abgesetzt oder gewechselt werden auf eines, das die Prostaglandinsynthese peripher nicht beeinflusst.

2.62.3 Ciprofloxacin – Clozapin

Herr Lohmüller erhält Clozapin (Clozapin-neuraxpharm® 50 mg). Wegen einer Urosepsis bekommt er fünf Tage lang Ciprofloxacin (Ciprofloxacin-ratiopharm® 500 mg) mit Amoxicillin (AmoxiHexal® 500 mg).

Es sind Fälle bekannt, in denen nach Ende der antiinfektiösen Therapie Zeichen einer Rhabdomyolyse und stark erhöhte Plasmaspiegel von Clozapin auftraten. Der Grund liegt wahrscheinlich in einer verzögerten Biotransformation von Clozapin nach Hemmung von CYP1A2 und CYP3A4 durch Ciprofloxacin.

Klassifikation: Vorsichtshalber überwachen.

Empfehlung

Die PTA informiert den Arzt darüber, dass aufgrund der Interaktion ein Wechsel des Antibiotikums oder eine Dosisreduktion von Clozapin bei engmaschiger Kontrolle des Plasmaspiegels vorgenommen werden muss.

2.62.4 Ciclosporin – Vancomycin

Vancomycin (Vancomycin Enterocaps) ist ein Glykopeptidantibiotikum, das als Target die Murein-Biosynthese nutzt und bakterizid wirkt. Es wird oral bei bestimmten Darmentzündungen und parenteral bei schweren Infektionen eingesetzt, die durch gegen andere Antibiotika resistente Erreger verursacht sind. Es wird als Reserveantibiotikum gehandhabt, um eine schnelle Resistenzbildung zu unterbinden. Trotzdem sind in den letzen Jahren erste Resistenzen und verminderte Empfindlichkeiten vor allem bei Staphylokokken aufgetreten.

Bei Ciclosporin handelt es sich um ein selektives Immunsuppressivum. Das Polypeptid wird aus dem Pilz *Tolypocladium inflatum* gewonnen. Im Gegensatz zu nichtselektiven Immunsuppressiva wirkt es spezifisch gegen bestimmte Strukturen oder Signalwege von immunkompetenten Zellen. Es wird zur Prophylaxe von Transplantationsabstoßungen oder auch gegen Autoimmunerkrankungen wie rheumatoide Arthritis und Morbus Crohn eingesetzt. Es hemmt reversibel die Lymphozyten in der Zellteilung und somit die Freisetzung von Lymphokinen einschließlich Interleukin-2 und T-Zell-Wachstumsfaktoren. Dadurch wird die Aktivierung weiterer T-Helferzellen verhindert.

Bei beiden Stoffen handelt es sich um nephrotoxische Stoffe. Dieser Effekt kann sich bei Kombination additiv oder synergistisch verstärken. Die Nierenfunktion, insbesondere das Serumkreatinin, sollte deshalb sehr sorgfältig überwacht werden. Bei eingeschränkter Nierenfunktion sollte die Vancomycin-Dosis verringert werden. Bei Patienten mit geschädigtem Gehöhr darf auch die Ototoxizität nicht vernachlässigt werden.

Klassifikation: Überwachung bzw. Anpassung nötig.

Empfehlung

Die PTA erklärt Herrn Lohmüller, dass der Arzt die Nierenfunktion streng überwachen sollte. Bei eingeschränkter Nierenfunktion sollte die Vancomycin-Dosis verringert oder wenn möglich auf ein anderes Antibiotikum gewechselt werden. Vorsicht ist aber bei Makrolid-Antibiotika angezeigt. Einige Vertreter dieser Stoffklasse wie Erythromycin, Clarithromycin und Josamycin erhöhen die Vollblutkonzentration von Ciclosporin. Eine Kombination sollte aus diesem Grund vermieden werden.

2.63 Antikoagulanzien, Cephalosporine, Diuretika, Glykopeptid-Antibiotika, Impfstoffe

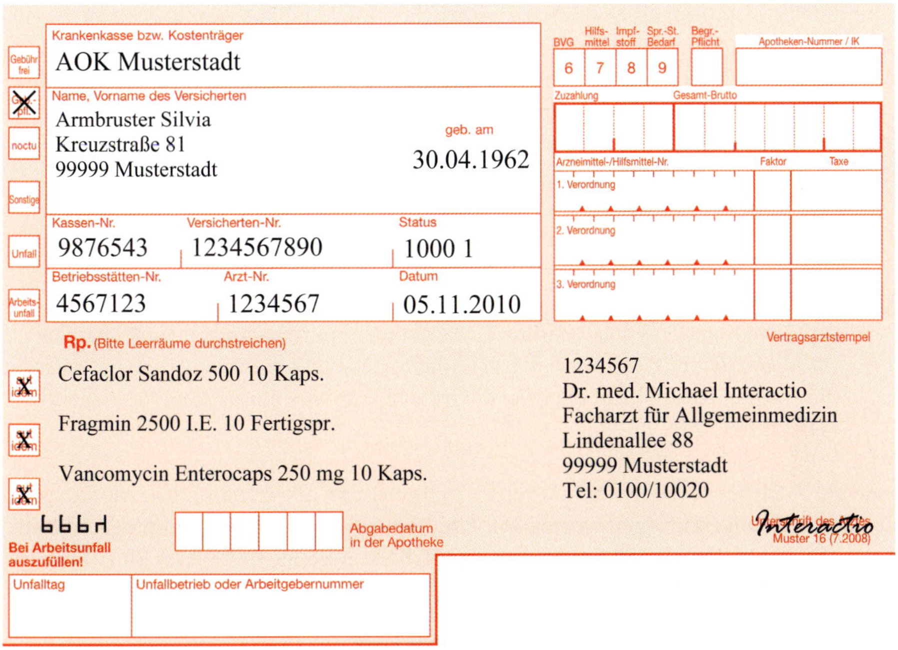
Krankenkasse bzw. Kostenträger
AOK Musterstadt
Name, Vorname des Versicherten
Armbruster Silvia
Kreuzstraße 81
99999 Musterstadt
geb. am 30.04.1962
Kassen-Nr. 9876543 | Versicherten-Nr. 1234567890 | Status 1000 1
Betriebsstätten-Nr. 4567123 | Arzt-Nr. 1234567 | Datum 05.11.2010
Gebühr frei | Geb.-pfl. (X) | noctu | Sonstige | Unfall | Arbeitsunfall
BVG | Hilfsmittel | Impfstoff | Spr.-St. Bedarf | Begr.-Pflicht | Apotheken-Nummer / IK
6 | 7 | 8 | 9
Zuzahlung | Gesamt-Brutto
Arzneimittel-/Hilfsmittel-Nr. | Faktor | Taxe
1. Verordnung
2. Verordnung
3. Verordnung
Rp. (Bitte Leerräume durchstreichen)
aut idem (X) Cefaclor Sandoz 500 10 Kaps.
aut idem (X) Fragmin 2500 I.E. 10 Fertigspr.
aut idem (X) Vancomycin Enterocaps 250 mg 10 Kaps.
Vertragsarztstempel
1234567
Dr. med. Michael Interactio
Facharzt für Allgemeinmedizin
Lindenallee 88
99999 Musterstadt
Tel: 0100/10020
Abgabedatum in der Apotheke
Unterschrift des Arztes
Interactio
Muster 16 (7.2008)
Bei Arbeitsunfall auszufüllen!
Unfalltag | Unfallbetrieb oder Arbeitgebernummer

MEDIKATION

- Frau Silvia Armbruster legt dem Apotheker ein Kassenrezept vor.
- Sie erzählt, dass eine Operation bevorsteht und deshalb zur Prophylaxe einer Wundinfektion Cefaclor Sandoz® 500 mg Kapseln verordnet sind.
- Außerdem soll sie vor der Operation von Phenprogamma® 3 mg auf das Heparin-Derivat Fragmin® 2500 I. E. umgestellt werden.
- Vancomycin Enterocaps 250 mg erhält sie wegen einer Enterokolitis (Überwuchern von *Clostridium difficile*).
- Sie legt dem Apotheker noch ein Privatrezept mit Typhoral® L Impfstoff-Kapseln vor und erzählt, dass sie eine Typhusimpfung benötigt, weil sie nach überstandener Operation nach Indien reisen möchte.

2.63.1 Cefaclor – Dalteparin, Phenprocoumon

Cefaclor (Cefaclor Sandoz® 500 mg) ist ein oral wirksames Cephalosporin und gehört zur 2. Generation der Cephalosporine. Es wird aufgrund der guten Wirkung gegen Staphylokokken insbesondere zur Behandlung leichter Atemwegs- und Wundinfektionen sowie zur perioperativen Prophylaxe eingesetzt.

Phenprocoumon (Phenprogamma® 3 mg) antagonisiert Vitamin-K-Wirkungen und greift in die Blutgerinnung ein. Es verhindert die γ-Carboxylierung der Gerinnungsfaktoren, indem es konzentrationsabhängig die Vitamin-K-Reduktase hemmt.

Bei der Kombination von Cephalosporinen mit dem Antikoagulans Phenprocoumon wird die Blutgerinnung über einen synergistischen Effekt noch weiter abgesenkt. Es entsteht eine erhöhte Blutungsneigung, da einige Cephalosporine selbst Vitamin-K-antagonistische Eigenschaften besitzen. Bei Cefaclor muss diese Interaktion erwartet werden.

Wegen einer bevorstehenden Operation soll der Vitamin-K-Antagonist durch das Heparin-Derivat Dalteparin ersetzt werden. Auch bei dieser Kombination ist die Blutungsgefahr nur gemindert, nicht gebannt.

Klassifikation: In bestimmten Fällen Überwachung bzw. Anpassung nötig.

Empfehlung
Die PTA informiert den Arzt darüber, dass die Gerinnungsparameter sorgfältig überwacht werden müssen. Wenn möglich sind andere Antibiotika vorzuziehen. Tetracycline sollten jedoch nicht angewendet werden, da diese die Wirkung des Heparins herabsetzen.

Hinweis: Auch bei der Kombination von Phenprocoumon mit Tetracyclinen wie Doxycyclin kommt es aufgrund einer eventuellen Verdrängung aus der Proteinbindung und Hemmung des Cytochrom-P-450-Systems zu einer erhöhten Konzentration im Blut und somit zu einer verstärkten Blutungsneigung.

2.63.2 Cefaclor – Typhus-Lebend-Impfstoff

Eine Impfung ist während einer Therapie mit Cefaclor nicht möglich, da dieses Medikament meist während oder zur Prophylaxe einer Infektionskrankheit nach Operationen angewendet wird. Das Immunsystem ist geschwächt, was die Möglichkeit des positiven Verlaufs der Impfung verhindert.

Impfungen mit Lebend-Impfstoffen z. B. gegen Typhus (Typhoral L®) werden durch die gleichzeitige Gabe von Cefaclor (Cefaclor Sandoz® 500 mg) unwirksam, da die Impfkeime abgetötet werden. Eine Immunisierung kann nicht oder nicht ausreichend stattfinden (Anwendung von Antibiotika siehe ▶ Kap. 2.28.1). Lebend-Impfstoffe werden gegen Gelbfieber, Masern, Mumps, Röteln, Varizella, Rotavirus und Typhus angeboten.

Hinweis: Die Immunisierung mit Totimpfstoffen ist möglich, da die Virusbestandteile von Cefaclor nicht verändert werden.

Klassifikation: Schwerwiegende Folgen wahrscheinlich – kontraindiziert.

Empfehlung
Die PTA erklärt Frau Armbruster, dass eine Impfung während der Prophylaxe einer Infektionskrankheit nicht möglich ist. Ist die Immunisierung dringend notwendig, muss ein Totimpfstoff (Typhym Vi®) verwendet werden. Dies ist bei Typhus möglich, da die Immunisierung mit einem Lebend-Impfstoff eventuell während der Therapie mit Cefaclor nicht ausreichend erfolgen kann. Eine andere Möglichkeit ist, auf eine passive Immunisierung zurückzugreifen, um das geschwächte Immunsystem des Patienten nicht unnötig zu belasten.

2.63.3 Furosemid – Vancomycin

Vancomycin (Vancomycin Enterocaps 250 mg) ist ein Glykopeptid-Antibiotikum, das bakterizid auf proliferierende grampositive Bakterien wirkt. Der Aufbau von Zellwandbestandteilen, den Peptidglykan-Polymeren, ist gestört. Vancomyin lagert sich an Peptide an, die genau an den freien Hydroxylpositionen eine D-Alanyl-D-Alanin-Sequenz besitzen. Resistenzentwicklungen beruhen wahrscheinlich auf einer Überproduktion von Vorstufen des Mureins, an das Vancomycin bindet. Beide Arzneistoffe besitzen die Gefahr einer Nierenschädigung. Es handelt sich um einen additiven Effekt.

Klassifikation: Überwachung bzw. Anpassung nötig.

Empfehlung
Die PTA erklärt Frau Armbruster, dass der Arzt aufgrund der Interaktion die Nierenfunktion (auch die Hörfunktion) regelmäßig überprüfen muss. Die Vancomycin-Dosis darf nicht mehr als 500 mg alle acht Stunden betragen.

Literatur

Bücher und Datenbanken

ABDATA Datenbank (Lauertaxe plus, Große Deutsche Spezialitätentaxe) (Stand 6/2010)

Arzneistoffprofile. Herausgegeben von der ABDA. Govi-Verlag, Frankfurt (Stand 2010)

Ammon HPT. Arzneimittelneben- und wechselwirkungen. 4. Aufl., Wissenschaftliche Verlagsgesellschaft, Stuttgart, 2001

American Pharmaceutical Association: Evaluations of Drug Interactions. 2. edition. Washington, 1978

Grahame-Smith DG. Drug Interactions. The Macmillan Press Ltd. London, 1977

Griffin JP, D'Arcy PF. Arzneimittelinteraktionen. 3. Auflage, Verlag Oldenbourg, München, 1987

Hagemann P, Reimann I. Arzneimittel und Laborwerte. Ein Leitfaden bei „falschen" medizinischen Laborwerten. Wissenschaftliche Verlagsgesellschaft mbH, Stuttgart, 1992

Hansten PD. Arzneimittel-Interaktionen. 2. Auflage. Hippokrates-Verlag, Stuttgart, 1981

Hansten PD. Drug Interactions. Fifth Edition. S. 405. Lea Febiger, 1985

Jaehde U et al. Lehrbuch der klinischen Pharmazie, 3. Auflage, Seite 405 f. Wissenschaftliche Verlagsgesellschaft mbH, Stuttgart, 2010

Klotz U, Laux G. Tranquillantien. Therapeutischer Einsatz und Pharmakologie. Wissenschaftliche Verlagsgesellschaft mbH, Stuttgart, 1996

Martindale. The extra pharmacopoeia, The Pharmaceutical Press, London, 2010

Merkus, FWHM. Arzneimittel vor, während oder nach der Mahlzeit? Wissenschaftliche Verlagsgesellschaft mbH, Stuttgart, 1984

Storm van Leeuwen W. Grondbeginselen der algemeene pharmacologie. Wolters. Groningen, 1923

Taubert HD, Kuhl H. Kontrazeption mit Hormonen. Ein Leitfaden für die Praxis. Georg Thieme Verlag, Stuttgart, 1981

Publikationen

Abo-Zena RA et al. Pharmacotherapy, 20: 476, 2000

Ahmed A et al. J Thromb Thrombolysis, 26: 44–48, 2008

Amsden GW et al. J Clin Pharmacol, 42: 444–449, 2002

Ariffin H et al. J Paediatr Child Health, 39: 638–639, 2003

Aubert RE et al. Circulation, 118: 815, 2008

Aumegeat V et al. Chest, 1245: 1250–1258, 2003

Avogaro A. et al. Diabetes Care, 27: 1369–1374, 2004

Bashir H et al. J Pediatr Hematol Oncol, 28: 33–35, 2006

Becker ML et al., Drug Saf, 28: 371–378, 2005

Beinema MJ et al. Mol Diag Ther, 11: 123–128 2007

Belch J et al. Br Med J, 337: 1840–1850, 2008

Bermudez M et al. J Pediatr Hematol Oncol, 27: 389–392 2005

Borges S et al. Clin Pharmacol Ther, 80: 61–74, 2006

Bornkessel B. MedMoPharm, 18 (8): 244–245, 1995

Brooks TWA et al. Pharmacotherapy, 27: 684–690, 2007

Bucher M et al. Eur J Clin Pharmacol, 57: 787–791, 2002

Busenbark LA, et al. Ann Pharmacother, 40: 1200–1203, 2006

Campbell G et al. Age Ageing, 36: 597, 2007

Chen S et al. Blood, 108: 214 b, 2006

Chouhan UM et al. Ann Pharmacother, 39: 1760–1761, 2005

Cooper KJ et al. Eur J Clin Pharmacol, 59: 51–56, 2003

Csako G et al. Ann Pharmacother 35: 1578–1583, 2001
Dawson D et al. Diabetes Care, 2: 2471–2472, 2003
Demirkan K et al. South Med J, 93: 448–454, 2000
Dennis VC et al. Pharmacotherapy, 20: 234–239, 2000
DeVane CL, MarkowitzJS. Bull Menninger Clin, 64: 49–59, 2000
Dormann H et al. Drug Saf, 26: 353–362, 2003
Elbers J et al. Maturitas, 56: 94–100, 2007
Engelsen J et al. Thromb Haemost, 87: 1075–1076, 2002
Farid NA et al. Clin Pharmacol Ther, 81: 735–741, 2007
Fogari R et al. J Hypertens, 20: 1007–1014, 2002
Fugh–Berman A. Lancet, 355: 134–138, 2000
Funder JW et al. Curr Diab Rep, 5: 36–40, 2005
Gilard M et al, J Am Coll Cardiol, 51: 256–260, 2008
Glaab T et al. Internist, 45: 221–227, 2004
Goetz MP et al. Clin Pharmacol Ther, 83: 160–166, 2008
Gurbel PA et al. J Am Coll Cardiol, 51: 261–263, 2008
Harmsze AM et al. Thromb Haemost, 103: 920–925, 2010
Hatorp V, Thomsen MS. J Clin Pharmacol, 40: 184–192, 2000
Havrda DE et al. Pharmacotherapy, 25: 303–307, 2005
Hedman M et al. Clin Pharmacol Ther, 75: 101–109, 2004
Heeschen C et al. Circulation, 105: 1446–1452, 2002
Herdeggen T. Dtsch Apoth Ztg, 22: 76–77, 2009
Herdeggen T. Dtsch Apoth Ztg, 5: 86–88, 2010
Ho PM et al. JAMA, 301: 937–944, 2009
Hulot JS et al. Blood, 108: 2244–2247, 2006
Ishii Y et al. J Clin Pharmacol, 40: 193–199, 2000
Jacobson TA. Am J Cardiol, 94: 1140–1146, 2004
Jerling M et al. J Clin Pharmacol, 45: 422–433, 2005
Jiang X et al. Br J Clin Pharmacol, 57: 592–599, 2004
Jiang X et al. Br J Clin Pharmacol, 59: 425–432, 2005
Jin Y et al. J Natl Cancer Inst, 97: 30–39, 2005
Juhlin T et al. Eur J Heart Fail, 9: 191–196, 2007
Juurlink DN et al. Can Med Assoc J, 180: 713–718, 2009
Juurlink DN et al. N Engl J Med, 351: 543–551, 2004
Kanamitsu SI et al. Drug Metab Dispos, 28: 467–474, 2000
Kelly WN. Am J Health–Syst Pharm, 58: 1317–1324, 2001
Kim C et al. Arch Intern Med, 161: 1766–1771, 2001
Kim C et al. Diabetes Care, 25: 1027–1032, 2002
Kim MK et al. Clin Pharmacokinet, 42: 985–996, 2003
Klotz U et al. Internist, 44: 1444–1449, 2003
Knijff–Dutmer EAJ et al. Ann Pharmacother, 37: 12–16, 2003
Koller EA et al. Arch Intern Med, 166: 125, 2006
Kovarik JM et al. J Clin Pharmacol, 45: 514–518, 2005
Kurnik D et al. Medicine, 83: 107–113, 2004
Lamprecht C et al. Am J Cardiol 95: 1531–1532, 2005
Lang PG et al. J Am Acad Dermatol, 55: 227–119, 2006
Lau WC et al. Circulation, 109: 166–171, 2004

Lehmann D et al. J Clin Pharmacol, 44: 861–865, 2004
Lemahieu WPD et al. Am J Transplant, 5: 2236–2243, 2005
Lu Y et al. Am J Health-Syst Pharm, 65: 947–952, 2008
Mantadakis E et al. J Pediatr Hematol Oncol, 29: 130, 2007
Facklam M et al. Dtsch Med Wochenschr, 125: 63–67, 2000
Matsumoto K et al. J Pharm Technol, 19: 83–90, 2003
Miki A et al. Int J Clin Pharmacol Ther, 41: 358–364, 2003
Molden E et al. Clin Pharmacol Ther, 78: 93, 2005
Moton A et al. Curr Med Res Opin, 25: 701–707, 2009
Neye H. Arz Ther, 16: 83–90, 1998
Nickl-Jockschat T et al. Clin Neuropharmacol, 32: 55, 2009
Niederer R. Dtsch Apoth Ztg, 132: 2662–2667, 1992
O`Donoghue ML et al. Lancet, 374: 989–997, 2009
Palmer BF et al. N Engl J Med, 293: 585–592, 2004
Pea F et al. Ann Pharmacother, 42: 1711–1716, 2008
Pedersen-Bjergaard U et al. Am J Med, 118: 307–310, 2005
Plakogiannis R et al. J Cardiovasc Pharmacol Therapeut 20: 469–473, 2007
Porter CC et al. Pediatr Blood Cancer, 52: 298–300, 2009
Rajvinder RS et al. Eur J Clin Pharmacol, 63: 895–896, 2007
Rätz Bravo AE et al. Ann Pharmacother, 38: 1189–1193, 2004
Reilly JG et al. Lancet, 355: 1048–1052, 2000
Richy F et al. Ann Rheum Dis, 63: 759–766, 2004
Ritter CA, Kroemer HK. Pharmaz Ztg, 154: 4436–4443, 2009
Ritter CA. MedMoPharm, 32: 364–374, 2009
Roots I. MMW Fortschr Med, 142: 14, 2000
Rosado MF. Cardiology, 99: 111, 2003
Ruddock B. Can Pharm J, 137: 36–38, 2005
Saad AH et al. Pharmacotherapy, 26: 1730–1744, 2006
Sandson NB et al. Psychosomatics, 48: 170–175, 2007
Sansone-Parsons A et al. Pharmacotherapy, 27: 825–834, 2007
Santucci R et al. Anticancer Res, 30: 963–965, 2010
Sathiaplan RK et al. Pediatr Hematol Oncol, 18: 543–546, 2001
Schepkens H et al. Am J Med, 110: 438–441, 2001
Schiff GD et al. Am J Med 109: 494–497, 2000
Schütt B et al. J Clin Pharmacol, 47: 774–781, 2007
Schwartz JI et al. J Clin Pharmacol, 41: 1120–1130, 2001
Schwartz JI et al. J Clin Pharmacol, 43: 187–192, 2003
Seidegård J et al. Pharmazie, 64: 461–465, 2009
Shah RR. Ann Med, 36 (Suppl. 1): 47–52, 2004
Sheikh RA et al. Am J Gastroenterol, 96: 934–935, 2001
Shin JG et al. Drug Metabol Dispos, 30: 1102–1107, 2002
Shitrit D et al. J Heart Lung Transplant, 24: 2148–2152, 2005
Shoaf SE et al. Clin Pharmacol Ther, 83: 57, 2008
Sibbing D et al. Eur Heart J, 30 (Suppl): 894, 2009
Sica DA. J Clin Hypertens, 8: 67–73, 2006
Sierksma A et al. Diabetes Care, 27: 184–189, 2004
Siller-Matula JM et al. Am Heart J, 157: 148.e1–e5, 2009

Silvani MC et al. Eur J Clin Pharmacol, 62: 235–241, 2006
Sipahi I et al. Lancet Oncology, Early Online Publication Juni 2010
Small DS et al. J Clin Pharmacol, 48: 475–484, 2008
Spaans E et al. Eur J Clin Pharmacol, 58: 423–429, 2002
Stearns V et al. J Natl Cancer Inst, 95: 1758–1764, 2003
Straus SMJM et al. Eur Heart J, 26: 2007–2012, 2005
Stys T et al. Arch Intern Med, 160: 1409–1413, 2000
Suematsu F et al. Biopharm Drug Dispos, 23: 173–181, 2002
Suh JW et al. Can Med Assoc J, 174: 1715–1722, 2006
Surowiec D et al. Pharmacotherapy, 28: 719–729, 2008
Teo KK et al. Lancet, 360: 1037–1043, 2002
Thunell L et al. Maturitas, 53: 430–438, 2006
Vaes LPJ et al. Ann Pharmacother, 34: 1478–1482, 2000
van Gestel YRBM et al. Am J Respir Crit Care Med, 178: 695–700, 2008
Verspohl EJ. MedMoPharm, 3: 228, 1980
Verspohl EJ. Pharmacology and Therapeutics, 124: 113–138, 2009
Visapää JP et al. Ann Pharmacother, 36: 971–974, 2002
Visser LE et al. Clin Pharmacol Ther, 77: 479–485, 2005
Wang RW et al. Drug Metab Dispos, 28: 360–366, 2000
Wang ZJ et al. Pharmacogenet Genomomis 18: 637–645, 2008
Weitzman P et al. Thyroid, 19: 77–79, 2009
Werner U et al. Clin Pharmacol Ther, 74: 130–137, 2003
Werner D et al. Am J Cardiol, 94: 1319–1321, 2004
Williams CS et al. Ann Pharmacother, 34: 255–257, 2000
Worth H. Pneumologie, 55: 53–56, 2001
Wrenger E et al. Br Med J, 327: 147–149, 2003
Yuan CS et al. Ann Intern Med, 141: 23–27, 2004
Yue QY et al. Lancet, 355: 576–577, 2000
Zanchetti A et al. J Hypertens, 20: 1015–1022, 2002

Sachregister

A

Abciximab 80
ACC® 173, 176
Accupaque® 157, 159
Acetazolamid 18
Acetylcholin 20, 66, 76, 119, 190
Acetylcholinesterase 189 f.
N-Acetylcystein 173
β-Acetyldigoxin s. Beta-Acetyldigoxin
Acetylsalicylsäure 14, 20, 22 ff., 29, 33, 46, 54 f., 66 f., 80, 91 ff., 100 f., 130 f., 134, 171 ff.
Actraphane® 65, 123 f., 170 f.
Adalat® 128
Adrenalin 20, 142, 187
Adumbran® 133
Aerius® 36
Aggrastat® 80
Aggrenox® 80, 130 f.
Agiolax® 22
Agomelatin 126
Agopton® 94
Albumin 14, 22, 101
Aldactone® 48, 73, 128
Aldosteron-Rezeptor-Antagonist 26, 110
Alendron Hexal® 77, 79 f.
Alendronsäure 79
Algeldrat 62, 83, 116, 120, 168
Aliskiren 162
Alka Seltzer® 65 ff., 176
Alkala® T 155
Alkalicitrate 102
Allergodil® 36
Alli® 170
Allopurinol 149, 184 f.
Allopurinol-ratiopharm® 183 ff.
Alprazolam 16, 126
Aludrox® 119 f.
Aluminiumcitat-Komplex 176
Aluminiumoxid 62, 83, 120, 168 f.
Aluminiumsalze 30, 38, 175
Ambene® 18, 34, 111 ff.
Amilorid 26, 64, 112
Aminopenicilline 147
Amiodaron 16 f., 109, 127 ff.
Amiodaron beta® 127 ff.
Amitriptylin 20, 60 f., 126
Amitriptylin-neuraxpharm® 59 f.
Amlodipin 97
Amlodipin Stada® 93, 97
Amoxicillin 71, 104 f., 122, 147, 193
Amoxicillin Heumann® 103 ff.
AmoxiHexal® 191, 193
Amphotericin 167 f.
Amphotericin B Trockensubstanz 167
Ampicillin 35, 71, 98, 100, 147
Ampicillin-ratiopharm® 35, 98, 100
Anafranil® 126
Andriol Testocaps® 113
Antabus® Dispergetten 81, 84
Antagonismus
–, funktioneller 20, 107, 115
–, kompetitiver 19, 118
–, pharmakodynamischer 86
Antithrombin III 71, 190
Aponal® 137, 139
Aricept® 189 f.
Articain 187 f.
Arylessigsäure-Derivate 35
Arylpropionsäure-Derivate 35
Arzneistoffabgabe
–, pharmakodynamische Phase 3 f.
–, pharmakokinetische Phase 3 f.
–, pharmazeutische Phase 3 f.
Arzneistoffe, Metabolisierung 14 ff.
Ascorbinsäure s. Vitamin C
Aspecton® 158
Aspergillus-Arten 151
Aspirin® 80, 90 f., 101 f., 170 f.
Aspirin-Resistenz 24
ASS Hexal 46
Atacand® 24 f., 27 ff.
Atenolol 109
Atorvastatin 12, 17
Atovaquon 180
Atropin 20, 154
Aufnahmetransporter 12
Augenkraft Vitamin-A-Kapseln 40
Aurorix® 188
Azelastin 36
Azilect® 188
Azithromycin 100
Azol-Antimykotika 12, 16 f., 96, 151, 165

B

Baldriantropfen 158
Bambec® 148 f.
Bambuterol 149
Barazan® 144
Barbiturate 16, 35, 78, 154, 166
Baymycard® 141
Beinvenenthrombose, tiefe 106 f., 189
Benazepril 28
Benazepril Hexal® 24 f., 28
Benserazid 17, 75 f., 85
Ben-u-ron® 85 f.
Benzbromaron 74, 185
Benzbromaron AL® 72, 74
Benzodiazepine 16, 51, 64, 126, 133
Berotec® 45
Beta-Acetyldigoxin 48, 128, 168 f.
Beta-Acetyldigoxin-ratiopharm® 167 ff.
Betamethason 172
Betapressin® 132
Biguanide 52, 54, 158
Bisacodyl 48, 58 f., 168
Bisphosphonate 79 f.
Blutspiegel-Zeit-Kurven 10
Bricanyl® 149
Brilique® 94
Briserin® 40 f., 50
Bronchicum® 144, 146, 158
Buscopan® 86

C

Calcineurin 53, 192
Calcitriol 31
Calciumcarbonat 30f., 116, 120
Calciumfolinat 105
Calciumsalze 25, 79
Candesartan 27ff.
CaptoHexal® 106, 108
Captopril 108, 111f., 128, 185
Captopril AL 183, 185
Captopril Stada® 111f., 128
Carbachol 20
Carbaldrat 175f.
Carbamazepin 12, 15ff., 32, 87f., 192
Carbamazepin neurax-pharm® 32, 87ff.
Carbidopa 17
Carbo medicinalis s. Kohle, medizinische
Carvedilol 129
Catapresan® 66
Cefaclor 195f.
Cefaclor Sandoz® 195ff.
Celebrex® 132, 134
Celecoxib 134
Cephalosporine 18, 80, 195f.
Cetirizin 36, 99
Cetirizin Stada® 36
Chelatbildner 25, 122, 192
Chinidin 16, 128
Chinin 154
Chinonimin 173
Chloramphenicol 4, 71, 98, 192
Chloroquin 155f., 179
Chlortalidon 72f.
Ciclosporin 12, 16, 151f., 160, 164ff., 192ff.
Cilazapril 149f.
Cilazaprilat 149
Cilest® 106f.
Cimetidin 17, 52ff., 116f., 132f., 141f.
Cimetidin AL® 132f.
Cimetidin-CT 116
Cimetidin Stada® 52ff., 141
Ciprobay® 144
Ciprofloxacin 121, 126, 144f., 176ff., 193
Ciprofloxacin-ratio-pharm® 191, 193
Ciprofloxacin Sandoz® 175ff.
Cisaprid 3, 16
Citalopram 109, 186
Citrate 175f.
Clarithromycin 16f., 153ff., 194
Clarithromycin-1A Pharma® 153f.
Clomipramin 126
Clonazepam 88, 165
Clonidin 60, 66, 136
Clonidin-ratiopharm® 59f.
Clopamid 40
Clopidogrel 16, 80, 93ff.,
Clostridium difficile 191, 195
Clozapin 33, 118, 192ff.
Clozapin-CT® 32f.
Clozapin-neurax-pharm® 191ff.
Coffein 125, 131, 145, 177f.
Colchicin 74, 114f.
Colchicum® Dispert 72, 74
Colecalciferol 31
Colestyramin 69ff., 122
Colestyramin-ratiopharm® 69, 71, 121f.
Colistin® 98
Cordichin® 128
Cortisol 172
Cotrim forte-ratiopharm® 29f., 178f.
Co-trimoxazol 17, 30, 57f., 71, 122, 179, 192
Cotrimstada® forte 56f.
Coumadin® 52, 54, 77f., 80ff., 106, 130, 173f.
Crataegus-Tropfen 158
Cromoglicinsäure 148f.
CromoHexal® sanft Nasenspray 149
CYP
–, Induktoren 16
–, Inhibitoren 16
–, Substrate 16
CYP-Isoenzyme
–, Arzneistoffmetabolisierung 14ff.
–, Einfluss auf Arzneistoffe 17f.
–, Nomenklatur 15
Cyproteronacetat 122f.
Cysto Myacyne® 161ff.

D

Dalteparin 195f.
Dedrei® 29ff.
Dehydroretinal 69
Demex® 49
Depuran® 65, 67, 168
Desethylamiodaron 128
Desloratadin 36
Desmethyldiazepam 133
Desogestrel 34ff., 70f., 151
Dexamethason 12, 172
Dextromethorphan 143
DHE-ratiopharm® 154
Diamox® 18
Diane®-35 121ff.
Diazepam 16, 46, 126, 133, 165
Diazepam Stada® 45f., 132f.
Diclac® 35, 47
Diclac® Dispers 24f., 29
Diclofenac 29, 55, 159f., 171, 180ff.
Diclofenac Stada® 180ff.
Diclo SL 1A® Pharma 157, 159
Diffusion, passive 12, 19
Diflucan® i. v. 116
Digacin® 109, 137ff., 161, 163
Digimerck® 62f.
Digitoxin 62ff., 109, 154
DigoStada® 47, 127f.
Digoxin 17, 62f., 86, 109f., 128, 138f., 156, 163, 168f.
Dihydrodigoxin 110
Dihydroergotamin 154
Dihydrofolat-Reduktase 42, 57, 135
Dihydrofolsäure 58
Dihydropteridin 58
Dihydropteroinsäure 58
Dihydropyridin 16, 138, 141, 166
Dihydroxyaluminiumnatrium-carbonat 175ff.
Diltiazem 16, 97, 127f., 142
Diltiazem AL® retard 127
Dimenhydrinat 135f.
Dinatrium EDTA 25
Diphenhydramin 35f.

Dipyridamol 80, 130f.
Distigmin 190
Disulfiram 84
Dociton® 132
Dolantin® 50
Dolestan® 34ff.
Donezepil 190
Doxepin 139
Doxycyclin 15, 37ff., 43f., 88, 180, 196
Doxycyclin-ratiopharm® 37, 39, 42, 44, 87f.
D-Tubocurarin 20
Dulcolax® 47f., 57ff., 167f.
DuoPlavin® 93, 95
Dynastat® 134
Dynorm® 148f.
Dytide® H 128

E

EDTA-Natrium-Lösung 25
Effekt, additiver 1
–, biologischer 19
Effluxtransport 12f.
Efient® 94
Eisen 37ff., 79f., 116
Eisen(II)-gluconat 37
Eisen(II)-glycin-sulfat-Komplex 80, 116
Eisen(II)-hydroxid 116
Eisen(III)-hydroxid 116
Eisen(II)-sulfat 131
Eisen Sandoz® 37, 39
Enalapril 112, 135, 149, 185
Enoxacin 121, 144ff.
Enoxor® 144f.
Enzyminduktion 14, 17
Enzyminhibition 14, 17
Ephedrin 20, 40f.
Eptifibatid 80
Eremfat® 35
Ergocalciferol 31
Ergo-Kranit® Migräne 153f.
Ergosterol 151
Ergotamin 154
Eryfer® 39
Erythromycin 12, 16f., 71, 98ff., 122, 153, 194
Erythromycin-ratiopharm® 97ff.
Escitalopram 186
Ethambutol 49ff., 120
Ethinylestradiol 34ff., 70f., 107, 122f., 136, 147f., 151
Eudragit® 59
Ezetimib 99

F

Felodipin 137ff.
Felodipin-CT® 137ff.
Felypressin 188
Femovan® 135f.
Fenoterol 45f.
Ferro sanol® 77, 80, 115f.
Ferrogamma® 130f.
Fexofenadin 36
Filtration
–, glomeruläre 18f., 56, 193
–, passive 18
Flohsamen 22, 48, 168
Floseal® Matrix Haemastatic 80
Fluconazol 16, 116, 151
Fluocortolon 172
Fluoxetin 143
Fluoxetin-biomo® 141
Fluspirilen 192
Fluvastatin 17, 152
Fluvastatin-ratiopharm® 150, 152
Fluvoxamin 126
Formoterol 67
Formoterol Stada® 65, 67
Fragmin® 195f.
Frubiase® Calcium T 25
Furocumarine 139
Furosemid 64, 100, 110, 112, 162, 172, 197
Furosemid-ratiopharm® 161f.
Furosemid Sandoz® 62, 109

G

Galantamin 190
Gelbfieber-Lebend-Impfstoff 39, 104, 180f., 196
Gestagene 71, 88, 107, 122f.
Gestoden 71, 136, 147f.
Ginkgoblätter-Trockenextrakt 23
Glibenclamid 14, 106ff., 148
–, Delta-Insulinspiegel 91
Glibenclamid® AL 106ff.
Glibenclamid Sandoz® 146
Glinide 20, 22f., 92, 123, 147, 159
Gliquidon 109
Glitazone 160
Glucocorticoide 61
Glucosetoleranz 66, 92, 107, 123f., 147f.
Grand-mal-Anfälle 57, 81ff., 164f.
Grapefruit 16, 166
Grapefruitsaft 137, 139f., 164, 166
Griseofulvin 16
Guar 147
Guar Verlan® 146f.

H

Haloperidol 17, 117ff.
Haloperidol Hexal® 117
HCT-beta® 111f.
HCT-gamma® 90, 92f.
HCT Hexal® 48, 170, 172
HCT-ratiopharm® 29ff.
Henderson-Hasselbalch-Gleichung 11
Heparin 190
Heparin-Calcium-ratiopharm® 189
Heparin-Perfusor, 80
HerzASS-ratiopharm® 22f., 52, 54f.
Hesperidin 139, 166
Hexakalium-Hexanatrium-trihydrogenpentacitrat 102
HMG-CoA-Reduktase-Hemmer 152, 165
Hydrochlorothiazid 25, 31, 47f., 64f., 90, 92, 111f., 172
Hydrocortison 12
Hydrotalcit 44
Hydroxychloroquin 156
Hygroton® 72ff.
Hypercalciämie 31
Hypercholesterolämie 70, 152, 164
Hyperkaliämie, Charakteristika 27
Hyposensibilisierung 33f.

I

Ibubeta® 52
Ibuprofen 29, 33, 52, 55f., 67
Imidazole 83, 116
Imigran® 154
Imipramin 126, 154, 188f.
Imipramin-neurax-pharm® 186ff.
Immunosporin® 191f.
Importal® 137f.
Indinavir 12, 16
Indometacin 18, 74, 100, 112, 171
Indomet-ratiopharm® 18
Inegy® 97ff.
Infectotrimet® 57
Influenza-Impfstoff 166
Inkretin-Mimetika 159f.
INR-Wert 52f., 55, 80, 84, 114, 184
Insulin 65ff., 124, 159, 171f.
Interaktionen
–, Effekt 9
–, Evidenz 8
–, Folgen 9f.
–, klinische Relevanz 8
–, Maßnahmen 8
–, pharmakodynamische 3f. 19f.
–, pharmakokinetische 3f.
–, physikochemische 3
–, Überwachung oder Anpassung 8
–, Überwachung oder Anpassung in bestimmten Fällen 8
–, Überwachung vorsichtshalber 8
Iohexol 159
Iscover® 80, 94
Isoniazid 15, 49f., 121, 174
Isoniazid-Plasmakonzentration 50
Isonicotinsäurehydrazid 49f.
Isophan-Insulin 124
Isozid® 49f., 172ff.
Itraconazol 12, 16, 151
Itraconazol-ratiopharm® 150f.

J

Jatrosom® 142, 188
Johanniskraut 12, 18
Josamycin 194

K

Kaffee 125, 131, 144f.
Kalinor® 168
Kaliumhydrogencarbonat 155
Kalymin® 190
Kamillenkonzentrat 158
Kämpferolglykosid 139
Kanamycin 98
Kaolin 154
Ketoconazol 12, 16, 116, 133, 151
Kohle, medizinische 63, 153f.
Kohle-Compretten® 62f., 153f.
Kompensan® 175ff.
Konzentration, relative 19
Konzentrations-Wirkungs-Kurven 5f.
Kreatinin-Clearance 72, 108
Kreatinkinase 100, 152, 164

L

Lactitol 137f.
Lactulose 137
Lakritze 47f.
Lanicor® 85f., 155
Lanitop® 24ff.
Lanosterol 151
Lanosterol-Demethylase 151
Lansoprazol 94
Lariam® 175f.
Lasix® 112
Lebend-Impfstoff 39, 104, 180f., 196
Legionella pneumophila 153
Leinsamen 48, 168
Levocabastin 36
Levocetirizin 36
Levodopa 17, 20, 76, 85f., 117f.
Levodopa Benserazid-CT® 75f., 85
Levodopa comp. B Stada® 117f.
Levothyroxin 38, 45f., 50, 169f.
Lidocain 34
Linezolid 143
Liothyronin 38, 46, 169
Lisinopril 185
Lithium 56, 72f., 109, 118
Lithium-Clearance 56, 72
Lithium-Intoxikation 73, 118
Livocab® 36
Lokalanästhetika 187ff.
Lorano® 36
Loratadin 36, 99
Lorazepam 126, 133
Lovastatin 16
Lovelle® 34, 36
L-Thyrox Hexal® 167, 169f.
L-Thyroxin beta® 37f., 45f.
L-Thyroxin Henning® 50

M

Maaloxan® 62, 81, 83, 116, 167f.
Macrogol 168
Macrogol Hexal® 168
Magnesiumcarbonat 30f., 116, 120
Magnesiumhydroxid 62, 83, 116, 168
Malarone® 180
MAO-Hemmer 142f., 188
Marcumar® 78, 80, 93
Marvelon® 36, 69f., 150f.
MCP-beta® 85f.
Medizinische Kohle 63, 153f.
Mefloquin 176
Melatoninrezeptor-Agonist 126
Mepact® 113f.
Mepivacain 187
Mercaptopurin 184f.
Metabolisierung 14f.
Metamizol 131, 192f.
Metamizol Hexal® 191f.
Metformin 23, 54, 68, 109, 158ff.
Metformin-biomo® 157ff.
Metformin CT® 52, 54
Metformin-ratiopharm® 21f.
Methacrylsäure 59
Methotrexat 42, 104f., 109, 135f., 180ff.
Methotrexat-Behandlung 105

Methotrexat Hexal® 40, 42, 103 ff., 134 f., 180 ff.
Methylmethacrylat 59
Methylprednisolon 124, 172
Methylprednisolon® Jenapharm 123 f.
Metildigoxin 15, 25 f.
Meto Hexal Succ® 132
Metoclopramid 85 f., 143
Metoprolol 65 ff., 89, 109, 129, 132 ff.
Metoprolol-ratiopharm® 127, 129
Meto-Succinat HCT® 65, 67
Meto-Succinat Sandoz® 87, 89
Metronidazol 83 f., 166 f.
Metronidazol AL® 81, 83 f.
Metronidazol Sandoz® 164 f., 166
Midazolam 16
Mifamurtid 114 f.
Migränin® Phenazon 32 f.
Minipress® 66, 128
Minocyclin 88
Minocyclin-ratiopharm® 88
Minulet® 146 ff.
Mizolastin 36
Mizollen® 36
Moclobemid 142 f., 188
Moclobemid Sandoz® 141 f.
Morbus Addison 60 f.
Morphin 20, 86, 130
Movergan® 188
Moxifloxacin 121
Muscarin-Rezeptoren 119
Myambutol® 49, 119 f., 172 f.
Mycobacterium sp. 114
–, tuberkulosis 49

N

NAC® 173
Naloxon 20
Naproxen 35, 171
Naringenin 139, 166
Naringin 166
Narirutin 139, 166
Nateglinid 20, 22 f., 91 f., 123
–, Delta-Insulinspiegel 91
Natriumcitrat 155
Natriumfluorid Baer® 29 f.
Natriumfluorid 30
Natriumfluorophosphat 30
Natriumhydrogencarbonat 155
Nefazodon 16
Nelfinavir 12
Neomycin 162 f.
Neo-Tussan® 157 f.
Niereninsuffizienz, Medikation 108 f.
Nifedipin 20, 75 ff., 97, 128, 138 ff.
Nifedipin Sandoz® 75, 77
Nifurantin® 30 f.
Nimodipin 140
Nisoldipin 140 ff.
Nitrendipin 140
Nitrofurantoin 30 f., 71
Nitroimidazole 83 f., 166
Nizoral Kohl® 115 f., 132 f.
Norfloxacin 121, 144 f., 177 f.
Norgestimat 107
Nortrilen® 126
Nortriptylin 126
Novalgin® 131
Noxafil® 93, 95 f.

O

Octapressin 188
Ofloxacin 120, 144 f., 177
Ofloxacin Stada® 119 f.
Olanzapin 118
Omep® 93, 95
Omeprazol 31, 93 ff., 136
Omeprazol akut 135
Orangensaft 139, 166
Orlistat 170 f.
Oxazepam 51, 126, 133
Oxazepam 1A Pharma® 49, 51
Oxprenolol 132

P

Paludrine® 155, 180
Pantoprazol 94
Paracetamol 33, 54 ff., 56, 67, 86, 102, 154, 173 f., 181
Paracetamol-ratiopharm® 173 f.
Parecoxib 134
Paroxetin 186
Paroxetin beta® 183, 186
Pektin 154
Penbutolol 132
Penicillamin 192
Penicillin 18, 98
Penicillin V AbZ 101 f.
Perindopril 135, 149
Pethidin 50, 86
P-Glykoprotein
–, Induktoren 12
–, Inhibitoren 12 f.
–, Mechanismus 12
P-Glykoproteinpumpe 12
Phenazon 32 f., 192
Phenhydan® 35, 42 ff., 56 f., 60 f., 81 f., 164 ff., 180, 182
Phenobarbital 35, 63 f., 78 f.
Phenobarbital neuraxpharm® 35, 62 f., 77 ff.
Phenothiazine 154
Phenoxymethylpenicillin 71, 101 f., 147
Phenprocoumon 18, 53, 78, 80, 83, 95, 113 f., 128 f., 179, 183 ff., 195 f.
Phenprogamma® 113 f., 127, 129, 178 f., 195 f.
Phenpro-ratiopharm® 183 ff.
Phenylbutazon 15, 18, 33 ff., 74, 100, 112, 114 f., 192
Phenytoin 15 ff., 20, 32, 35, 43 f., 57 f., 60 f., 82 ff., 88 f., 164 ff., 182
Phenytoin AWD® 32, 35
Pimozid 192
Pindolol 133
Pipemidsäure 177 f.
Plasmahalbwertzeit 33, 51, 57, 100
Plasmodium falciparum 155
Plavix® 80
P-Mega-Tablinen® 146 f.
Polymyxin 98
Polypharmakotherapie 1 f.
Polypragmasie 1 f.
Posaconazol 16, 95 f.
Prasugrel 94
Pravastatin 18
Prazosin 66, 112, 128, 136
Prednisolon 172
Prednison 61
Prednison Hexal® 60
Prilocain 188

Primelwurzel-Extrakt 146
Primidon 64
Probenecid 18, 100, 105
Probenecid Weimer® 18, 98, 100, 103, 105
Procain 190f.
Procain Jenapharm® 189
Prodrug 14, 17, 80, 94
Prograf® 52f.
Proguanil 155, 180
Propranolol 20, 33, 66, 75f., 89, 132, 171, 187, 189
Propranolol® AL 170f.
Propranolol Stada® 32f., 75f., 186f., 189
Propyphenazon 33, 49, 192
Prostacyclin 24
Protamin 124
Proteus mirabilis 98
Prothrombinzeit s. INR-Wert
Proxen® 35
Psoralene 139
Puri-Nethol® 183f.
Pyrazolon-Derivate 32, 49f.
Pyridostigmin 190
Pyrizinamid 49

Q

QT-Zeit-Verlängerung 99, 118, 156, 179
Quellstoffe 48, 168
Quensyl® 156
Quercetinglykosid 139, 166
Quetiapin 89
Quick-Wert s. INR-Wert
Quilonum® retard 52, 56, 72, 117f.
Quinapril 135f., 149
Quinapril Hexal® 134ff.

R

Ramipril 135, 149, 161, 185
Ramipiril Hexal® 157
Ranexa® 93, 96
Ranitidin 52ff., 116f., 141
Ranitidin-CT® 115f.
Ranolazin 96
Rasagilin 188
Rasilez® 161f.
Rauchen 71, 124
Raucherentwöhnung 125f.
Reminyl® 190
Rennie® 30f., 115ff., 120
Repaglinid 16
Reserpin 40f., 50
Resochin® 155f., 178f.
Resorption 4, 9ff.
–, Mechanismen 12
–, pH-Milieu 11
–, Passagezeit 11
Retinal 69
Retinol 41, 69ff.
Retinolsäure 70
Retinsäure 41
Rifa® 35, 49
Rifampicin 12, 16, 18, 35, 49ff., 98, 121, 173f.
Rifun® 94
Rindfleisch, Holzkohlegrill 125
Risperidon 18
Ritonavir 16
Roxithromycin 18
Rückresorption, tubuläre 19, 102

S

Salicylsäure 18, 22
Sandimmun® 150ff., 157, 160, 164ff.
Saquinavir 12, 16
Saroten® 126
Scandicain® 187
schwarzer Tee 131
Scopoderm® TTS 117, 119
Scopolamin 119
Sekretion, tubuläre 18, 104
Selectomycin® 98
Selegilin 188
Sempera® 150
Sennesfrüchte-Trockenextrakt 67, 168
Seroquel® 87f.
Serotonin-Reuptakehemmer, selektive 143, 186
Serotonin-Syndrom 143
Sibutramin 16
Siliciumdioxid 154
Simvastatin 17, 99, 164f.
Simvastin Stada® 164f.
Sotalol 71, 109
Sotalol 1A-Pharma® 69, 71
Spasmex® 86
Spiramycin 98, 154
Spironolacton 15, 26ff., 48, 73, 110, 112
Spironolacton-ratiopharm® 24ff.
Spironothiazid® 47f.
Stamaril® 180f.
Starlix® 21ff., 90ff., 121
Steady state 9, 82, 92, 129
Streptomyces
- tsukubaensis 53
- mediterranei 173
Streptomycin 20, 98
Sucralfat 169
Sulfadiazin 57, 192
Sulfadiazin-Heyl® 57
Sulfamethoxazol 1, 30, 57, 179
Sulfonamide 18, 30, 57f., 100
Sulfonylharnstoff 106ff., 146f., 159
Sumatriptan 143, 154
Süßholzwurzel 48
Synergismus,
–, funktioneller 20
–, kompetitiver 19

T

Tacrolimus 12, 16, 53f.
Talcid® 42, 44
Tamoxifen 184, 186
Tamoxifen-ratiopharm® 183f., 186
Tannalbin® 131
Tannin 131
Tarivid® 144, 177
Tavor® 133
Tebesium® 172f.
Telfast® 36
Terbutalin 149
Terfenadin 99
Terfenadin® AL 97f.
Testosteron 12, 113
Tetracyclin 43f., 71, 88, 98, 109, 122f., 159
Tetracyclin Wolff® 69, 109, 121f., 157, 159
Tetrahydrofolsäure 135
Theophyllin 125, 144ff., 149
Theophyllin Hexal® 123ff.
Theophyllin retard-ratiopharm® 144f.

Theophyllin® AL 148f.
Theophyllin-Plasmaspiegel 125
Thiamazol 183
Thiamazol® Hexal 183
Thiazide 18, 31, 48, 72ff., 111
Thioridazin 156
Thioridazin-neuraxpharm® 155f.
Thrombin 190
Thromboplastinzeit s. INR-Wert
Thymiankraut-Extrakt 146
Thyreotropin 38
Tiagabin 64
Ticagrelor 94
Ticlopidin 80
Tiklyd® 80
Tirofiban 80
Tofranil® 126
Tolypocladium inflatum 151, 194
Torasemid 112, 172
Torsade-de-pointes-Tachykardie 99, 156, 179
Totimpfstoff 196
Tramabeta® 130
Tramadol 130
Tranexamsäure 80
Transcortin 13
Transferrin 13, 116
Tranylcypromin 142, 188
Trasicor®retard 132
Triamcinolon 171f.
Triamcinolonacetonid 172
Triamteren 26, 112
Triazolam 16
Trimethoprim 1, 30, 57f., 179
Tubocurarin 20
Typ-1-Diabetes 124, 171
Typhoral L® 37, 39, 103f., 195f.
Typhus-Lebend-Impfstoff 39, 104, 196
Typhym Vi® 196

U

Ubretid® 190
Ultegra®-RPF-ASA-Test 24
Ultracain® D-S Injektionslösung 187
Uralyt® U 101f.
Ursodeoxycholsäure 120f.
Ursofalk® 119ff.

V

Valdoxan® 124, 126
Valoron® 19
Valproinsäure 165
Vancomycin 193f., 197
Vancomycin Enterocaps 191, 193, 195, 197
Vasokonstriktorzusatz 81, 187f.
Vasopressin-Analogon 188
Venlafaxin 18, 186
Verapamil 12, 16, 18, 74, 97, 128, 139, 142
Verapamil ratiopharm® 72, 74
Vigabatrin 64
Vinca-Alkaloide 96
Vincristin 96
Vincristinsulfat Hexal 93, 96
Visken® 133
Vitamin A 41, 69f.
Vitamin A Jenapharm® 69f.
Vitamin C 37, 39
Vitamin-D_3-Analoga 31
Volon® 170ff.
Voltaren® 35
Vomex A® 134f.

W

Warfarin 17, 20, 52ff., 78ff., 82ff., 106f., 130, 174
Wick Hustenlöser Sirup 158
Wick MediNait® 40f.

X

Xanthin-Derivat 145, 184, 177
Xenical® 167, 170
Xenofit® 176
Xusal® 36
Xylonest® Dental mit Octapressin® 188

Z

Zahnoperation, Interaktionen 80
Zantic® 52ff.
Zentropil® 35
Zitronensaft 175f.
Zitronensäure 176
Zyrtec® 36

Der Autor

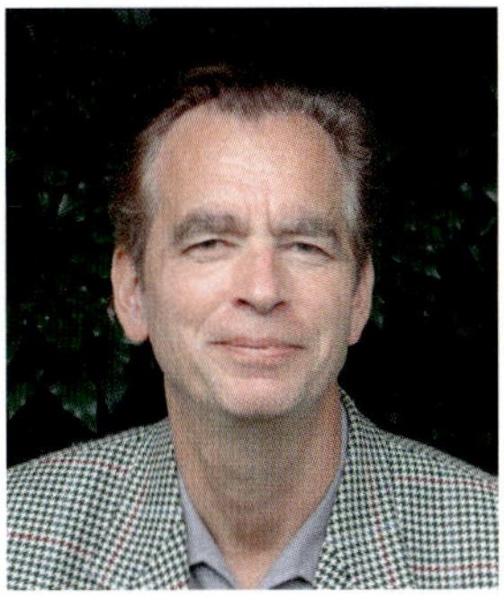

Eugen J. Verspohl (geb. 1947) studierte Pharmazie in Münster bis 1971 und wurde 1973 am Pharmakologischen Institut der Universität Düsseldorf promoviert. Für die Arbeit, die die Entwicklung von Radioimmunoassays und die Bestimmung von herzwirksamen Glykosiden im Nanogramm-Bereich zum Inhalt hatte, erhielt er den EDENS-Preis der Universität. Nach zwischenzeitlicher Bundeswehrzeit erfolgte 1982 die Habilitation im Fach Pharmakologie und Toxikologie am Lehrstuhl Pharmakologie für Naturwissenschaftler in Tübingen mit einer Arbeit zu Insulin-Rezeptoren an der Beta-Zelle des Pankreas. Mehrere längere Aufenthalte führten ihn an die University of California in San Francisco (Physiologie). Seit 1991 leitet er die Abteilung Pharmakologie und Toxikologie für Naturwissenschaftler am Institut für Pharmazeutische und Medizinische Chemie der Universität Münster.